呼吸系统介入放射学

范 勇 程永德 主编

科学出版社
北 京

内 容 简 介

本书系统全面地介绍了呼吸系统介入放射学的有关内容，按照介入治疗相关的动脉、静脉、气道和经皮途径的顺序分为4篇。全书共29章，以相关解剖学、应用材料与方法及常见介入治疗方法的应用列章，以介入治疗涉及疾病的临床、介入治疗方法的顺序分节，按照病因、病理、治疗方法、并发症和疗效的顺序编写。

书中所述内容按照国家指南、欧美指南、专业共识、公开刊物、专家经验的证据链顺序参考文献，也参考了一些公开发表的个案报道和争鸣内容，以期使读者对呼吸系统疾病的介入放射学内容有广泛的了解。

本书图文并茂、实用性强，可供呼吸科、介入科及其他相关科室的医生和研究生参考。

图书在版编目（CIP）数据

呼吸系统介入放射学／范勇，程永德主编．—北京：科学出版社，2016.5
ISBN 978-7-03-047584-8

Ⅰ．呼… Ⅱ．①范…②程… Ⅲ．呼吸系统疾病–放射疗法 Ⅳ．R560.5

中国版本图书馆 CIP 数据核字（2016）第 046598 号

责任编辑：沈红芬／责任校对：张怡君
责任印制：赵 博／封面设计：黄华斌

科学出版社 出版
北京东黄城根北街16号
邮政编码：100717
http://www.sciencep.com

中国科学院印刷厂 印刷
科学出版社发行 各地新华书店经销

*

2016年5月第 一 版　开本：787×1092　1/16
2017年9月第二次印刷　印张：20 3/4
字数：480 000

定价：158.00元
（如有印装质量问题，我社负责调换）

《呼吸系统介入放射学》编写人员

主　编　范　勇　程永德
主　审　贺能树
副主编　韩新巍　刘　杨　江　森　李文涛　孙　昕
顾　问　李麟荪　欧阳墉
编　者（按姓氏汉语拼音排序）
　　　　陈　亮（上海交通大学附属第六人民医院南院）
　　　　程永德（《介入放射学杂志》编辑部）
　　　　范　勇（天津医科大学总医院）
　　　　范海伦（天津医科大学总医院）
　　　　高　欣（解放军第八五医院）
　　　　韩新巍（郑州大学第一附属医院）
　　　　何新红（复旦大学附属肿瘤医院）
　　　　黄浩哲（复旦大学附属肿瘤医院）
　　　　季洪健（解放军第八五医院）
　　　　江　森（同济大学附属上海市肺科医院）
　　　　揭　冰（同济大学附属上海市肺科医院）
　　　　李国栋（复旦大学附属肿瘤医院）
　　　　李文涛（复旦大学附属肿瘤医院）
　　　　刘　杨（天津市儿童医院）
　　　　刘玉金（上海中医药大学附属岳阳中西医结合医院）
　　　　孟祥宇（天津市西青医院）
　　　　师　博（中国人民武装警察部队后勤学院附属医院）
　　　　司同国（天津医科大学附属肿瘤医院）
　　　　孙　昕（天津市海河医院）
　　　　王　英（复旦大学附属肿瘤医院）
　　　　王耀辉（复旦大学附属肿瘤医院）
　　　　王永利（上海交通大学附属第六人民医院南院）

王征宇（上海交通大学附属第六人民医院南院）
吴　刚（郑州大学第一附属医院）
吴智群（第四军医大学唐都医院）
徐　浩（徐州医学院附属医院）
许立超（复旦大学附属肿瘤医院）
于长路（天津市第三中心医院）
虞　栋（同济大学附属上海市肺科医院）
袁　正（解放军第八五医院）
张洪新（第四军医大学唐都医院）
张学军（内蒙古自治区人民医院）
张永秋（解放军第八五医院）
周　兵（杭州师范大学附属医院）
朱海云（解放军第八五医院）

序　言

　　介入放射学在我国起步较晚，直至20世纪70年代末才传入我国。但是，血管内与非血管内介入治疗都发展很快。特别是肿瘤介入治疗在国内居领先地位，继之外周血管疾病、脑血管疾病、心血管疾病等的介入治疗都得到蓬勃开展。参与《介入放射学杂志》创刊并历任该刊编辑部主任、副主编、主编等工作的程永德教授，不仅谙熟我国介入放射学的发生和发展，并紧跟我国介入放射学的脉动开展工作。程永德教授认为在我国介入治疗领域内，按照系统来分，消化系统尤其是肝胆、门静脉系统的介入治疗一直独占鳌头，而呼吸系统疾病的介入治疗相对滞后，这与呼吸系统解剖特异性、器械设备不够完善、操作的复杂性及一些不可预测的并发症有关，所以除了肺癌支气管动脉灌注化疗、大咯血栓塞治疗发展较早外，其他疾病的介入治疗还不够成熟，很多方面尚需继续努力。

　　为了推动呼吸系统介入放射学深入发展，程永德教授深感有必要编写《呼吸系统介入放射学》以推广、促进该系统的介入性诊断和治疗。他推荐并辅助在这一领域很有造诣的后起之秀范勇教授作为第一主编，领衔编著《呼吸系统介入放射学》。该书首先重视基础理论，以实用为主，详尽介绍了涉及本系统介入治疗的相关解剖、器械、药物和操作技巧等；全书分为四篇，经体动脉系统介入治疗，经体静脉、肺动脉系统介入治疗，经气道介入治疗和经皮穿刺介入治疗。除了介绍本系统常见的介入诊疗技术外，几乎涉及全部呼吸系统能用介入治疗的疾病，包括纵隔肿瘤。全书深入浅出，层次分明，内容充实，图文并茂，实为一部难得的专著。

　　在《呼吸系统介入放射学》即将出版之际，祝愿该书能为促进我国介入放射学，尤其是呼吸系统介入放射学的发展起到积极的推动作用，并向广大介入同道推荐。

2016年3月

前　　言

　　介入放射学起源于20世纪60年代，在我国始于70年代末、80年代初期。经过数辈人的努力，学科日益发展壮大。介入放射学以其微创、精准、安全、有效的特点越来越为广大医患所接受。越来越多的内外科医师开始从事介入工作，各学科间互相借鉴、互相促进。作为影像专业的介入医师，更专注与X线导向相关的介入技术，而往往缺乏对相关学科导向技术的了解。呼吸系统疾病的介入诊疗是介入放射学中非常重要的内容，特别是影像设备辅助经内镜的介入诊疗发展非常迅速，许多新的技术、方法还不为介入医师所熟悉。

　　鉴于此，我们参考了大量的介入放射学、内镜及相关学科方面的资料和文献，包括国内外各种治疗指南和最新的研究成果，邀请了30余位呼吸疾病介入放射学和内镜学科的专家编写了本书。本书对呼吸系统疾病的介入诊疗进行了全面阐述，是编者及同行在介入放射学领域多年工作的经验和研究成果总结。

　　本书共分四篇，按照经动脉、静脉、气道和经皮途径的呼吸系统介入诊疗进行分类介绍，并将与呼吸系统紧密相关的纵隔肿瘤介入诊疗及临床以内镜导向为主的常用介入诊疗部分作为附录编写。由于编者学术水平所限，加之介入放射学发展日新月异，书中内容难免有挂一漏万及不足之处，请读者批评指正。

　　衷心感谢我们尊敬的耄耋老人、我国介入放射学开拓者之一夏宝枢教授为本书作序，衷心感谢贺能树教授担任本书主审，李麟荪和欧阳墉教授作为顾问悉心指导，正是有这些备受敬仰的前辈泰斗的爱护和无私传授，才有了《呼吸系统介入放射学》一书的顺利出版。

2016年1月

目　　录

序言
前言

第一篇　经体动脉系统介入治疗

第一章　体动脉应用解剖 ······················ 2
　　第一节　支气管动脉及相关动脉解剖 ··············· 2
　　第二节　支气管动脉的异常造影表现 ··············· 6
　　第三节　支气管动脉的 CTA 表现 ················ 12

第二章　材料与方法 ························ 17
　　第一节　介入常用器材 ···················· 17
　　第二节　介入常用药物 ···················· 20

第三章　肺癌血管内介入治疗 ···················· 21
　　第一节　肺癌的临床 ····················· 21
　　第二节　支气管动脉灌注术 ·················· 25
　　第三节　支气管动脉灌注栓塞术 ················· 29

第四章　咯血的介入治疗 ······················ 34
　　第一节　咯血的临床 ····················· 34
　　第二节　支气管动脉及其他供血动脉栓塞术 ············ 35

第五章　肺隔离症的介入治疗 ···················· 47
　　第一节　肺隔离症的临床特点 ················· 47
　　第二节　肺隔离症的介入治疗 ················· 48

第二篇　经体静脉、肺动脉系统介入治疗

第六章　体静脉应用解剖 ······················ 54

第七章　肺动脉应用解剖 ……………………………………………………………… 58

第八章　材料与方法 …………………………………………………………………… 60
第一节　介入常用器材 ……………………………………………………………… 60
第二节　介入常用药物 ……………………………………………………………… 61

第九章　上腔静脉综合征的介入治疗 ………………………………………………… 63
第一节　上腔静脉综合征的临床 …………………………………………………… 63
第二节　上腔静脉成形术 …………………………………………………………… 64

第十章　下腔静脉滤器 ………………………………………………………………… 72
第一节　下肢深静脉血栓 …………………………………………………………… 72
第二节　下肢深静脉血栓的介入治疗 ……………………………………………… 75
第三节　下腔静脉滤器置入术 ……………………………………………………… 81

第十一章　肺栓塞的介入治疗 ………………………………………………………… 90
第一节　肺栓塞的临床 ……………………………………………………………… 90
第二节　肺栓塞的经导管溶栓治疗 ………………………………………………… 95
第三节　肺栓塞的经导管碎栓治疗 ………………………………………………… 98
第四节　肺栓塞的经导管血栓清除术 ……………………………………………… 103
第五节　肺栓塞的支架成形术 ……………………………………………………… 108
第六节　慢性肺栓塞的介入治疗 …………………………………………………… 110
附　一组争鸣的动物实验研究 ……………………………………………………… 112

第十二章　肺动静脉畸形的介入治疗 ………………………………………………… 133
第一节　肺动静脉畸形的临床 ……………………………………………………… 133
第二节　肺动静脉畸形栓塞术 ……………………………………………………… 134

第十三章　先天性肺动脉狭窄的介入治疗 …………………………………………… 144
第一节　先天性肺动脉瓣狭窄球囊成形术 ………………………………………… 144
第二节　先天性肺动脉狭窄血管内介入治疗 ……………………………………… 147

第十四章　乳糜胸的介入治疗 ………………………………………………………… 151
第一节　乳糜胸的临床 ……………………………………………………………… 151
第二节　乳糜胸的介入治疗 ………………………………………………………… 153

第十五章　其他累及肺动脉疾病血管造影表现及介入治疗 ………………………… 160
第一节　原发性肺动脉高压 ………………………………………………………… 160

第二节　肺动脉脉管炎 ·· 162

第三篇　经气道介入治疗

第十六章　气管支气管应用解剖 ··· 170

第十七章　材料与方法 ·· 172
　　　第一节　介入常用器材 ·· 172
　　　第二节　介入常用药物 ·· 174

第十八章　气道狭窄的介入治疗 ·· 176
　　　第一节　气道狭窄的临床 ·· 176
　　　第二节　气道狭窄成形术 ·· 178

第十九章　支气管胸膜瘘的介入治疗 ··· 191

第二十章　气管食管瘘的介入治疗 ··· 197

第二十一章　肺空洞的经气道介入治疗 ··· 203

第四篇　经皮穿刺介入治疗

第二十二章　肺部应用解剖 ··· 208
　　　第一节　肺的解剖 ··· 208
　　　第二节　纵隔解剖 ··· 211
　　　第三节　胸廓及胸膜腔解剖 ·· 212

第二十三章　材料与方法 ··· 213
　　　第一节　介入常用器材 ·· 213
　　　第二节　介入常用药物 ·· 215

第二十四章　经皮肺穿刺活检 ·· 221

第二十五章　经皮穿刺引流 ··· 227
　　　第一节　肺囊肿穿刺引流 ·· 227
　　　第二节　肺脓肿穿刺引流 ·· 229

第二十六章　肺癌的经皮穿刺介入治疗 235

第一节　肺癌的射频消融治疗 235
第二节　肺癌的微波消融治疗 240
第三节　肺癌的经皮穿刺冷冻消融治疗 243
第四节　肺癌的经皮穿刺放射性粒子植入治疗 246

第二十七章　肺空洞的经皮穿刺介入治疗 253

第二十八章　经皮穿刺胸膜活检 256

第一节　经皮穿刺胸膜活检 256
第二节　经内科胸腔镜的胸膜活检 259

第二十九章　经皮穿刺胸腔引流术 266

附录一　纵隔肿瘤介入治疗 269

第一节　纵隔肿瘤概述 269
第二节　纵隔肿瘤的经动脉栓塞治疗 270
第三节　纵隔肿瘤的放射性粒子植入治疗 276

附录二　呼吸系统疾病经内镜的微创治疗 280

第一部分　经气管镜的微创治疗 280
第一节　气道肿瘤的气管内消融术 280
第二节　大咯血的气道微小球囊介入治疗 288
第三节　经气道肺及淋巴结活检 290
第四节　肺气肿的介入治疗 299
第五节　哮喘的经气道消融术治疗 305

第二部分　经内科胸腔镜的微创治疗 310
第一节　良性多房性积液的松解术 310
第二节　恶性胸腔积液的硬化治疗 313

第一篇

经体动脉系统介入治疗

第一章　体动脉应用解剖

第一节　支气管动脉及相关动脉解剖

支气管动脉（bronchial artery，BA）的起源、分支数目及走行变异很大，给经 BA 进行的介入手术带来很大困难。研究支气管动脉的解剖情况，可为经 BA 的介入治疗提供有价值的信息，有助于对支气管动脉的起点和数目做出准确的判断，在减少遗漏靶血管、减少并发症及降低患者和介入医生的辐射剂量等方面都有重要价值，为提高插管的成功率及介入治疗的成功提供保证。

肺的血液循环有两套独立的血管系统：一是组成肺循环的肺动脉和肺静脉，肺动脉输送静脉血到达肺泡毛细血管床，其主要功能是进行气体交换，并提供肺 99% 的血供；二是属于体循环的支气管动脉和支气管静脉，是支气管壁和肺的营养血管，输送新鲜的动脉血，供应肺的实质和间质组织，其功能是为支气管、肺间质、肺实质、食管、淋巴结和胸膜提供营养支持，这部分血液占左心排血量的 1%。两者在支气管和肺小叶水平发生动脉吻合。

此外，支气管动脉始终参与各类肺疾病发生、发展的全过程，并发生相应的功能、形态的变化。在大多数肺疾病中，支气管动脉是病变的供血动脉，多数肺疾病会引起支气管动脉循环的生理平衡被打破，导致解剖学上的重塑，从而导致血流动力学的改变，伴有支气管动脉形态、分布和血流的变化，发生支气管动脉血流增多、管腔扩张、分支增多，乃至演化为病理血管。例如，在肺动脉阻塞或血流缺失的情况下，支气管动脉将发生代偿性改变，血流增加、血管增多、支气管动脉和肺动脉间吻合支开放，形成侧支循环。

一、支气管动脉的解剖

支气管动脉是支气管和肺支架组织的营养血管，支气管动脉系统来自体循环，从主动脉或其分支发出，经肺门入肺，其分支沿支气管分布到肺内，也可沿淋巴管、食管、气管分布，并与肺动脉末梢毛细血管吻合。

在胚胎发育的第 4 周，第 4 主动脉弓发出支气管周围血管网状组织和肺血管网状组织，前者供应气管和支气管，后者供应肺实质。随后，第 6 主动脉弓的腹根从主动脉球向下生长，与由肺血管网状组织向背侧生长的血管网融合，形成肺动脉。因此，肺血管网状组织的原始血供转变为新形成的肺动脉，背侧主动脉血管退化，形成支气管动脉。胚胎早期，肺芽上不同来源的动脉连于共同的毛细血管网，这些毛细血管网后来分化成肺内外不同的动脉（即肺循环和体循环），彼此间可能仍保持联系，即肺动脉与支气管动脉等体循环血管间存在吻合，这些吻合支位于支气管壁、肺动脉壁和肺胸膜内，在胚胎发育过程中，肺循环必须通过与体循环的吻合支获得血液和进行血气交换。但出生后体循环只有支气管动脉向肺内支气管供血,在毛细血管和毛细血管前水平支气管动脉与肺血管之间也有许多交通支,这些交通在出生后完全闭塞成为潜在的交通。两种循环间通过这些吻合而相互影响,既可造成解剖学上的发育异常即血管畸形等,也可导致解剖学上的重塑,从而导致血流动力学的改变。

支气管动脉与支气管伴行,分支形成毛细血管网,营养肺内支气管壁、肺血管和脏胸膜。2/3的支气管动脉血液经支气管静脉回流入肺静脉,其余则流入奇静脉和半奇静脉。支气管动脉和肺动脉之间存在的吻合,在肺部病变情况下可形成代偿性扩张。正常支气管动脉不仅供应支气管,还供应其他多处结构,包括脊髓、食管、横膈、纵隔脏层胸膜、主动脉和肺动脉的血管滋养层及心肌等。

支气管动脉比较纤细,主干内径1.5~2mm。其起点、行经路径、数目也存在较大个体差异。一般分为左右两支,可左右共干,也可分别发出。每侧肺通常有1~3条,约2/3的人右侧有一条。文献报道90%以上的支气管动脉属以下3型:左2支,右1支,占40.6%;左右各1支,占21.3%;左右共干,占20.6%。

支气管动脉可以起始于主动脉弓至胸主动脉,相当于第2~8胸椎($T_{2~8}$)水平。其中约64%开口位置多集中于$T_{5~6}$胸椎水平。起源于主动脉$T_{5~6}$水平以外或其他的体循环动脉(如肋间动脉等),则视为异位起源。约20%异位起源于锁骨下动脉、无名动脉、胸廓内动脉、腹主动脉、心包膈动脉、甲状颈干动脉及冠状动脉等,少数起源于次级甲状腺动脉。右支气管动脉起源变异甚多,可源自肋间后动脉、胸主动脉、主动脉弓、锁骨下动脉或胸廓内动脉等,其中60%~70%与右侧肋间后动脉共干,特别是与第3肋间后动脉共干,称为肋间-支气管动脉(intercostal bronchial artery,ICBA)。另外,1/3的人除上述肋间-支气管动脉干外,还有1条右支气管动脉或左右共干。少数可与脊髓动脉共干。

左支气管动脉约2/3的人有2条,1/3的人有1条。另外少数人左右共有4~5条支气管动脉。左支气管动脉起点相对恒定,绝大多数起自胸主动脉的不同高度和主动脉弓,多单独起源于胸主动脉,呈锐角开口于胸主动脉右前壁、前壁或左前壁,相当于左支气管与胸主动脉交叉上方。左侧开口略低于右侧。

右支气管动脉常呈直角开口于胸主动脉右侧壁或右前壁。大多数人至少有一根支气管动脉。而右侧支气管动脉出现的概率高于左侧,其管径也较左侧粗。右支气管动脉直径约2.0mm,而左支气管动脉直径约1.5mm。左右主支气管动脉共干共同起源于主动脉者也不少见(图1-1)。

支气管动脉发出后沿支气管呈弯曲、蛇形走行,穿过纵隔进入肺内,一直延伸至呼吸性细支气管。沿途发出分支到支气管、肺、食管、脏层胸膜、淋巴结,并在这些组织间隙中形成毛细血管网。支气管动脉与肺动脉间存在吻合支,正常情况下吻合支并不开放。

左支气管动脉开始多走行于左支气管上缘,小部分走行于左支气管下缘及后缘。右支气管动脉开始多走行于右主支气管后缘及下缘,部分走行于右主支气管上缘。支气管动脉沿支气管分布途中,多在主支气管或叶支气管处发出侧支。右支气管动脉主要发自右侧第3、4肋间后动脉或直接发自胸主动脉右侧壁,起点位于奇静脉末端的后方,随即绕过奇静脉的左缘向前或前下达右支气管后壁,随右支气管走向肺门。少数右支气管动脉起于主动脉弓下缘,斜越气管叉前壁至叉的下缘,继续沿右支气管下缘进入肺门。偶见起于胸主动脉左前壁的右支气管动脉,横越食管的前面至右支气管下缘,走向肺门。左支气管动脉

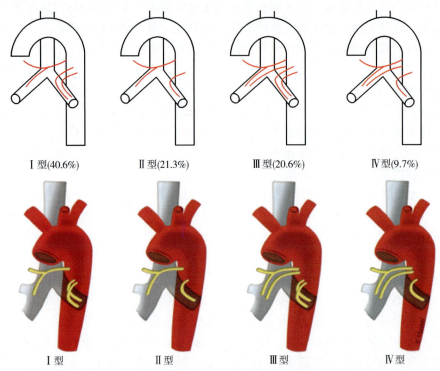

图1-1 支气管动脉常见的4种起源类型

Ⅰ型：1支右支气管动脉起自肋间动脉-支气管动脉干，2支左支气管动脉；Ⅱ型：1支右支气管动脉起自肋间动脉-支气管动脉干，1支左支气管动脉；Ⅲ型：2支右支气管动脉分别起自肋间动脉-支气管动脉干及主动脉，2支左支气管动脉；Ⅳ型：2支右支气管动脉分别起自肋间动脉-支气管动脉干及主动脉，1支左支气管动脉

多数为2支，第1支起于主动脉弓下缘，沿左支气管上缘进入肺门；第2支在左支气管后方或稍下方的高度起于胸主动脉前壁，向前外或外上折向左支气管，沿其下缘或后下缘进入肺门。该动脉在近起点处，偶有分支到食管和心包（图1-2）。

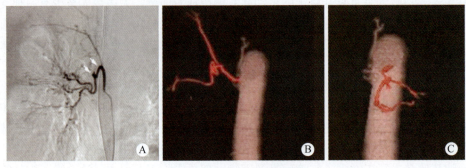

图1-2 支气管动脉的起源

A. 起源于肋间动脉-支气管动脉干的右支气管动脉可见增粗、扭曲；B. CT 3D重建显示右支气管动脉起源于右肋间动脉-支气管动脉干；C. CT 3D重建显示左支气管动脉直接起自胸主动脉

二、支气管动脉的解剖变异及相关动脉解剖

支气管动脉的解剖变异相当复杂，表现为支气管动脉的异位起源，并不属于病理情况，与病灶的存在及位置无关。常见支气管动脉起源于肋间动脉或肋间动脉共干，有时存在脊髓动脉吻合支，又可发出食管中段供血支。国外文献报道支气管动脉20%左右可起源于锁骨下动脉、胸廓内动脉、无名动脉、甲状颈干、心包膈动脉或者腹主动脉，有的学者称其为迷走支气管动脉。常有多支支气管动脉、迷走支气管动脉和体循环其他动脉供应不同叶段气管、支气管和肺等组织。

由于支气管动脉的数目、起源、分布及走行等解剖变异较大，一方面正常支气管动脉不仅供应支气管，还供应胸部其他多处结构，包括食管中段、横膈和纵隔的脏层胸膜、主动脉和肺动脉的血管滋养层及心包等，另一方面右侧支气管动脉常与肋间后动脉共干，即肋间支气管动脉，后者往往与脊髓动脉有吻合，经支气管动脉行介入诊疗时，可能存在对非靶组织的毒性作用或异位栓塞，出现脊髓损伤、食管或气管溃疡甚至瘘等并发症。

早期有报道，解剖100例成人尸体的支气管动脉，起始为右肋间动脉（22.9%）、右锁骨下动脉（5.7%）、左锁骨下动脉（0.5%）、主动脉弓（12.6%）、主动脉降部（58.2%）等5个部位。支气管动脉以右2支左2支最为多见（40.0%）（图1-3和图1-4）。

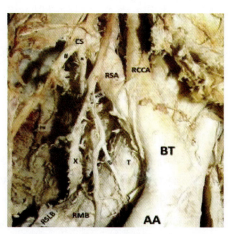

图1-3 尸检示右支气管动脉起源于左锁骨下动脉

#右内乳动脉；*右支气管动脉；CS. 右内乳动脉和右支气管动脉共干；RSA. 右锁骨下动脉；RCCA. 右颈总动脉；BT. 头臂动脉干；AA. 主动脉弓；PN. 膈神经；X. 迷走神经；RLN. 喉返神经；BB. 支气管（肺）迷走神经分支；T. 气管；RMB. 右主支气管；RSLB. 右上叶支气管

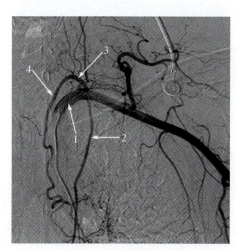

图1-4 选择性左锁骨下动脉造影示左支气管动脉起自同侧甲状颈干

1. 锁骨下动脉；2. 胸廓内动脉；3. 甲状颈干；4. 左支气管动脉

肺韧带动脉直接发自胸主动脉，途中发出食管动脉丛分支，远端分支经下肺韧带分布

于下肺纵隔旁脏层胸膜。正常情况下，肺韧带动脉与肺内血管交通并不明显，但在某些病理情况下如肺慢性炎症病变累及后基底段时，即使无纵隔胸膜受累，肺韧带动脉与肺内血管交通仍可建立。肺韧带动脉有时酷似低位起源的支气管动脉，依其走行有利于鉴别，支气管动脉沿主支气管树走行，而肺韧带动脉常于纵隔内迂曲、横行通过肺韧带，再穿过纵隔胸膜进入肺实质，并常与支气管动脉交通。此外，异常肺韧带动脉供血病变的左下肺还应与一种先天性肺血管畸形——异常体动脉（anomalous systemic artery，ASA）供应正常左下肺基底段鉴别。后者为起源于胸主动脉的 ASA 供血部分或全部左下肺基底段，而受累肺组织的支气管树和肺实质正常，相应的肺动脉可缺如也可存在。

左支气管动脉可异位起源于左冠状动脉，该畸形血管通常起源于左冠状动脉回旋支，有时亦起源于右窦房结支。冠状动脉与支气管动脉之间的异常吻合容易形成，因支气管动脉可沿心外膜的后方表面走行，在胚胎发育中支气管动脉与冠状动脉之间容易异常吻合。

支气管动脉异位起源于主动脉弓上缘是一种极少见的变异。有研究利用多排螺旋CT进行血管三维成像，发现支气管动脉异常起源于主动脉弓的发生率为3%~5%。

而胸廓内动脉多供血于邻近前胸壁和纵隔旁。膈下动脉供血于邻近侧胸壁和肺底区，锁骨下动脉、侧胸动脉、甲状颈干主要分布于两上肺，肋间动脉供血于附近胸壁。

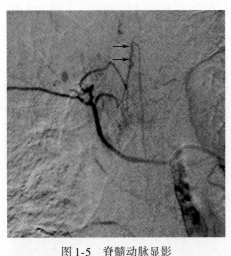

图1-5　脊髓动脉显影

肋间后动脉自主动脉发出后行至肋骨小头下缘分成前支及背侧支，前支构成肋间动脉环，背侧支后支向后在肋横突韧带和椎体之间穿过、营养椎旁肌群，并发出脊支（根髓动脉）经椎间孔进入椎管，营养脊膜和脊髓等组织，并在上方和下方与脊髓的动脉及其对侧的相应动脉吻合，同时还发出分支营养椎旁肌群。肋间动脉除本身发出根髓动脉或根软膜动脉之外，共干的肋间动脉还可与另一支发出根髓动脉或根软膜动脉的肋间动脉有吻合。选择性肋间支气管动脉造影及栓塞治疗过程中近端脊髓损伤的风险较大，必须使用微导管避开肋间后动脉进行超选择插管（图1-5）。

此外，部分肺疾病会导致支气管动脉循环的生理平衡被打破；造成支气管动脉形态、分布及血流的变化。同时支气管动脉的改变是许多肺疾病的病理解剖和病理生理改变的重要组成部分。认清肺疾病中支气管动脉各种改变对于疾病的深入研究有重要的实际意义。

（朱海云　袁　正　程永德）

第二节　支气管动脉的异常造影表现

支气管动脉是支气管和肺支架组织的营养血管，多数肺疾病会引起支气管动脉循环的生理平衡被打破，导致解剖学上的重塑，从而导致血流动力学的改变，造成支气管动脉形态、分布和血流的变化，不同病变导致的支气管动脉的改变各不相同。

在各类肺疾病中，支气管动脉始终参与病变发生、发展的全过程，并发生相应的功能、形态的变化。在大多数肺疾病中，支气管动脉是病变的供血动脉，支气管动脉血流增多、管腔扩张、分支增多，乃至演化为病理血管。在肺动脉阻塞或血流缺失的情况下，支气管动脉将发生代偿性改变，血流增加、血管增多、支气管动脉和肺动脉间吻合支开放，形成侧支循环。

支气管动脉的异常造影表现主要分以下3种类型：①主干型，支气管动脉的主干明显扩张迂曲，周围分支稀少细小；②网状型，支气管动脉主干及分支均扩张增粗可有双支或多支支气管动脉向同一病灶供血构成血管网；③多种动脉交通吻合型，肺外体循环参与病变区供血并与肺内支气管动脉沟通，包括锁骨下动脉、内乳动脉、膈动脉及肝动脉等。

支气管动脉的改变是许多肺疾病的病理解剖和病理生理改变的重要组成部分。认清肺疾病中支气管动脉各种改变对于疾病的深入研究有重要的实际意义。

生理情况下支气管动脉造影观察不到对比剂进入肺循环或其他体循环血管。当肺支气管及肺血管等发生病变时，如肺癌、支气管扩张症等均可使支气管动脉扩张；支气管动脉因供血增加而增粗、扭曲，肺外体循环也可以发生相应变化，与肺循环间发生交通引起反复咯血或大咯血。良恶性病变支气管动脉的变化不尽一致，支气管扩张/慢性炎症支气管动脉主要表现为扩张及迂曲，扩张达3~5mm，严重者达6~8mm。病灶区血管丛形成广泛的血管网络，可及整个肺叶。同时支气管动脉可呈瘤样、串珠状扩张，扩张的瘤体不一定是血管终端，其后仍是迂曲蜿蜒的血管。肺癌支气管动脉主要表现为增粗、迂曲，管径粗细不均，肿瘤区内有增生的血管网，血管粗细不等，排列杂乱无章。

目前，经支气管动脉开展的介入诊疗主要有两大热点：肺癌的支气管动脉灌注术和咯血的支气管动脉栓塞术。

一、肺癌

肺部肿瘤包括肺部原发肿瘤和转移瘤。肿瘤生长时侵蚀、压迫肺动脉并继发纤维增生，引起肺动脉闭塞与阻塞，而支气管动脉往往形成直小血管由边缘区域向肿瘤中心增殖，逐渐演变为缠绕肿瘤的血管团。支气管动脉和肺动脉之间存在吻合，并在肿瘤侵蚀和压迫阻断肺动脉时，支气管动脉血流可以通过吻合支供应肺循环。无论是直接为肿瘤提供血供，还是通过侧支吻合补充肺循环来间接提供肿瘤血供，支气管动脉在肺癌发生时都有可能出现血流增加、管径扩张及走行迂曲，在DSA上表现为具有高特异性的异常结构血管，其进入肿瘤瘤体前称为瘤前血管，通常表现为增粗、迂曲；而当支气管动脉进入肿瘤内形成瘤血管时，则表现为蚓状、斑点状、网状及血湖状染色，为鉴别肺部病变的良恶性提供了依据。正常支气管动脉开口处内径为1~2 mm，但由于血供长期增加，支气管动脉可明显增粗，可达5 mm以上，但多支供血时，并非每支支气管动脉均增粗，供血支越多，可能就会越细小，这样就给介入术中寻找支气管动脉增加了许多困难。

（一）肺癌支气管动脉DSA造影表现

（1）供应肿瘤的支气管动脉增粗、扭曲，分支增粗，管径粗细不均。

（2）肿瘤内部造影早期可见新生的杂乱无章的小血管网，这些血管粗细不均、扭曲成团。晚期可见肿瘤染色，肿瘤密度普遍增高，将肿瘤的轮廓勾画得十分清楚。同时可见肺门淋巴结染色。

(二) 血供

依据新生肿瘤血管及肿瘤染色情况，将血供类型划分为3种。

1. 富血型 供血的支气管动脉增粗、扭曲，新生肿瘤血管丰富，粗细不均、网状分布、紊乱、僵硬、不规则狭窄，甚至可见支气管动脉与肺循环分流，肿瘤染色浓、深。肺门或纵隔淋巴结转移时，该区域亦可见肿瘤血管及肿瘤染色。

2. 乏血型 支气管动脉分支少或无，亦见不到明显的新生肿瘤血管，肿瘤染色很淡或看不到。

3. 较多血型 其血管造影表现介于以上两者之间。

在中央型肺癌患者中，患侧支气管动脉的起源及走行多能清晰显示，明显增粗和扭曲。与肿瘤本身生长有着密切的关系，肿瘤越大，肿瘤供血动脉也会更加粗大。与中央型肺癌比较，周围型肺癌患者的支气管动脉明显要细，这也提示中央型肺癌主要是由支气管动脉供血，而周围型肺癌则有更多的体循环侧支及肺动脉参与供血。有部分学者认为肺癌由支气管动脉和肺动脉双重供血，并提出周围型肺癌及肿瘤较大时有更多的肺动脉参与供血。位于肺野中内带的转移瘤可完全由支气管动脉供血。肺动脉DSA可显示单发或多发的肿瘤血管和肿瘤染色，一些有支气管动脉参与供血的肿瘤，支气管动脉DSA时可见血管增多、血管不规则狭窄和肿瘤染色等表现。此外，肺部恶性肿瘤在引起咯血的病因中约占30%，接近30%的肺癌患者会发生咯血，10%会发生大咯血（图1-6）。

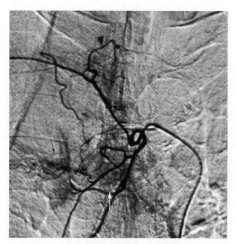

图1-6 右侧肋间动脉-支气管动脉干示肿瘤染色

二、咯血

咯血是一种呼吸系统危重症，随着介入放射学的发展，对临床出现大咯血的患者，越来越多地选择施行选择性支气管动脉插管行栓塞予以诊治，但由于支气管动脉变异大，DSA下寻找支气管动脉的临床实际操作存在一定的困难，介入术中不明确支气管动脉的走行及病变的造影表现，将延长介入治疗的时间，增加患者和医务人员的曝光量，降低患者的治疗效果。特别是危重患者，如果延误治疗时间，影响介入效果，甚至可危及患者生命。因此，为获得良好效果，在对肺部疾病实施介入治疗的过程中，熟悉引起咯血的各种病因的动脉造影表现是介入治疗的关键。

咯血的原因很多，包括呼吸道疾病、肺部疾病、血管疾病等，咯血血管来源主要包括支气管动脉、非支气管体循环动脉和肺动脉等，其中支气管动脉是咯血的重要来源血管。在解剖学上，脏层胸膜由支气管动脉供血，而壁层胸膜由邻近的体循环动脉供血，如肺部长期慢性炎症刺激可累及脏层胸膜，进而导致脏层胸膜和壁层胸膜粘连，新生的毛细血管可通过粘连的胸膜沟通支气管动脉和分布于胸壁不同部位的其他体循环动脉，如锁骨下动脉、腋动脉、肋间动脉、膈下动脉、内乳动脉等，使后者成为潜在的出血来源。

（一）DSA能清楚显示咯血的直接和间接征象

1. 直接出血征象　如肺实质内高密度斑片状和点状造影剂溢出、支气管管腔内造影剂涂抹、造影剂渗出进入扩张支气管管腔内，以及以支气管动脉主干为轴心呈扫帚状增生紊乱的血管束伴点状出血等。动态观察更为明显，为最可靠的定位指标，但显示率不高，为2%~24%。

2. 间接出血征象　如病变动脉增粗迂曲、支气管动脉及外周分支异常增粗扩张、病灶区域血管分支增多紊乱呈网状或丛状分布、病变动脉和肺循环的分流、支气管动脉小动脉瘤、密度较低的斑片状肺组织染色等。

间接征象较常见，各病例均或多或少存在；直接征象较少见，显示率约为20%。直接出血征象出现率低但特异性强，而间接出血征象特异性较差但敏感性甚高。两者对出血血管的判断均可靠（图1-7）。

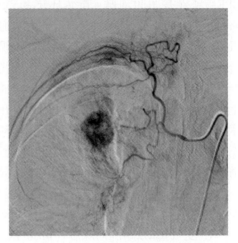

图1-7　右肺实质内高密度斑片状造影剂溢出为直接出血征象

（二）临床上出现咯血多由于支气管动脉扩张引起

从不同原因咯血患者支气管动脉相关异常血管影像表现进行归纳，可分为以下3型：

1. 主干型　支气管动脉主干及分支均扩张增粗，周围分支稀少、细小。

2. 网状（周围）型　支气管动脉主干及分支均扩张增粗，可达肺周边部，可有双支或多支支气管动脉向同一病灶供血，构成血管网。

3. 多种动脉交通吻合型　肺外体循环参与病变区供血并与肺内支气管动脉沟通，包括锁骨下动脉、内乳动脉、膈动脉及肝动脉等。对支气管动脉造影无明显出血征象者，应进一步寻找上述相关动脉有无异常。

（三）支气管扩张症

支气管扩张症是一种支气管树不可逆扩张的疾病。扩张的支气管周围肺纤维组织增生，支气管动脉充血扩张，支气管动脉代偿性供血增多，血管增粗扩张，易发生咯血。

支气管扩张患者行选择性动脉造影的影像表现中均可见供血动脉的增粗和杂乱呈网状的细小血管。支气管扩张的患者常有反复感染，存在反复的血管增生，致供血动脉的增粗和杂乱的血管网形成。新生的血管大多为不成熟的血管，缺乏完整的血管管壁，管壁的通透性高，容易出血。在大多数支气管扩张的血管造影表现中，可见供血动脉和肺动脉分流，这可能和感染导致肺组织的破坏使支气管动脉的分支和小肺动脉直接沟通有关外，供血动脉增粗可使其压力增大，支气管动脉与肺动脉之间的潜在吻合支开放也可能为其原因之一。原发性支气管扩张患者以主干型为多见，血流量长期增加是造成支气管动脉内径增粗的直接原因，陈旧性肺结核后支气管扩张咯血者以多种动脉交通吻合型最常见。

（四）支气管动脉与肺动、静脉异常交通

支气管动脉与肺动、静脉异常交通（bronchial artery-pulmonary circulation fistula，BPF）或伴有肋间动脉-肺循环瘘和单纯性支气管动脉-静脉瘘（bronchial artery vein shunt，BAS）是引发和加重肺源性大咯血的重要病因。由于长期慢性炎症的刺激，导致支气管动脉增粗，走行迂曲，并向炎症组织发出新生血管供血，从而形成新生血管及异常吻合支。然而新生血管管壁薄，且质地较脆，动脉内压力增高时，使支气管动脉扩张，有时会并发支气管动脉与肺动、静脉异常交通或假性动脉瘤。当血管压力增高超过其负荷，以上病变血管即破裂，发生咯血。同样，在肺栓塞、肿瘤、迁延性肺感染、肺组织坏死、手术创伤及先天性心肺疾病的情况下，肺动脉血流减少或需求量增加，则支气管动脉代偿性增生，通过吻合支扩张或直接交通增加血流量，从而引起支气管动脉-肺动脉瘘。DSA 可清晰显示增粗的支气管动脉迂曲走行，异常吻合支及支气管动脉瘤的形成。

BPF 的 DSA 表现和特征在动脉插管"冒烟"过程中显示支气管动脉或肋间血流异常快速，DSA 可显示血液分流部位、类型和血流方向，根据 DSA 表现可分 4 种类型。

1. 支气管动脉-肺动脉瘘（bronchial artery-pulmonary artery shunt，AAS 型） 支气管动脉主干和发生分流的分支增粗、迂曲，瘘口处管壁不光整，表现为对比剂经支气管动脉呈喷射状进入肺动脉分支，分流较大者可显示为支气管动脉有多支或一簇细小分支通过瘘管与肺动脉分支交通，分流水平多发生在支气管动脉和肺动脉的末梢级血管，病灶区有较丰富的侧支，有时也可与主干交通，使肺动脉在支气管动脉早期显影，较支气管动脉分支粗，走行不一致，分支较多，部分可见肺实质染色。支气管动脉远侧分支因直流"短路"而变稀少、变细，与近段不成比例。

2. 支气管动脉-肺静脉瘘（bronchial artery pulmonary vein shunt，AVS 型） 对比剂经增粗的支气管动脉呈喷射状进入肺静脉分支，肺静脉分支血流向心回流，越近心端越粗，呈水平走行，肺实质无染色，分流量大者可见左心房显影。其他支气管动脉变细，分支稀疏。

3. 支气管动-静脉瘘（bronchial arteriovenous malformation，B-AVM） 血流经支气管动脉直接进入与支气管动脉分支伴行的支气管静脉分支内，支气管静脉较肺动、静脉细，对比剂向腔静脉方向回流，相应支气管动脉远侧分支变细小，支气管镜下可观察到黏膜下迂曲扩张的引流静脉，区别于肺动、静脉的特点是与支气管动脉走行一致，两者并行。

4. 肋间动脉-肺循环瘘（intercostals artery-pulmonary circulate shunt，IAPS） 常见于病灶范围较广并同时侵及胸膜的病例，支气管动脉异常和肋间动脉-肺动脉、肺静脉瘘合并存在，也可是仅有肋间动脉-肺动、静脉瘘，而支气管动脉正常。看见肋间动脉向肺血管分流，其明显比相邻无 IAPS 的肋间动脉粗，血流向肺内分流，分流处远侧肋间动脉明显变细，与近段有截然分界（图 1-8～图 1-10）。

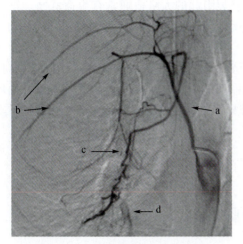

图 1-8 支气管动脉-肺动脉分流

肋间动脉造影示其明显增粗（a），发出 2 支肋间动脉分支（b）及营养支气管的下降支（c），淡染区域提示支气管动脉-肺动脉分流（d）

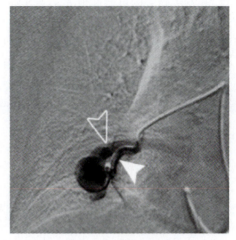

图 1-9 肺动静脉畸形

超选择性造影示供血动脉（白箭头）及引流静脉（空箭头）

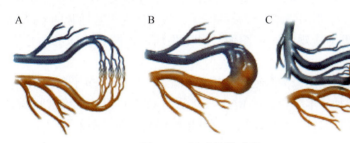

图 1-10 肺动静脉畸形

其中，支气管动脉-肺动脉瘘表现又可分为 4 型。

（1）肺动脉主干型：表现为增粗的支气管动脉发出分支，由其毛细血管与肺门或肺动脉主干沟通，肺动脉显示清晰，大面积肺实质染色。

（2）肺动脉毛细血管型：表现为增粗的支气管动脉发出分支，由其毛细血管与肺动脉多支毛细血管交通，形成多个瘘口，罕现"瀑布"状。

（3）枯枝型：表现为支气管动脉增粗不明显，肺动脉显示局限。

（4）膈动脉型：表现为异常增粗的膈动脉分支毛细血管与肺底毛细血管沟通，延迟期可见肺动脉干或左心房显影。

（五）其他

原发性支气管动脉异常除支气管动脉动静脉瘘外，还有支气管动脉瘤。支气管动脉瘤虽然较为少见，但在肺部良恶性疾病中均有发生，一般并发于其他疾病，如支气管扩张、硅沉着肺、结核病、慢性肺感染、肺癌或囊性肺纤维化。根据部位不同，分为纵隔内支气管动脉瘤和肺内支气管动脉瘤。与病灶无关的肺内支气管动脉瘤通常没有临床症状，常因咯血而发现，如支气管动脉瘤位于病灶内（瘤内、纵隔淋巴结内、支扩段支气管动脉内等），其发生破裂的可能性很大。支气管动脉瘤破裂引起的大咯血通常有生命威胁。支气管动脉瘤的直径可以从几毫米到数厘米，可与肺动脉相交通，为动脉瘤供血的支气管动脉通常会扩张，是咯血的另一重要原因。

支气管动脉和肺动脉之间存在血管吻合，正常情况下处于关闭状态。肺动脉栓塞时，随着时间的延长，在栓塞远端出现支气管动脉和肺动脉之间的侧支循环，支气管动脉循环增加，可发生支气管动脉扩张。主要见于慢性肺栓塞或复发性肺栓塞，而急性肺栓塞时支气管动脉扩张少见。

（朱海云　袁　正　程永德）

第三节　支气管动脉的 CTA 表现

支气管动脉（BA）是支气管和肺的营养血管，不同个体 BA 的起始部位、数目及其在纵隔的走行路径有较大的变异。对于 BA 的研究包括尸体解剖、有创性的 DSA 血管造影和无创性的 CT 血管成像（CTA）。BA 的 CTA 显示技术早已广泛应用于肺癌、支气管扩张等肺部疾病，有着安全、无损伤、简便有效的优势。近年来，随着多层螺旋 CT（MSCT）的发展，为 CTA 提供了更为清晰、细致的图像，从而使支气管动脉的 CTA 研究也从二维图像进一步发展为更为直观的三维图像，对于疾病的诊断和临床的治疗有重大的指导意义。

三维重组主要以 VR 图像为路径，应用容积显示（VR）、多平面重组（MPR）、最大强度投影（MIP）多种技术综合显示 BA。三维重组 CTA 可以从三维空间任意角度充分展示 BA 的起源、类型、数目、走行路径，直观地阐述其空间解剖关系。

一、BA 的起源

于红等应用 16 层螺旋 CTA 三维重组技术研究 BA 的显示，将胸主动脉轴面按照身体矢状线和冠状线偏离 45°四等分，划分为前、后、左、右 4 个象限，研究起源于胸主动脉的 BA 起始点。结果显示右 BA 主要来自右肋间动脉（48.85%，213/436 支）和胸主动脉（47.48%，207/436 支），左 BA 主要来自胸主动脉（97.84%，363/371 支），同时发现还有相当数量的 BA 共干（97 支）。右 BA 起源点以胸主动脉右壁最多（45.89%），其次是前壁（42.51%）；左 BA 以胸主动脉前壁最多（74.93%），BA 共干也以胸主动脉前壁最多（74.03%）。Morita 等的研究则更为细致，首先，他们根据左、右支气管动脉起源动脉将 BA 的起源方式分为 4 类：Ⅰ型，支气管动脉单独起源于胸主动脉；Ⅱ型，包括起源于胸主动脉的那些右肋间和右支气管动脉共干的（如右肋间支气管干-肋间动脉）和右肋间和左支气管动脉共干的（如右肋间-左支气管干或左肋间支气管干-肋间动脉）；Ⅲ型，起源于两侧支气管动脉共干（CTB, common trunk of both bronchial arteries）；Ⅳ型，支气管动脉起源于锁骨下动脉。其次，他们研究了 BA 的位置和起始点。正常情况下支气管动脉或其共干应起源于胸主动脉，在 $T_{5\sim 6}$ 水平；如起源于其他位置则应认为是异位起源，如主动脉弓、胸主动脉位于 T_6 水平以下或锁骨下动脉。并且，他们将轴位 CT 图像上的胸主动脉划分（按照 Remy-Jardin 等的分类方法）为前、前内、内、后内、后、后外、外、前外共 8 个象限来研究 BA 的起始点。右 BA 主要来自右肋间动脉（52%，61/118 支）、胸主动脉（13%，15/118 支）、双侧支气管共干（32%，38/118 支）、右锁骨下动脉（3%，4/118 支）。右 BA 正常位置起源者为肋间动脉 93%（57/61 支），直接起源于胸主动脉 73%（11/15 支），起源于共干 79%（30/38 支），其余为异位起源。胸主动脉上起源点：所有 61 支肋间动脉，60%（9/15 支）的胸主动脉和 26%（10/38 支）的 BA 共干均起源于胸主动脉的内壁至前内侧壁，40%（6/15 支）直接起源于胸主动脉的 BA 和 74%（28/38 支）的 BA 共干由外壁至前壁发出。左 BA 主要来自胸主动脉（60%，63/105 支），BA 共干（36%，38/105 支），左肋间动脉（4%，4/105 支），左 BA 无来自锁骨下动脉。左 BA 正常起源位置：起源于胸主动脉者约 79%（50/63 支），其余 21%（13/63 支）为异位起源，所有 4 支左肋间动脉均为正常起源。起源于共干者占 79%（30/38 支）。胸主动脉上起源点：73%（46/63 支）直接起源于胸主动脉的 BA 由前壁至外侧壁发出，27%（17/63 支）起源于内壁至前内侧壁。所有 4 支左肋间动脉均起源于胸主动脉的内壁至前内侧壁。26%（10/38 支）的共干均起源于胸主动脉的内侧至前内侧壁（图 1-11）。

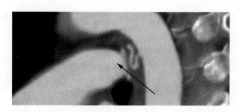

图 1-11　矢状位最大密度投影右侧支气管动脉，起源于胸主动脉起始段前壁（箭头）

二、BA 的类型和支数

于红等以左右 BA 各自分支的数目作为分类依据（如 RnLn），对于共干动脉按其分出左右 BA 且至少明确分布于左右支气管壁为分类依据，共发现 11 种分布类型。以 R1L1 最多，占 53.48%；其次为 R2L1，占 17.55%。

三、BA 的走行

于红等按左右 BA 走行于主支气管的前、后、上、下壁为标准，在分出叶支气管之前的主支气管轴面上观察 BA 在主支气管壁的位置。左 BA 多走行于左主支气管上缘（60.11%，223/371 支），小部分走行于左主支气管下缘（25.61%，95/371 支）及后缘（14.28%，53/371 支）。右 BA 多走行于右主支气管后缘（49.31%，215/436 支）及下缘（35.55%，155/436 支），部分走行于支气管上缘（14.68%，64/436 支），2 支走行于前缘。BA 沿支气管分布途中，多在主支气管或叶支气管处发出 1~2 支侧支，其主干继续前行，均表现为紧贴支气管管壁及肺动脉壁，缠绕肺动脉或支气管而行。Morita 等研究发现所有 61 支右 BA 均起源于右肋间动脉，并沿食管右侧走行，位于气管-主支气管的背侧。相比之下，15 支直接起源于胸主动脉的右 BA 则有三种可能的走行方式：①沿食管右侧，位于气管-主支气管背侧（3/15 支）；②沿食管左侧，位于气管-主支气管背侧（5/15 支）；③沿食管左侧，位于气管-主支气管腹侧（7/15 支）。38 支共干有两种走行方式：沿食管左侧，位于气管-主支气管背侧（17/38 支）；沿食管左侧，位于气管-主支气管腹侧

(21/38支)。左BA路径：所有的左BA均沿食管左侧走行，位于气管-支气管的背侧（图1-12和图1-13）。

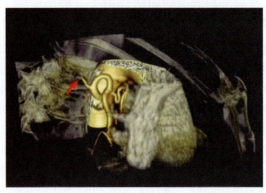

图1-12　容积再现，右侧支气管动脉向右肺门方向延伸（红色箭头）

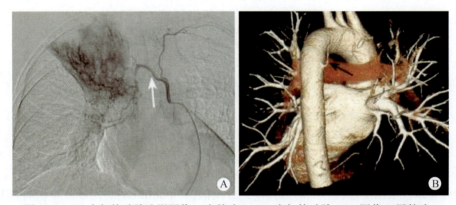

图1-13　A. 支气管动脉造影图像（白箭头）；B. 支气管动脉CTA图像（黑箭头）

四、BA的内径

于红等选取MPR或轴面图像上左右主支气管自隆突分叉后约10mm以内肺门根附近的BA横径进行测量。应用16层MSCT，以1mm层厚、0.5s/r的扫描方式可以显示平均直径为2mm的BA支数达2支/例，稍低于尸体解剖资料。

综上所述，BA解剖个体变异很大，随着MDCT技术的不断发展，利用三维重组技术可以个体化地、清晰直观地显示支气管动脉的多方面解剖信息，更为有效地为介入手术插管及外科手术的术前血管评估提供帮助。

（高　欣　张永秋　程永德）

参 考 文 献

赖清，伍筱梅，陈永富，等. 2009. 体动脉侧支血管参与咯血供血的影像学研究. 介入放射学杂志，18：429-432.

李相万，河西达夫. 1995. 支气管动脉的解剖学研究及其临床意义. 中国临床解剖学杂志，12：84-88.

单鸿. 1997. 临床介入诊疗学. 广州：广东科技出版社.

孙应实，韩铭钧，黎庶，等. 2003. 多层螺旋CT增强扫描对支气管动脉的显示及其检测能力评价. 中华放射学杂志，37（12）：1113-1117.

王超，吕永兴，邹英华. 2008. 超选择性支气管动脉栓塞治疗大咯血的临床评价. 介入放射学杂志，17：737-739.

肖承江，韦佩莹. 2007. 支气管动脉和肋间动脉与肺循环瘘DSA表现和介入治疗. 介入放射学杂志，16：84-87.

于红，李惠民，肖湘生，等. 2005. 支气管动脉CT血管造影. 中国计算机成像杂志，11（5）：314-319.

于红，李惠民，肖湘生，等. 2006. 支气管动脉CT血管成像三维解剖学研究. 中华放射学杂志，40（42）：369-372.

赵广生，徐克，肖亮，等. 2009. 支气管动脉-肺动脉瘘致大咯血的介入治疗. 介入放射学杂志，18：11-13.

朱巧洪，孙翀鹏，林翰菲，等. 2012. 支气管动脉-肺动脉瘘的多层螺旋CT血管成像表现. 中华放射学杂志，46：750-752.

Abe T, Mori K, Shiigai M, et al. 2011. Systemic arterial supply to the normal basal segments of the left lower lobe of the lung—treatment by coil embolization- and a literature review. Cardiovasc Intervent Radiol, 34：S117-S121.

Battal B, Akgun V, Karaman B, et al. 2011. Normal anatomical features and variations of bronchial arteries: an analysis with 64-detector-row computed tomographic angiography. J Comput Assist Tomogr, 35：253-259.

Chapman SA, Holmes MD, Taylor DJ. 2000. Unilateral diaphragmatic paralysis following bronchial artery embolization for hemoptysis. Chest, 118：269-270.

Cijan A, Zorc-Pleskovic R, Zorc M, et al. 2000. Local pulmonary malformation caused by bilateral coronary artery and bronchial artery fistula to the left pulmonary artery in a patient with coronary artery disease. Tex Heart Inst J, 27：390-394.

Hartmann IJ, Remy-Jardin M, Menchini L, et al. 2007. Ectopic origin of bronchial arteries: assessment with multidetector helical CT angiography. Eur Radiol, 17：1943-1953.

Hasegawa I, Boiselle PM, Hatabu H. 2004. Bronchial artery dilatation on MDCT scans of patients with acute pulmonary embolism: comparison with chronic or recurrent pulmonary embolism. AJR Am J Roentgenol, 182：67-72.

Hayes D Jr, Winkler MA, Kirkby S, et al. 2012. Preprocedural planning with prospectively triggered multidetector row CT angiography prior to bronchial artery embolization in cystic fibrosis patients with massive hemoptysis. Lung, 190：221-225.

Hislop AA. 2002. Airway and blood vessel interaction during lung development. J Anat, 201：325-334.

Morita Y, Takase K, Ichikawa H, et al. 2010. Bronchial artery anatomy: preoperative 3D simulation with multidetector CT. Radiology, 255（3）：934-943.

Osaki T, Oyama T, Takenoyama M, et al. 2002. Feasibility of induction chemotherapy using bronchial arterial infusion for locally advanced non-small cell lung cancer: a pilot study. Surg Today, 32：772-778.

Paredi P, Barnes PJ. 2009. The airway vasculature: recent advances and clinical implications. Thorax, 64：444-450.

Park HS, Kim YI, Kim HY, et al. 2007. Bronchial artery and systemic artery embolization in the management of primary lung cancer patients with hemoptysis. Cardiovasc Intervent Radiol, 30：638-643.

Remy-Jardin M, Bouaziz N, Dumont P, et al. 2004. Bronchial and nonbronchial systemic arteries at multi-detector row CT angiography: comparison with conventional angiography. Radiology, 233（3）：741-749.

Savale L, Parrot A, Khalil A, et al. 2007. Cryptogenic hemoptysis: from a benign to a life threatening pathologic vascular condition. Am J Respir Crit Care Med, 175: 1181-1185.

Sopko DR, Smith TP. 2011. Bronchial artery embolization for hemoptysis. Semin Intervent Radiol, 28: 48-62.

Stoll JF, Bettmann MA. 1988. Bronchial artery embolization to control hemoptysis: a review. Cardiovasc Intervent Radiol, 11: 263-269.

Yoon W, Kim JK, Kim YH, et al. 2002. Bronchial and nonbronchial systemic artery embolization for life-threatening hemoptysis: a comprehensive review. Radiographic, 22: 1395-1409.

Yoon W, Kim YH, Kim JK, et al. 2003. Massive hemoptysis: prediction of nonbronchial systemic arterial supply with chest CT. Radiology, 227: 232-238.

Yoon YC, Lee KS, Jeong YJ, et al. 2005. Hemoptysis: bronchial and nonbronchial systemic arteries at 16-detector row CT. Radiology, 234: 292-298.

Yuan X, Zhang J, Ao G, et al. 2012. Lung cancer perfusion: can we measure pulmonary and bronchial circulation simultaneously. Eur Radiol, 22: 1665-1671.

第二章 材料与方法

第一节 介入常用器材

一、穿刺针

呼吸系统经体动脉介入最常选择股动脉入路，偶尔选择经桡动脉或肱动脉入路，所用穿刺针即改良 Seldinger 血管穿刺针。常用 18G 或 21G 穿刺针，带或不带针芯、穿刺套管（图 2-1）。

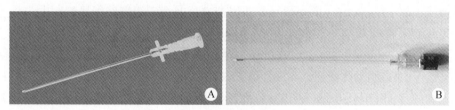

图 2-1 血管穿刺针
A. 改良 Seldinger 血管穿刺针；B. 带套管血管穿刺针

二、导丝

呼吸系统经体动脉介入主要围绕支气管动脉展开，相关动脉有肋间动脉、锁骨下动脉、胸廓外动脉、胸廓内动脉、膈动脉，有时需要选择食管动脉，故此常用直径 0.035in、长度 150cm 普通硬度的亲水导丝，有时会用到 260cm 长的交换导丝。导丝前部有一长 3～10cm 的柔软段，常用头端为"J"形。

三、导管

与导丝一样，支气管动脉相关导管种类也并不多，常用导管有 CobraⅡ、CobraⅢ、SIMⅠ、MAN、H1 等端孔造影导管，4～5F，长 80～100cm。支气管动脉介入多需超选择插管，一般应用 3F 微导管，直头或预成形导管。由于支气管动脉直径仅约 2mm，多从主动脉直接起源，分支角度各异，故此要求有力的支撑导管和顺柔的微导管配合使用（图 2-2）。

四、栓塞剂

支气管动脉相关血管栓塞主要用于咯血治疗，还可行肺癌的化疗栓塞，常用栓塞剂为固体栓塞剂。此类栓塞剂有明胶海绵、明胶海绵颗粒、聚乙烯醇颗粒（PVA）和金属弹簧圈。

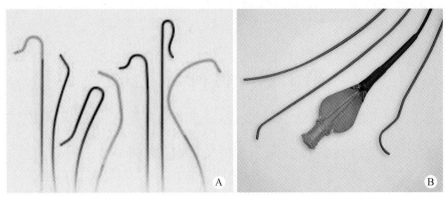

图 2-2 支气管动脉相关导管
A. 不同头端形状的造影导管；B. 不同头端形状的微导管

明胶海绵（gelfoam gelatin sponge）是中期栓塞剂，可被组织吸收，闭塞血管时间一般为 4~6 周。明胶海绵无抗原性，较柔软，适合导管注射。应用微导管注射时，可将明胶海绵剪成 1mm×1mm×1mm 的小块，与造影剂充分混合后缓慢经微导管注入。

明胶海绵颗粒栓塞剂是预制不同大小的明胶海绵，完全降解时间为 14~90 天。有 150μm、350μm、560μm、710μm、1000μm、1400μm 等多种规格。为避免支气管黏膜损伤和潜在的支气管动脉-肺动脉交通，支气管动脉内常用 300~700μm 的颗粒栓塞剂（图 2-3）。

聚乙烯醇（polyvinyl alcohol，PVA）颗粒栓塞剂是永久性栓塞剂，是由压缩的 PVA 锯成碎屑过筛后所得不同大小的颗粒，市售有 45~150μm、150~250μm、250~355μm、355~500μm、500~710μm、710~1000μm、1000~1400μm、1400~2000μm 等规格，支气管动脉常用颗粒直径与明胶海绵颗粒相同（图 2-4）。

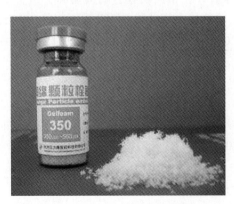

图 2-3 明胶海绵颗粒栓塞剂

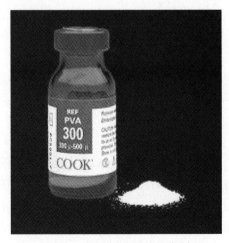

图 2-4 聚乙烯醇颗粒栓塞剂

明胶海绵颗粒与 PVA 颗粒除是否永久栓塞两者不同外，尚有许多不同之处。两者膨胀率与膨胀速率均有差异，总体来说，PVA 膨胀率和膨胀速率均较明胶海绵颗粒小，但两者最快膨胀期均在与水或造影剂混合后的 1min 之内，也就是在注入导管前颗粒已经膨胀，实际使用时差异并不明显（图2-5）。

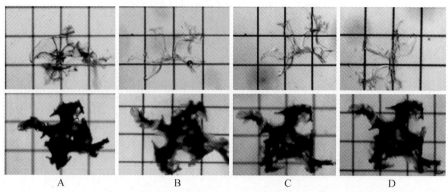

图2-5 明胶海绵颗粒与聚乙烯醇颗粒栓塞剂在生理盐水中的形态
A. 干燥状态；B. 浸泡1min；C. 浸泡1h；D. 浸泡8h

金属弹簧圈（coil）是由0.014in、0.018in、0.035in等不同直径的不锈钢丝或铂丝缠绕而成的螺旋形、塔形、橄榄形等不同形状、不同长度的机械栓塞剂，带或不带纤毛（图2-6）。按释放方式分为游离型和可控解脱型。可控弹簧圈有水解解脱、电解解脱、机械解脱等不同解脱方式。支气管动脉栓塞因为常用微导管，故多用直径0.018in的带纤毛游离弹簧圈，微导管插入靶血管深度不够时可用机械解脱型可控弹簧圈。

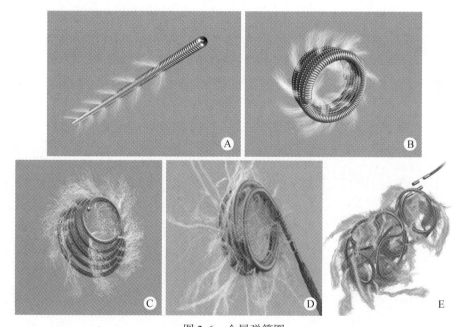

图2-6 金属弹簧圈
A. 直形弹簧圈；B. 螺旋形弹簧圈；C. 塔形弹簧圈；D. 螺旋式可控弹簧圈；E. 卡扣式可控弹簧圈

第二节 介入常用药物

一、抗癌药物

呼吸系统恶性肿瘤最常见的为支气管肺癌，小细胞肺癌常需静脉化疗，介入主要针对非小细胞肺癌。主要化疗方案：卡铂（CBP）+足叶乙苷（VP-16）、顺铂（CDDP）+长春瑞滨（NVB）、卡铂+紫杉醇（TXL）等。铂类为浓度依赖性药物，动脉灌注的高浓度可提高肿瘤内的药物浓度，增加疗效。其他时间依赖性药物作用在不同的细胞周期，需要增加灌注时间。

二、止血药物

支气管动脉栓塞术是治疗咯血的有效手段。栓塞术中多应用颗粒状和金属丝状栓塞剂，其间必然有可通过血液的缝隙，真正的完全栓塞必然依赖靶血管内的血栓形成和机化。常用的有作用于凝血酶原和凝血因子的维生素K、抗纤维蛋白溶解的氨甲环酸等。急性大咯血的患者术前多已应用缩血管药物垂体后叶素等，理论上停药后血管复张会造成栓塞剂不足，栓塞术后应用2~3天止血药物可巩固治疗效果（参见第四章）。

（范海伦　孟祥宇　范　勇）

第三章 肺癌血管内介入治疗

第一节 肺癌的临床

原发性支气管肺癌（primary bronchogenic carcinoma）简称肺癌（lung cancer），为起源于支气管黏膜或腺体的肿瘤。

一、流行病学

肺癌是严重危害人类健康的疾病，根据世界卫生组织（WHO）2008年公布的资料显示，肺癌无论是年发病人数（160万）还是年死亡人数（140万）均居全球癌症首位。在我国，肺癌已成为癌症死亡的首要病因，过去30年登记的肺癌死亡率已增加464.8%，且发病率及死亡率还在增长，并且由于早期诊断不足致使预后差。目前随着诊断方法进步、新化疗药物及靶向治疗药物的出现，规范有序的诊断、分期及根据肺癌生物学行为进行多学科治疗的进步，生存率有所提高。然而，要想大幅度提高生存率，仍有赖于早期诊断和规范治疗。

二、病因、病理

（一）病因及发病机制

虽然病因和发病机制尚未明确，但通常认为与下列因素有关。

1. 吸烟 大量研究表明，吸烟是肺癌死亡率进行性增加的首要原因。烟雾中的尼古丁、苯并芘、亚硝胺和少量放射性元素钋等均有致癌作用，尤其易致鳞状上皮癌和未分化小细胞癌。被动吸烟或环境吸烟也是肺癌的病因之一。令人鼓舞的是戒烟后2~15年期间肺癌发生的危险性进行性降低，此后的发病率相当于终身不吸烟者。

2. 职业致癌因子 已被确认的致人类肺癌的职业因素包括石棉、砷、铬、镍、煤焦油，以及铀、镭等放射性物质衰变时产生的氡和氡子气，还有电离辐射和微波辐射等，这些因素可使肺癌发生危险性增加3~30倍。

3. 空气污染 包括室内小环境污染和室外大环境污染。室内被动吸烟、燃烧燃料和烹调过程中均可产生致癌物。在重工业城市大气中，存在着氧化亚砷、放射性物质、镍铬化合物及不燃的脂肪族碳氢化合物等致癌物质。在污染严重的大城市中，居民每日吸入空气中PM2.5含有的苯并芘量可超过20支纸烟的含量，并增加纸烟的致癌作用。

4. 饮食与营养 一些研究已表明，较少食用含β胡萝卜素的蔬菜和水果，肺癌发生的危险性升高。血清中β胡萝卜素水平低的人，肺癌发生的危险性也高。流行病学研究也表明，较多地食用含β胡萝卜素的绿色、黄色和橘黄色的蔬菜和水果，可减少肺癌发生的危险性。

5. 其他诱发因素　美国癌症研究协会将结核列为肺癌的发病因素之一。有结核病者患肺癌的危险性是正常人群的 10 倍。此外，病毒感染、真菌毒素（黄曲霉）等对肺癌的发生可能也起一定作用。

6. 遗传和基因改变　经过长期探索和研究，现在已经逐步认识到肺癌可能是一种外因通过内因发病的疾病。上述外因可诱发细胞的恶性转化和不可逆的基因改变，包括原癌基因的活化、抑癌基因的失活、自反馈分泌环的活化和细胞凋亡的抑制，从而导致细胞生长的失控。与肺癌关系密切的癌基因主要有 ras 和 myc 基因家族、$c-ebB-2$、$c-fos$ 及 $c-jun$ 基因等。相关的抑癌基因包括 $p53$、Rb、$CDKN2$ 基因等。

（二）病理和分类

1. 按解剖学部位分类

（1）中央型肺癌：发生在段支气管至主支气管的肺癌称为中央型肺癌，约占 3/4，较多见鳞状上皮细胞癌和小细胞肺癌。

（2）周围型肺癌：发生在段支气管以下的肺癌，约占 1/4，多见腺癌。

2. 按组织病理学分类

（1）非小细胞肺癌（non-small cell lung cancer，NSCLC）

1）鳞状上皮细胞癌：简称鳞癌，包括乳头状型、透明细胞型、小细胞型和基底细胞样型。典型的鳞癌显示细胞角化、角化珠形成和（或）细胞间桥。这些特征依分化程度而不同，在分化好的肿瘤中明显，而在分化差的肿瘤中呈局灶性。

2）腺癌：包括腺泡状腺癌、乳头状腺癌、支气管肺泡癌（或称肺泡细胞癌，BAC）、伴黏液产生的实性腺癌及腺癌混合亚型。2011 年由国际肺癌研究协会（IASLC）、美国胸科学会（ATS）及欧洲呼吸学会（ERS）主持完成了新版肺腺癌分类系统，新分类推荐不再使用 BAC 和混合型腺癌的名称，而代之以原位腺癌（AIS）和微浸润腺癌（MIA）的命名。AIS 被定义为局限性，肿瘤细胞沿肺泡壁呈鳞屑样生长，无间质、血管或胸膜浸润的小腺癌（≤3 cm）。MIA 则被定义为孤立性，以鳞屑样生长方式为主且浸润灶≤0.5 cm 的小腺癌（≤3 cm）。AIS 和 MIA 通常表现为非黏液型或极罕见黏液型亚型，这两类患者若接受根治性手术，则其疾病特异性生存率分别为 100% 或接近 100%。其次，浸润性腺癌可分为以鳞屑样、腺泡样、乳头状、实性生长方式为主的亚型，推荐新增"微乳头状生长方式"亚型，因其与预后差相关。将原 WHO 分类中透明细胞腺癌、印戒细胞腺癌归入实性为主亚型。再次，浸润性腺癌的变异型包括浸润性黏液型腺癌（之前的黏液型BAC）、胶样型腺癌、胎儿型腺癌、肠型腺癌，取消原 WHO 分类中黏液性囊腺癌，新分类认为这只是胶样型腺癌局部形态学表现。肠型则是新提出的亚型，在形态学上要将其与消化道来源的腺癌进行鉴别。最后，对浸润性腺癌提倡全面、详细的组织学诊断模式，而不再笼统地将其归为混合亚型。诊断模式举例：肺腺癌，以实性生长方式为主，10% 呈腺泡样生长方式，5% 呈乳头状生长方式；在之前 WHO 分类中，仅当肿瘤成分（某一特殊生长方式）所占比例达到 10% 时才被视为一种构成成分，而新分类推荐，只要达到 5% 就应该在诊断中进行描述。

3）大细胞癌：是一种未分化细胞癌，缺乏小细胞癌、腺癌或鳞癌分化的细胞和结构特点。包括大细胞神经内分泌癌、复合性大细胞神经内分泌癌、基底细胞样癌、淋巴上皮瘤样癌、透明细胞癌、伴横纹肌样表型的大细胞癌。可发生在肺门附近或肺边缘的支气管。

4）其他：腺鳞癌、类癌、肉瘤样癌、唾液腺型癌（腺样囊性癌、黏液表皮样癌）等。

（2）小细胞肺癌（small cell lung cancer，SCLC）：包括燕麦细胞型、中间细胞型、复合燕麦细胞型。典型小细胞癌位于肺中心部，偶尔见于周边部，支气管镜活检常为阳性，在其发生发展早期多已转移到肺门和纵隔淋巴结，并由于其易侵犯血管，在诊断时大多已有肺外转移。

三、诊断和临床分期

肺癌的诊断包括肺内病变的定位定性诊断和肿瘤分期两大步骤。

肺癌的临床诊断必须依据临床表现和各种影像学检查结果进行综合分析，但最后的确诊必须依靠细胞学或病理组织学的证据。在综合选择使用各种诊断手段时，应依据先简单后复杂、先无创后有创的原则进行。

（一）肺癌的诊断

肺癌的基本诊断措施，包括病史和体检、胸部正侧位片、全血细胞检查和生化检查。临床怀疑肺癌病例，应常规进行痰细胞学检查，这是目前诊断肺癌简单方便的非创伤性诊断方法之一。临床怀疑Ⅰ～Ⅲa期的肺癌病例，应常规进行支气管镜检查，这是肺癌诊断中最重要的手段，可直接观察到气管和支气管中的病变，并可在直视下钳取并擦拭组织，以获取病理组织学和细胞学的诊断。对位于更周边的病变，还可利用支气管冲洗液进行细胞学检查。

对于肺部的病变，经常规的痰细胞学或支气管镜等非创伤性检查仍不能确诊的病例，可考虑行经皮穿刺肺活检术行细胞学或组织病理学检查。

（二）肺癌临床分期

2009年7月国际肺癌研究学会（IASLC）公布了第7版肺癌TNM分期系统（表3-1和表3-2）。

表 3-1 肺癌的 TNM 分期

原发肿瘤（T）	
T_x	原发肿瘤大小无法测量；或痰脱落细胞、支气管冲洗液中找到癌细胞，但影像学或支气管镜没有可视肿瘤
T_0	没有原发肿瘤的证据
T_{is}	原位癌
T_{1a}	原发肿瘤最大径≤2cm，局限于肺和脏层胸膜内，镜下肿瘤没有累及叶支气管以上；或局限于气管壁的肿瘤，无论大小、无论是否累及主支气管

续表

原发肿瘤（T）	
T_{1b}	肿瘤最大径>2cm，≤3cm
T_{2a}	肿瘤大小或范围符合以下任何一点：肿瘤最大径>3cm，≤5cm；累及主支气管，但距隆突≥2cm；累及脏层胸膜；扩展至肺门的肺不张或阻塞性肺炎，但未累及全肺
T_{2b}	肿瘤最大径>5cm，≤7cm
T_3	任何大小的肿瘤已直接侵犯下述结构之一者：原发肿瘤最大径>7cm，累及胸壁（上沟癌）、膈肌、纵隔胸膜或心包，肿瘤位于距隆突2cm以内的主支气管但尚未累及隆突；全肺的肺不张或阻塞性炎症；原发肿瘤同一肺叶出现卫星结节
T_4	任何大小的肿瘤已直接侵犯下述结构之一者：纵隔、心脏、大血管、气管、食管、椎体、隆突；原发肿瘤同侧不同肺叶出现卫星结节
区域淋巴结（N）	
N_x	区域淋巴结转移不能评价
N_0	没有区域淋巴结转移
N_1	转移至同侧支气管周围淋巴结和（或）同侧肺门淋巴结，和原发肿瘤直接侵及肺内淋巴结
N_2	转移至同侧纵隔和（或）隆突下淋巴结
N_3	转移至对侧纵隔和（或）对侧肺门淋巴结和（或）同侧或对侧斜角肌或锁骨上淋巴结
远处转移（M）	
M_x	远处转移不能评价
M_0	无远处转移
M_{1a}	原发肿瘤对侧肺叶出现卫星结节；胸膜播散（恶性胸腔积液、心包积液或胸膜结节）
M_{1b}	有远处转移（肺/胸膜除外）

表3-2 TNM与临床分期的关系

临床分期	TNM分期
隐性癌	$T_x N_0 M_0$
0期	$T_{is} N_0 M_0$
Ⅰa期	$T_1 N_0 M_0$
Ⅰb期	$T_{2a} N_0 M_0$
Ⅱa期	$T_1 N_0 M_0$；$T_{2b} N_0 M_0$；$T_{2a} N_1 M_0$
Ⅱb期	$T_{2b} N_1 M_0$；$T_3 N_0 M_0$
Ⅲa期	$T_{1\sim3} N_2 M_0$；$T_3 N_{1\sim2} M_0$；$T_4 N_{0\sim1} M_0$
Ⅲb期	$T_{1\sim4} N_3 M_0$；$T_4 N_{2\sim3} M_0$
Ⅳ期	$T_{1\sim4} N_{0\sim3} M_1$

四、治疗原则

治疗方案主要根据肿瘤的组织学决定。通常SCLC发现时已转移，难以通过外科手术根治，主要依赖化疗或放化疗综合治疗。相反，NSCLC可为局限性，外科手术或放疗可根治，但对化疗的反应较SCLC差。

1. 局限性NSCLC 对于可耐受手术的Ⅰa、Ⅰb、Ⅱa、Ⅱb期NSCLC首选手术。Ⅲa

期的患者若年龄、心肺功能和解剖位置合适，也可考虑手术。新辅助化疗可使许多原先不能手术者降期而可以手术，胸腔镜电视辅助胸部手术（VATS）主要适用于Ⅰ期肺癌患者。对Ⅲ期患者及拒绝或不能耐受手术的Ⅰ、Ⅱ期患者可考虑根治性放疗。

2. 播散性 NSCLC 根据患者体力评分选择适当应用化疗、放疗或支持治疗。

3. SCLC 推荐化疗为主的综合治疗以延长患者生存期。许多化疗药物对未经治疗或复发的 SCLC 均有较好的疗效。一线治疗可以应用的化疗药物包括依托泊苷、伊立替康、顺铂、卡铂。常使用的联合方案是依托泊苷加顺铂或卡铂，3 周一次，共 4~6 个周期。尽管常规不推荐 SCLC 手术治疗，偶尔也有患者符合切除术的要求。

4. 分子靶向药物治疗 分子靶向治疗是以肿瘤细胞膜或细胞内特异性表达或高表达的分子作为靶点，阻断其生长、浸润、转移或诱导其凋亡，同时降低对正常细胞的杀伤作用。目前临床以表皮生长因子受体和肿瘤血管生成作为靶点的药物为主。

5. 生物反应调节剂（BRM）治疗 为小细胞肺癌提供了一种新的治疗手段，如小剂量干扰素（2×10^6 U）每周 3 次间歇疗法。

6. 中医药治疗 在肺癌治疗中可与西药治疗起协同作用，减少患者对放疗、化疗的反应，提高机体的抗病能力，在巩固疗效、促进和恢复机体功能中起到辅助作用。

7. 介入治疗 以其微创、有效、易耐受、并发症少、可重复性等优点被逐步应用于临床，并随着影像导向系统及插管技术的不断改进、微导管及超滑导丝的开发和应用、DSA 设备的更新，还有栓塞材料的多样化以及导管、消融工具和药物传送装置等技术不断改进，介入治疗在中晚期非小细胞肺癌的非手术治疗中的价值越来越显著。考虑到单独应用某种介入治疗方法对提高肺癌患者长期生存率价值仍然有限，目前仍坚持综合治疗原则，介入治疗联合同步/序贯放化疗、消融治疗、基因治疗等弥补不同方法的不足，是提高总体疗效的重要途径。总体而言，肺癌的介入治疗疗效还有待于进行严格的临床研究以进一步证实。

第二节 支气管动脉灌注术

一、概述

介入治疗因其操作简单、局部疗效好、不良反应小、可重复治疗等特点，目前已成为中晚期 NSCLC 非手术治疗的重要方法，并已广泛应用于临床。支气管动脉灌注化疗（bronchial arterial infusion，BAI）为支气管肺癌介入治疗的重要手段之一，其近期疗效已被广泛认同。

化疗药物的浓度效应：抗癌药物对癌细胞的有效杀伤作用除与癌细胞对抗癌药物的敏感性和药物与癌细胞接触时间长短成正比增加外，还对药物浓度有高度依赖性，局部药物浓度增加 1 倍，对癌细胞杀伤力增加 10 倍，即两者呈对数关系递增。大量研究证明，原发性支气管肺癌的血供主要来源于支气管动脉，特别是中心型肺癌单独由支气管动脉供血，周围型肺癌尤其是支气管肺泡癌和肺转移瘤的边缘可有肺动脉参与血供。BAI 可使肿瘤组织内局部药物浓度达到静脉给药时的 8~48 倍。肿瘤供血动脉化疗药直接灌注使癌细胞受药浓度增加的原因主要有以下 3 个方面：①肿瘤血管网内药物浓度高度增加；②减少抗癌药与血浆蛋白结合，增加了有活性的游离药物浓度；③肿瘤血管缺乏弹力纤维层，血管内皮细胞间隙较大，高浓度抗癌药物易渗透到癌细胞周围滞留并被吸收，使抗癌药与关键细胞成分结合产生细胞毒性作用。

二、适应证

原则上需做局部治疗者均属本法的适应证，以下尤为适合：①已失去手术机会而病灶仍局限于胸内；②病灶可切除，但有手术禁忌证或拒绝手术；③手术前局部化疗以提高疗效；④Ⅲb 肺癌化疗后拟再行手术切除者；⑤手术切除后需行化疗者；⑥术后复发或肺内转移者。

三、禁忌证

①恶病质或心、肺、肝、肾衰竭；②高热、严重感染或粒细胞/血小板减少等化疗禁忌者；③严重出血倾向和碘过敏等血管造影禁忌者。

四、介入术前准备

1. 明确诊断和分期

（1）支气管镜、肺部穿刺活检、痰或胸腔积液细胞学检查等，以获得组织学证实和细胞学类型。

（2）胸部 CT 常规检查，头颅 CT 或 MR、上腹部 B 超或 CT 或 MR、骨扫描等检查明确有无脑、肝、肾上腺及骨骼等部位转移。

2. 患者准备

（1）完成血常规、凝血酶原时间、肝肾功能、电解质、心电图等入院常规检查。

（2）完成局部麻醉药和碘过敏试验。

（3）术前与家属说明病情、治疗大致经过及可能的并发症、预后等，并签订手术协议书。

（4）术前禁食 4h，术前半小时给予镇静处理（肌内注射地西泮 10mg 或苯巴比妥 0.1g）。

3. 器械和药物准备

（1）导管：4~5F Cobra 管，RH、Simons 或 RLG 等不同形状导管备用，可根据操作者的习惯和动脉的实际情况选用。备用 3F 以下微导管。

（2）对比剂：应选用非离子对比剂，浓度 45% 左右。

（3）化疗药：以铂类药物为主，联合应用 1~2 种化疗药。常用药物及一次性剂量为顺铂 30~100mg、丝裂霉素 10~20mg、表柔比星 40~60mg、5-FU 0.5~1.0g。

（4）其他药物及器材：止吐药，减少过敏和化疗反应药物，心电监护仪/急救器材和药物等。

五、介入手术操作程序

（一）动脉入路

一般选择一侧股动脉入路，局部麻醉后行 Seldinger 技术穿刺，引入导管鞘。

(二) 支气管动脉插管和造影

(1) 经导管鞘插入导管,透视下导管成形后将导管头送至胸主动脉水平,经导管或静脉通路应用地塞米松10mg和止吐药。

(2) 导管头在$T_{5\sim6}$椎体水平,即左主支气管与主动脉交叉上下各一椎体范围内的主动脉各壁依次上下缓慢移动,一般以右侧多见,很少开口于左侧壁。当导管头有嵌顿感或挂钩感时推注少量对比剂,判断是否为供应肿瘤区的支气管动脉。有时需扩大探寻范围至$T_{4\sim9}$椎体水平,更换不同形状的导管反复试探。必要时可做主动脉造影。

(3) 当证实为靶血管后,轻微转动和上送导管头,根据导管头的固定情况,以1~2ml/s的速度注入45%~60%的非离子型对比剂10ml,行数字减影血管造影(DSA),了解支气管动脉的走行、分布和肿瘤、淋巴结染色情况、有无脊髓动脉分支和其他侧支交通(图3-1)。

(4) 根据术中造影情况及术前CTA检查结果,判断有无多支动脉供血,如其他支气管动脉、邻近的肋间动脉、内乳动脉、膈动脉等(图3-2)。

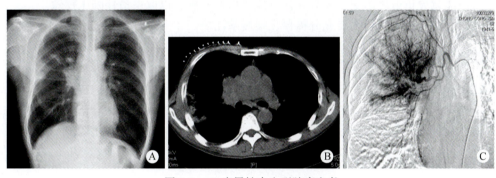

图3-1 70岁男性中央型肺癌患者
A. 肿瘤位于右肺上叶;B. 经CT引导下经皮穿刺活检证实为鳞癌;C. DSA造影示右侧支气管动脉与肋间动脉共干,均参与肿瘤供血,以右侧支气管动脉为主

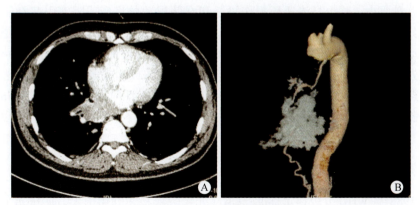

图3-2 55岁男性肺鳞癌患者
A. 肿瘤位于右肺下叶基底段;B. CTA提示右支气管动脉及右膈动脉参与肿瘤供血,经术中DSA造影证实

(三) 供血动脉的化疗药物灌注

(1) 灌注范围应包括纵隔内受累的淋巴结。支气管动脉-肋间动脉共干时，尽可能避开肋间动脉或用明胶海绵将其栓塞，应避免导管管径与血管直径相似时影响远端的血流，提倡有条件时应用微导管。有脊髓营养动脉时必须避开。

(2) 有多支肿瘤供应血管时应根据每条动脉供血的比例将化疗药分成若干份注入。

(3) 根据肿瘤的细胞类型，选取 2~3 种敏感药物，分别溶于 50ml 生理盐水中，逐一推注，药物推注时间应在 15min 以上。间歇性透视监视，保证导管头在正确的位置。

六、介入手术操作注意事项

(1) 支气管动脉造影：使用稀释为 45%~60% 的非离子型对比剂，减少高渗压损伤脊髓和脊髓根动脉痉挛或阻塞引起脊髓缺血的可能；建议尽可能使用高压注射器，手推造影时一定要保持一定的压力，以获得良好的造影图像，明确无脊髓动脉分支和其他侧支交通。

(2) 注意分析造影图像，充分寻找可能的供血动脉，以取得最佳临床疗效。

(3) 灌注药物时，药物要充分稀释、缓慢灌注。

七、介入术后常规处理

(1) 拔出导管和鞘后，局部穿刺点压迫 15min，加压包扎。

(2) 术后常规给予止吐、抑酸、保肝、水化等处理，每天液体量应在 2000ml 以上。

(3) 24h 后拆除止血包扎，观察 3 天至 1 周出院。

八、介入相关并发症及处理

除介入本身的并发症外，BAI 常见的特有并发症有胸痛、胸闷、咯血和咽部疼痛。严重并发症有截瘫和食管-气管瘘。由于支气管动脉解剖的特殊性，BAI 对操作者的要求较高，为减少或避免并发症的发生，可考虑以下措施：使用非离子型对比剂并适当稀释，造影速率及总量要小，减少高渗压损伤脊髓和脊髓根动脉痉挛或阻塞引起脊髓缺血的可能；仔细分析支气管动脉造影，若有脊髓、食管和肋间动脉的分支，尽量使用微导管超选肿瘤供血动脉；插管时轻柔，避免血管痉挛或血栓形成导致支气管动脉闭塞；可以在灌注化疗药前先注入 1% 利多卡因 5 ml，患者若有四肢麻木或运动障碍，继续超选肿瘤靶血管；化疗药物单药稀释后的液体不应少于 50 ml，缓慢推注时间不应小于 15min。如果患者出现脊髓损伤，应及时给予扩容、改善微循环、应用激素、营养神经等治疗以阻止病情发展。

九、疗效评价

根据 1988 年 WHO 分级评定标准：CR（完全缓解）为肿瘤消失，症状完全消失超过 1 个月（图 3-3）；PR（部分缓解）为肿瘤缩小 50% 以上不少于 4 周；NC（稳定）为肿瘤缩小不足 50% 或增大未超过 25%；PD（进展）为新病灶出现或增大超过 25%。支气管动脉灌注化疗的疗效与肺癌的组织学类型、分期、抗癌药物的种类和用量、支气管动脉供血情况及其他综合治疗措施有关。一般认为，多血供型优于乏血供型，单支供血靶动脉型优于多支型。鳞癌和未分化癌的化疗效果明显优于腺癌，这可能是因为前者多为中央型，血供丰富。且腺癌的亚型多，对化疗的敏感性差异较大。因所选择的病例差异、药物种类、用药量及治疗次数不同，各家报道疗效亦异。CR+PR 为 51.5%～86.0%，1 年生存率为 58.8%～67.0%，总的看来，经动脉化疗这项技术到目前为止在肺癌上的运用不如在肝癌上那么成熟和理想。

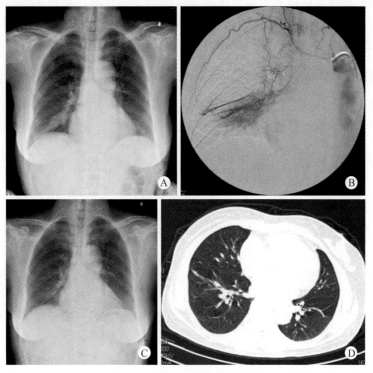

图 3-3　71 岁女性肺腺癌患者

A. 肿瘤位于右肺下叶；B. 支气管动脉造影示支气管动脉与右侧肋间动脉共干，肿瘤染色明显；C. 行支气管动脉灌注化疗（BAI）后 1 个月随访示病灶缩小；D. 3 次 BAI 后胸部 CT 复查示右肺下叶肿瘤退缩（CR）

十、随访及必要的后续（重复）治疗

肺部病灶以 CT 检查随访为主，可间隔胸部平片以减少辐射剂量；每间隔 2～3 个月行腹部超声检查，3～6 个月行头颅 MRI 检查了解肺外情况。可视具体情况选择全身 PET/CT 检查了解整体情况。

单纯灌注者前 3 次治疗间隔 4 周，以后间隔可逐渐延长，灌注栓塞者治疗间隔 4～6 周。

第三节　支气管动脉灌注栓塞术

一、概述

支气管动脉灌注栓塞术既是肿瘤的局部灌注化疗，又有一定全身化疗的作用，同时栓塞术主要是阻断肿瘤的血供使细胞缺血缺氧坏死，也可增加药物的滞留而增强药物的细胞毒作用。目前临床上应用的栓塞剂有明胶海绵、无水乙醇、碘油、药物微球、弹簧圈、超液化碘油或聚乙烯醇（PVA）颗粒，较多应用PVA颗粒。栓塞时使用的栓塞剂存在反流的可能，有发生脊髓损伤甚至截瘫的风险。

二、适应证

接受支气管动脉灌注栓塞术的患者首先需满足支气管灌注化疗术的适应证（具体见本章第二节），在此基础上，还需满足：①肿瘤血供丰富；②供血动脉较粗；③有支气管动脉-肺动脉或肺静脉瘘；④无脊髓营养动脉和头颈部交通支或能超选避开者。

三、禁忌证

同支气管动脉灌注术，包括：①恶病质或心、肺、肝、肾衰竭；②高热、严重感染或粒细胞、血小板减少等化疗禁忌者；③严重出血倾向和碘过敏等血管造影禁忌。

四、介入术前准备

（一）明确诊断和分期

（1）支气管镜、肺部穿刺活检、痰或胸水细胞学检查等，以获得组织学证实和细胞学类型。

（2）胸部CT常规检查、头颅CT或MR、上腹部B超或CT/MR、骨扫描等检查明确有无脑、肝、肾上腺和骨骼等部位转移。

（3）胸部血管CTA检查，明确肿瘤血供及供血动脉情况，初步决定是否行栓塞术。

（二）患者准备

（1）完成血常规、凝血酶原时间、肝肾功能、电解质、心电图等入院常规检查。

（2）完成局部麻醉药和碘过敏试验。

（3）术前与家属说明病情、治疗大致经过及可能的并发症、预后等，当术前决定行栓塞术时，术前谈话时要特别强调栓塞术可能出现的严重并发症，并签订手术协议书。

（4）术前禁食4h，术前半小时给予镇静处理（肌内注射地西泮10mg或苯巴比妥0.1g）。

（三）器械和药物准备

（1）导管：4~5F Cobra管，RH、Simons或RLG等不同形状导管备用，可根据操作者的习惯和动脉的实际情况选用。备用3F以下微导管。

（2）对比剂：应选用非离子型对比剂，浓度45%左右。

（3）化疗药：以铂类药物为主，联合应用1~2种化疗药。常用药物及一次性剂量为顺铂30~100mg、丝裂霉素10~20mg、表柔比星40~60mg、5-FU 0.5~1.0g。

（4）栓塞剂：临床上可供选择使用的栓塞剂有明胶海绵、无水乙醇、碘油、药物微球、弹簧圈、超液化碘油或聚乙烯醇（PVA）颗粒。

（5）其他药物及器材：止吐药、减少过敏和化疗反应药物、心电监护仪、急救器材和药物等。

五、介入手术操作程序

介入手术操作程序包括：①动脉入路；②支气管动脉插管和造影；③供血动脉的化疗药物灌注（同本章第二节）；④支气管动脉栓塞术，当造影显示肺癌供血动脉较粗易于插管，且无脊髓营养动脉和头颈部交通支或能超选避开者，在透视下经导管将合适的栓塞剂和对比剂的混合液缓慢推注，流速明显减慢时即可停止，避免反流和过度栓塞主干造成永久闭塞而影响下一次灌注。也可将化疗药物与栓塞剂制成混悬液注入（图3-4）。

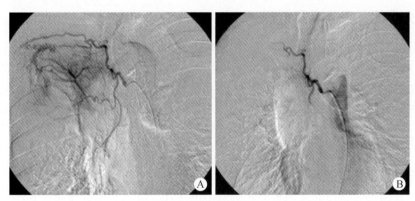

图 3-4　右肺腺癌血管造影
A. 示肋间动脉及支气管动脉参与供血，行支气管动脉灌注化疗及栓塞术；B. 栓塞后造影示肿瘤染色消失，肿瘤供血动脉主干显影，避免过度栓塞致反流和主干永久闭塞而影响下一次治疗

六、介入手术操作注意事项

（一）栓塞剂的选择

碘油属末梢性栓塞剂，可栓塞直径 20～50μm 的血管，但在栓塞时一定要超选导管，有部分患者供血动脉弯曲很严重，无法超选，且血流优先流向瘤内的情况在肺癌不如肝癌明显，碘油反流出现较早，注入量较低，不易达到充分栓塞。碘油栓塞末梢血管可造成支气管黏膜缺血，支气管壁坏死，风险也较大。PVA 是一种永久性栓塞剂，优点是其直径可选、组织相容性好、无毒性，在体内可长期栓塞不被吸收，微球粒径分布均匀，与栓塞部位相匹配、适于血管的靶向栓塞，选用直径 300～500μm 的 PVA，一方面可以避免支气管壁缺血坏死，另一方面也可以达到栓塞肿瘤供血支的目的。当肺癌伴有支气管动脉-肺血管分流时，先用明胶海绵颗粒栓塞，复查造影证实分流消失后，再行灌注栓塞术，这样可避免药物及栓塞物经分流口流向外周肺动脉分支或致全身各脏器异位栓塞。当支气管动脉与肋间动脉等共干而又无法实现超选时，可选用弹簧圈对肋间动脉等共干血管行保护性栓塞。

(二) 其他

栓塞全程要在透视的监视下完成，注射栓塞剂要缓慢，流速明显减慢时即可停止，避免反流和过度栓塞主干造成永久闭塞而影响下一次灌注。

七、介入术后常规处理

（1）拔出导管和鞘后，局部穿刺点压迫15min，加压包扎。
（2）术后常规给予止吐、抑酸、保肝、水化等处理，每天液体量应在2000ml以上。
（3）24h后拆除止血包扎，观察3天至1周出院。

八、介入相关并发症及处理

支气管动脉灌注栓塞术并发症基本同支气管动脉灌注术，但其发生胸段以下脊髓横贯性损伤、咯血、食管–气管瘘的风险相对更高。处理原则同支气管动脉灌注术并发症处理原则。避免使用离子型对比剂，尽可能稀释药物并缓慢推注，尽可能超选择性插管，可减少截瘫等严重并发症的发生概率。

九、疗效评价

支气管动脉灌注栓塞术的疗效除受支气管灌注术影响疗效的因素影响外，还受肿瘤的血供情况、栓塞的血管情况等因素的影响。总的来说，支气管动脉灌注栓塞术的短期疗效要好于单纯支气管灌注术。据报道应用动脉药物灌注加PVA栓塞术治疗富血供肺癌的明显缓解率为80.6%（25/31），完全缓解率为3.2%（1/31），且所有患者临床症状明显缓解，生活质量提高。远期疗效和对生存率的影响还需临床进一步研究。

十、随访及必要的后续（重复）治疗

灌注栓塞者前3次治疗间隔4~6周，以后间隔可视治疗效果逐渐延长。随访方式和间隔时间同支气管动脉灌注术。

（袁　正　程永德）

参 考 文 献

陈灏珠. 2009. 实用内科学. 北京：人民卫生出版社.
肖湘生，董生，董伟华，等. 2008. 肺癌血供系列研究. 介入放射学杂志，17（3）：169-171.
肖湘生. 2002. 支气管动脉灌注及栓塞术治疗肺癌的常规（讨论稿）. 介入放射学杂志，11（3）：235-236.
张瑞珍，江涛. 2010. 中晚期肺癌的介入治疗进展. 实用放射学杂志，26（5）：747-749.
中华医学会. 2005. 临床诊疗指南·肿瘤分册. 北京：人民卫生出版社.
钟文昭，吴一龙，谷力加，等. 2002. 中晚期非小细胞肺癌支气管动脉灌注化疗的Meta分析. 循证医学，2（2）：67-70.
Kim E, Lee J, He G, et al. 2012. Tissue platinum concentration and tumor response in non-small-cell lung cancer. J Clin Cncol, 30（27）：3337-3344.

Tsubata Y, Okimoto T, Miura K, et al. 2013. Phase I clinical and pharmacokinetic study of biweekly carboplatin/paclitaxel chemotherapy in elderly patients with advanced non-small cell lung cancer. Anticancer Res, 33 (1): 261-266.

White RI Jr. 1999. Bronchial artery embolotherapy for control of acute homoptysis analysis of outcome. Chest, 115 (4): 912-915.

Ye XD, Yuan Z, Ye JD, et al. 2013. Assessment of the feeding arteries by three-dimensional computed tomography angiography prior to multi-arterial infusion chemotherapy for lung cancer. Oncol Lett, 5 (1): 363-367.

Yuan Z, Li WT, Ye XD, et al. 2013. Intra-arterial infusion chemotherapy for advanced non-small-cell lung cancer: preliminary experience on the safety, efficacy, and clinical outcomes. J Vasc Interv Radiol, 24 (10): 1521-1528.

第四章 咯血的介入治疗

第一节 咯血的临床

一、概述

咯血是指气管、支气管或肺组织的出血，并经咳嗽动作从口腔排出的过程。咯血为呼吸系统常见症状，而大咯血则为临床重症。大咯血临床死亡率高达28%，主要死亡原因为窒息。大咯血的出血量目前尚无统一标准，一般指一次出血量≥200ml或24h出血量≥300ml。目前经血管内栓塞术（endovascular embolization，EVE）是内科治疗无效、无外科手术指征和急救的咯血患者最主要的治疗手段。

二、病因和病理生理

咯血的病因众多，主要为呼吸系统疾病，也包括循环系统、血液系统和外伤性疾病。我国咯血的主要基础疾病主要包括支气管扩张症、肺部感染（结核、曲菌和其他感染）和肺癌等。西方国家另一主要基础疾病为有种族遗传性特征的囊性纤维化。其他少见的基础疾病包括5个方面。①先天性：支气管-肺动脉瘘、肺隔离症、Dieulafoy病（一种罕见的黏膜下动脉发育不良性疾病）、异常体动脉供应正常下肺基底段和真性肺动脉瘤等；②体动脉代偿性：慢性肺栓塞、各种先天性心脏病（法洛四联症、室间隔缺损、动脉导管未闭和肺动脉缺如等）和肺静脉闭锁等；③外伤性和医源性：肺挫伤、刀刺伤、肋骨骨折、肺穿刺活检术后、肺肿瘤射频消融术后和右心导管术后等；④隐源性：长期吸烟性咯血；⑤其他少见：如尘肺、胸主动脉瘤破裂、特发性肺动脉高压、肺子宫内膜异位症和肺肾出血综合征等。

咯血的出血病理生理学复杂，常见的咯血目前主要分为体动脉源性和肺动脉源性。体动脉源性包括支气管动脉（bronchial artery，BA）和非支气管性体动脉（nonbronchial systemic artery，NBSA）。肺动脉源性为肺动脉（pulmonary artery，PA）。其中BA源性占65%~70%，NBSA源性占20%~25%，PA源性占5%~15%。

BA源性一般认为BA直接破裂出血，也有理论认为通过体-肺分流（systemic to pulmonary shunt，SPS）增加肺循环压力致出血。NBSA源性一般认为通过SPS增加肺循环压力致出血，也有理论NBSA进入肺内后直接破裂出血。SPS在介入诊疗中有重要意义，SPS只有在体动脉的血管造影上发现；不管体动脉是否直接出血或是经SPS导致肺循环出血，SPS必须栓塞。

PA源性一般为其血管壁受损后破裂出血，主要为感染性（主要为结核），另外也可为肿瘤性、血管性、外伤性和医源性等；其中最主要的表现形式为肺动脉假性动脉瘤

(pulmonary arterial pseudoaneurysm, PAPA)。结核空洞内 PAPA 又特称为 Rasmussen 动脉瘤。目前多层螺旋 CT 血管造影（MSCTA）是诊断 PAPA 的金标准，因 PAPA 受累的 PA 可在 DSA 表现为低灌注而无法显示动脉瘤。

三、诊断

咯血的主要诊断方法为胸部 X 线平片、支气管镜和胸部 CT 检查 3 种，诊断的主要目的为明确基础疾病和出血部位。胸部 X 线平片为咯血的常规检查，但其正确诊断率较低；有大样本研究证实只有 50% 的咯血患者在 X 线平片上得到明确诊断。支气管镜检查为明确咯血部位的经典诊断手段，同时可以对出血部位进行局部治疗；但支气管镜检查只能检查段及以上气道，在我国大咯血仍为支气管镜检查的禁忌证。胸部 CT 可以明确咯血基础疾病性质，同时大概了解出血部位。目前多层螺旋 CT 血管成像（MSCTA）已经成为咯血患者最重要的诊断手段，可观察体动脉、肺动脉情况和肺内病变。

四、治疗原则

目前咯血主要的临床治疗包括内科保守、外科手术和介入治疗。内科保守治疗主要应用促凝药、血管收缩剂和降压药，适用于少、中量咯血。大咯血的内科保守治疗死亡率高达 50%~85%，急性大咯血往往需要有创性治疗。对于单一部位和肺功能允许的患者可行外科手术切除治疗；对于非单一部位和肺功能不允许的患者则可选择介入治疗，可选择血管介入治疗和非血管介入治疗（主要为支气管镜下各类止血术），其中首选 EVE。

第二节　支气管动脉及其他供血动脉栓塞术

一、概述

Remy 在 1973 年报道了支气管动脉栓塞术（bronchial artery embolization，BAE）治疗大咯血，在 1984 年报道了肺动脉栓塞术（pulmonary artery embolization，PAE）治疗 PA 源性大咯血。我国在 20 世纪 80 年代中期开展 BAE，而 PAE 治疗 PA 源性大咯血则是近几年才报道。BAE 在国内常被错误地认为只是栓塞 BA，而国外所述的 BAE 即为体动脉栓塞术，包括 BA 和 NBSA。咯血的栓塞包括体动脉栓塞术和肺动脉栓塞术，统称为 EVE。因此 EVE 治疗咯血的靶血管包括 BA、NBSA 和 PA。

BA 源性咯血占 65%~70%；BA 通常起源于 $T_{5\sim6}$ 水平的胸主动脉，起源此部位以外的 BA 称为迷走、异位或异常起源。迷走 BA 发生率约为 30%，最多起源于主动脉弓，其他部位包括下位胸主动脉、主动脉弓上壁、锁骨下动脉、胸廓内动脉、甲状颈干、肋颈干、食管固有动脉、头臂干、椎动脉、颈动脉、胃左动脉和冠状动脉等（图 4-1）。NBSA 源性咯血占 20%~25%；NBSA 因相邻肺异常组织的刺激使其通过脏层胸膜进入肺内，包括肋间动脉、胸廓内动脉、膈下动脉、食管固有动脉、甲状颈干、肋颈干、胸外侧动脉、肩胛下动脉、胃左动脉和肝动脉等（图 4-2）。PA 源性咯血占 5%~15%，最多见于空洞型肺结核，好发于病程超过 2 年的慢性空洞；因此出血部位往往好发于上叶和下叶背段。其他坏死性肺炎、肿瘤和曲菌球等空洞性疾病也可出现 PAPA。

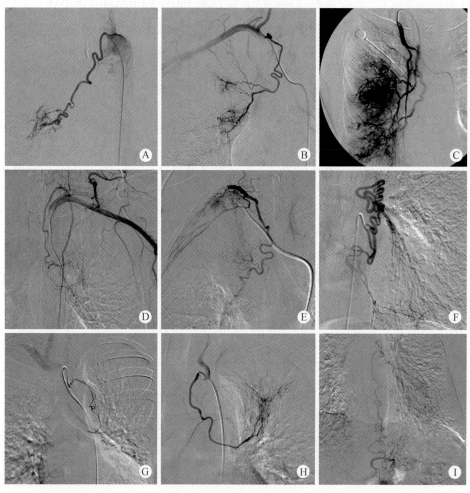

图 4-1　迷走 BA 起源部位

A. 右侧支气管动脉起源于主动脉弓顶部；B. 右侧支气管动脉起源于右侧锁骨下动脉；C. 右侧支气管动脉起源于右侧胸廓内动脉；D. 左侧支气管动脉起源于左侧甲状颈干；E. 右侧支气管动脉起源于右侧肋颈干；F. 左侧支气管动脉起源于食管固有动脉；G. 左侧支气管动脉起源于头臂干；H. 左侧支气管动脉起源于左侧椎动脉；I. 左侧支气管动脉起源于胃左动脉

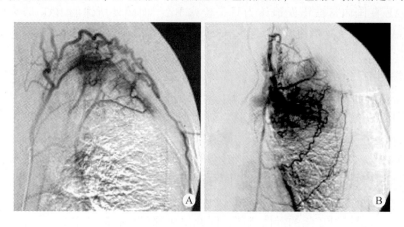

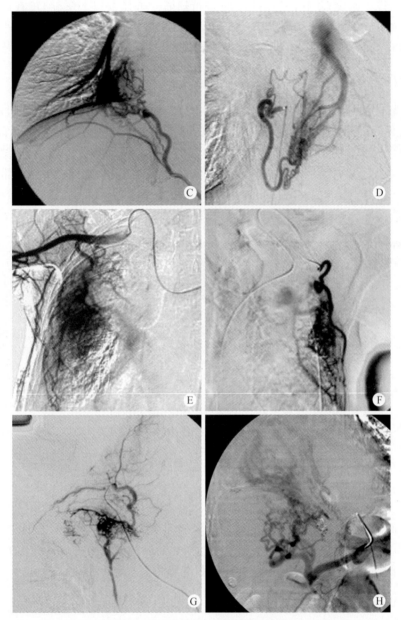

图 4-2 非支气管性体动脉病理性供血

A. 病理性左侧第 3、4 肋间动脉并体-肺分流；B. 病理性左侧胸廓内动脉并体-肺分流；C. 病理性右侧膈下动脉并体-肺分流；D. 病理性食管固有动脉并体-肺分流；E. 病理性右侧胸外侧动脉并体-肺分流；F. 病理性左侧肩胛下动脉并体-肺分流；G. 病理性右侧肋颈干并体-肺分流；H. 病理性肝动脉并体-肺分流

二、MSCTA 方法

MSCTA 可以同时清晰观察体、肺动脉和胸部基础疾病情况；在有条件的情况下，EVE 术前必须进行 CTA 检查，特别是有空洞病灶的咯血患者。首先进行胸部 CT 平扫，然后经肘静脉以 4~5ml/s 的速度注入 300mg I/ml 或 350mg I/ml 非离子型碘对比剂 100~

120ml。16 层以下螺旋 CT 在注射后约 20s 进行扫描，16 层及以上螺旋 CT 在注射后约 18s 进行扫描。螺旋 CT 也可应用 CT 值峰值触发模式扫描，阈值点定于隆突水平胸主动脉，触发值为 100~120HU，触发后延迟 6s 进行扫描。扫描范围从颈根部至 L_2 水平。

三、PAPA 的低灌注现象

PAPA 为 PA 源性咯血的主要形式。部分 PAPA 的供血 PA 在主 PA 造影时可出现特殊的低灌注现象（即对比剂不能充盈或充盈不佳导致 PAPA 无法显示），因此目前 CTA 是诊断 PAPA 的金标准（图 4-3）。这种低灌注现象的原因尚不明确，可能为：①病灶处肺血管床受损，丧失了正常血液循环，导致对比剂前进能力变弱；②SPS 导致局部 PA 压力增高，对比剂进入受阻；③病变血管存在血栓或 PAPA 有活瓣存在；④病变血管位于外周及 PAPA 内血流缓慢，对比剂不足以达到可观察的浓度。

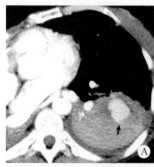
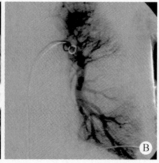
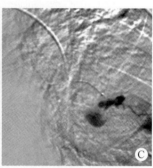

图 4-3　左肺下叶肺动脉假性动脉瘤

A. CTA 示左肺下叶类圆形增强影（箭头）；B. 左肺动脉造影呈低灌注现象；C. 超选择性肺动脉插管造影显示假性动脉瘤

有学者在 CTA 明确诊断 24 例 "PAPA" 的基础上，根据 DSA 显示 "PAPA" 能力将其分为 4 型：A 型，主 PA 造影显示；B 型，主 PA 造影不显示，但选择性 PA 造影显示；C 型，PA 造影不能显示，但体动脉造影显示；D 型，体、肺动脉造影均不显示。根据同济大学附属肺科医院 100 多例 PAPA 的栓塞经验，认为以上结论可能需要进一步解释：①A、B 型为 PAPA；②C 型多为体动脉形成的假性动脉瘤同时合并 SPS；③D 型可能为体动脉形成的假性动脉瘤，但未行系统的体动脉造影而未发现此动脉瘤。

四、EVE 适应证

（1）经内科治疗无效，需进行急救的急性大咯血患者。
（2）经内科治疗复发，且不宜或拒绝外科手术的大咯血患者。
（3）经内科治疗复发，且不宜或拒绝外科手术的长期咯血患者。
（4）经外科治疗无效或复发的咯血患者。
（5）隐源性咯血明确诊断和治疗者。

五、EVE 禁忌证

（1）血管插管禁忌者：如严重凝血功能不全、穿刺部位感染和不能平卧者等。
（2）血管造影禁忌者：如对比剂过敏、严重肾功能不全和血管插管失败者等。

（3）血管栓塞禁忌者：如选择性插管失败、避开脊髓动脉的超选择性插管失败和 PA 插管出现严重心律失常等。

六、介入术前准备

（1）完善检查：凝血指标、血常规、血生化、CTA 和支气管镜检查等。
（2）术前准备：备皮、心电监护、吸氧和开放静脉通道等。
（3）做好术前临床评估：根据临床、影像学和支气管镜检查，评估出血量、基础疾病、介入干预适应证和出血部位等。
（4）急危重患者给予气管插管和呼吸机辅助通气，充分保持呼吸道通畅。
（5）根据手术方式，签署相应的知情同意书。

七、介入手术操作程序

行术前 CTA 者：①通过 CTA 图像分析患者的体、肺动脉和基础疾病情况；②根据 CTA 提供的信息，直接经动脉和（或）静脉入路后对靶血管进行造影。

未行术前 CTA 者：①经股动脉入路应用猪尾巴（PIG）导管行术中主动脉弓造影分析主动脉弓、胸主动脉和上腹主动脉的体动脉分支的整体情况；②如遇大咯血急救时，主动脉弓造影可在经验性栓塞控制大咯血后进行（排除可能的漏栓）；③术中体动脉造影经 SPS 发现存在 PAPA 者，经静脉入路行相应的患侧主 PA 造影，发现 PAPA 的供血血管后直接进行插管；④如主 PA 造影存在 PAPA 病变区的低灌注现象，可根据 SPS 图像对供血 PA 行选择性造影（图 4-4）。

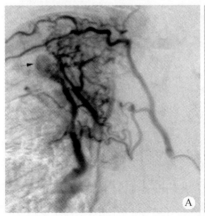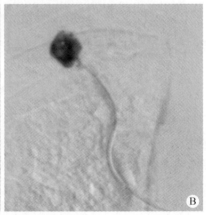

图 4-4 肺动脉假性动脉瘤造影

A. 右侧支气管动脉造影示通过体-肺分流显示假性动脉瘤（箭头）；B. 超选择肺动脉造影显示假性动脉瘤

（一）经体动脉栓塞术

1. 入路选择　一般经股动脉入路，置入 4~6F 血管鞘进行栓塞术。如遇股动脉、髂动脉和（或）主动脉严重扭曲导致导管操控不佳者，可置入各型血管长鞘进行支撑。如进行锁骨下动脉分支选择性、超选择性插管失败者，可经相应的上肢动脉（桡动脉、肱动脉）入路。

2. 导管选择 咯血的体动脉栓塞术涉及锁骨下动脉、胸主动脉和上腹主动脉的诸多分支，因此所需的栓塞用造影导管较多。栓塞胸主动脉和上腹主动脉分支的造影导管建议选用 Cobra 2、Cobra 3、Mikaelsson、RLG、SIM 1、Shepherd 和 RH 等。栓塞锁骨下动脉分支的造影导管建议选用 Cobra 1、Headhunter 1、VERT、MPA、JB 1、RIM 和 RDC 等。微导管尽量选用内腔较大、头端柔软者，微导丝选用塑形性能佳者。

3. 栓塞材料 各类栓塞剂的性质此处不详述。咯血的栓塞材料众多，包括真丝线段、明胶海绵颗粒和条、聚乙烯醇颗粒（PVA）、各种栓塞微球和各种金属弹簧圈等。最近有文献报道了液体胶用于咯血的栓塞治疗且取得满意的效果，即 α-氰基丙烯酸正丁酯（n-butyl cyanoacrylate, NBCA）和 Onyx 胶（ethylene vinyl alcohol copolymer）。目前国内外常用的仍为明胶海绵、PVA 和弹簧圈。将外科手术止血明胶海绵块进行切剪可手工制成直径为 500~2000μm 的末梢性栓塞颗粒，也可制成各种形态的主干性栓塞条。目前市场上也有成型的明胶海绵颗粒，但性价比不高。PVA 一般选用 300~500 μm、500~700 μm 和 700~1000 μm 三种规格，作为末梢性栓塞剂。弹簧圈一般作为主干性栓塞剂，可脱性弹簧圈用于支气管动脉瘤的栓塞（图4-5）。

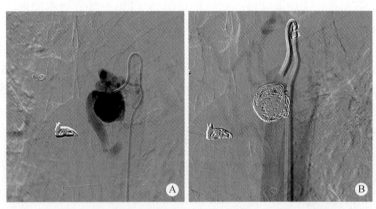

图 4-5 支气管动脉瘤栓塞
A. 支气管动脉显示动脉瘤；B. 应用 GDC 栓塞动脉瘤

4. 栓塞方法 包括选择性和超选择性两种。选择性栓塞常选用锥形头端的造影导管和（或）反弧造影导管，通过调整导管头端位置使其深入动脉内并固定，注入栓塞剂进行栓塞。超选择性栓塞常用同轴导管系统或用较细的造影导管（4F）进行靶血管的超选择性插管后进行栓塞。虽然成功的选择性栓塞和超选择性栓塞的止血和复发率相近，但超选择性栓塞大大提高治疗成功率并降低并发症发生率。目前一般为超选择性栓塞。

咯血体动脉的栓塞一般采用末梢+主干栓塞，即先应用各种末梢性栓塞剂进行末梢栓塞，然后应用各种主干性栓塞剂进行主干栓塞；既达到即刻止血的效果，又降低复发率和延长复发时间。可以用两种或三种栓塞材料进行三明治样栓塞，如 PVA+明胶海绵颗粒+明胶海绵条、PVA+明胶海绵颗粒+弹簧圈或 PVA+弹簧圈+明胶海绵条。

（二）经肺动脉栓塞术

1. 入路选择 一般经股静脉入路，置入合适的血管鞘进行栓塞术。如遇下腔静脉滤器置入后、右心房异常增大和下肢静脉血栓等特殊情况,也可选择肘静脉、颈静脉和锁骨下静脉入路。但上入路在患者发生咯血时会增加污染机会。

2. 导管选择 一般情况下,可先置入 5~6F/90cm 血管长鞘或各型导引导管至 PA 干或主 PA;便于保证栓塞导管的稳定和避免反复进出右心导致的各种严重并发症。PA 的走行复杂,在不同部位的 PA 可选用不同的造影导管。右上、中、下肺 PA(除背段)和左舌段、下叶 PA(除背段)以弧度较小的单弧和多弧导管为主,如 NIH、MPA 和 Headhunter 1 等。左上 PA 可选用弧度较大的单弧和多弧导管,如 RIM、RDC 和 JB 1。下叶背段 PA 可选用弧度较大的多弧导管和宽度较小的反弧导管,如 JB 2、VS 和 Mikaelsson 等。

3. 栓塞材料和方法 栓塞材料主要为弹簧圈、液体胶(NBCA 和 Onyx 胶)和覆膜支架。位于亚段及远端的周围型 PAPA 可应用弹簧圈或液体胶直接栓塞供血血管或同时栓塞瘤体,对肺功能的影响不大(图 4-6)。位于段的周围型 PAPA 可用弹簧圈或液体胶栓塞瘤体,尽量保护肺功能(图 4-7)。位于叶及近端的中央型 PAPA 可用电解式可脱性弹簧圈栓塞瘤体(图 4-8),宽颈 PAPA 必要时可置入支架辅助栓塞;也可应用自膨或球扩式覆膜支架封闭动脉瘤。

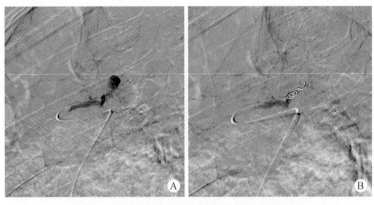

图 4-6 右肺下叶肺动脉假性动脉瘤栓塞
A. 右肺下叶背段远端分支超选择性造影示假性动脉瘤;B. 应用弹簧圈栓塞供血动脉

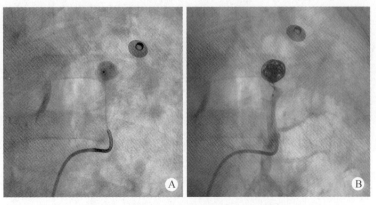

图 4-7 左肺下叶肺动脉假性动脉瘤栓塞
A. 左肺下叶背段主干选择性造影示假性动脉瘤;B. 应用多枚弹簧圈栓塞瘤体

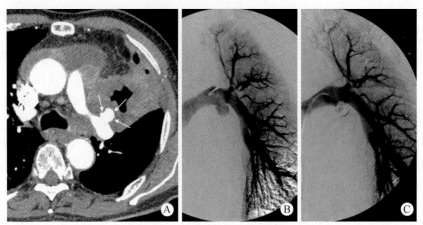

图 4-8 左肺动脉干假性动脉瘤

A. CTA 显示左肺动脉干假性动脉瘤（箭头）；B. 左肺动脉造影显示动脉瘤；C. 应用 GDC 栓塞后

八、介入手术操作注意事项

（一）经体动脉栓塞术

（1）对于可发出脊髓动脉的体动脉（支-肋共干支气管动脉、肋间动脉、肋颈干、甲状颈干和膈下动脉）栓塞时必须避开脊髓动脉。有条件者进行超选择性栓塞，无条件者用巴比妥或利多卡因行脊髓诱发试验。

（2）支气管动脉栓塞颗粒直径必须大于 300μm，小于 300μm 的栓塞剂可导致支气管壁坏死。建议避免选用微球栓塞，因其摩擦系数小，栓塞时栓塞剂容易通过 SPS 至肺静脉导致异位栓塞。

（3）血管造影时注意支气管动脉和主动脉弓分支及冠状动脉的异常交通吻合（图 4-9），避免栓塞剂通过交通支导致严重的异位栓塞。

（4）SPS 是体动脉-肺静脉分流，根据分流道大小选择合适规格的栓塞剂。如有较大分流时直接用弹簧圈行主干性栓塞。

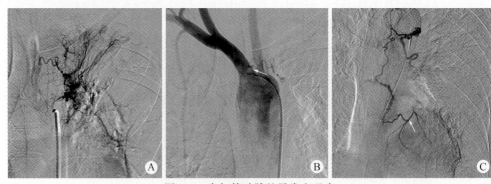

图 4-9 支气管动脉的异常交通支

A. 左侧支气管动脉造影示与一支异常体动脉交通；B. 头臂干造影示体动脉（箭头）起源于头臂干根部；
C. 左侧支气管动脉造影示与左侧冠状动脉分支交通（箭头）

（5）弹簧圈最大径应大于血管管径 15%~20%。弹簧圈栓塞尽量避免近端栓塞，以免再通后导致再次栓塞困难。

（6）胸廓内动脉和膈下动脉同时需要栓塞时，避免同时行末梢性栓塞以防止膈肌麻痹导致呼吸衰竭，尤其是肺功能较差的患者。

（7）食管固有动脉栓塞避免应用永久性栓塞剂，防止食管坏死。

（8）长期吸烟性隐源性咯血（一般吸烟指数≥400年·支）其支气管动脉不一定增粗，血管造影上没有明显异常，但仍需要栓塞。此类咯血以上肺出血多见。

（9）异常体动脉供应正常下叶基底段为一种罕见的先天性肺血管畸形，好发于黄种人，临床上主要症状为咯血。病理特点为异常的体动脉供血部分或所有下肺基底段，相应肺组织和支气管树正常。栓塞异常体动脉需行主干栓塞避免肺梗死，栓塞材料选择弹簧圈或血管塞（图4-10）。

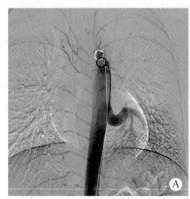 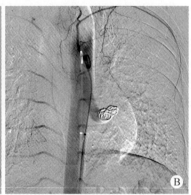

图4-10　下叶基底段先天性异常体动脉供血
A. 胸主动脉造影示异常粗大体动脉供应左肺下叶基底段；B. 应用多枚弹簧圈栓塞体动脉主干

（二）经肺动脉栓塞术

（1）术中操作轻柔，避免导管、长鞘和导丝刺激右心室导致严重的心律失常。

（2）呈低灌注现象的肺动脉超选择性插管造影，导管应尽量接近远端肺动脉，造影用对比剂的剂量和流速相应增大。

（3）避免应用颗粒型栓塞材料进行栓塞，误栓即可造成肺动脉栓塞；应用NBCA进行血管栓塞，需进行相关技术的专业培训。

（4）插管、栓塞用导管不稳定者可用长鞘或导引导管进行支撑。

（5）仔细观察体动脉造影图像，通过SPS可显示部分PAPA，通过分析图像有利于低灌注肺动脉的插管。

九、介入术后常规处理

常规介入术后处理同一般血管内介入，此处不予多介绍。术后积极鼓励患者采用体位排痰，积极抗感染、化痰和平喘。咯血患者一天内因CTA检查和EVE治疗所用碘对比剂用量超过300ml者（以350mg I/ml非离子型为例），予以水化、利尿；促进对比剂排泄，避免对比剂性肾病。

十、介入相关并发症及处理

（1）常规并发症：低热、胸闷、胸痛、吞咽异物感和打嗝等，为常规的栓塞后综合征和

BA、NBSA 栓塞后致纵隔、食管和膈肌等缺血所致。一般无效特殊处理，1~3 周即可自愈。

（2）脊髓损伤：予以扩血管、神经营养和高压氧舱治疗；部分可恢复者，加强肢体锻炼。栓塞时，认识和避开脊髓动脉仍是防止这类严重并发症最重要的措施。

（3）经肺动脉操作时，可致各种心律失常。轻度的反应可调整位于右心器材的位置，将器材和心室壁的接触分离；严重者撤出心室内器材并行药物治疗，无效者行电复律。

（4）其他严重并发症：①术后呼吸衰竭。与 BA 和 NBSA 众多血管同时栓塞，导致纵隔缺血、呼吸肌（主要为膈肌）功能受影响；特别是合并本身肺功能有限者；因此同侧胸廓内动脉和膈下动脉尽量避免进行末梢性栓塞。②严重异位栓塞。BA 和主动脉分支可以出现诸多异常吻合，栓塞可导致颅内后交通系统和冠状动脉栓塞；因此需仔细观察体动脉造影，观察是否有 BA 和锁骨下动脉、头臂干和冠状动脉异常吻合。

十一、疗效评价

患者术后是否即刻止血，需观察是否仍有活动性咯血。一般大咯血患者 1~2 周仍有咯暗红色陈旧性血。复发为再次咯血的出血量大于前次咯血 50% 以上。无效则为术后仍有活动性咯血，需要考虑是否漏栓。肺曲菌球、非结核分枝杆菌病和特发性肺动脉高压导致的咯血体动脉栓塞术往往效果不佳，同时容易复发。此类疾病可能导致末梢肺动脉出血，但并不形成明显的 PAPA；因此出血的靶血管极难判断。

十二、随访及必要的后续（重复）治疗

积极进行基础疾病的治疗，如抗结核、抗感染和抗肿瘤等。对于隐源性咯血，特别是长期吸烟性隐源性咯血者，1~2 年内的胸部 CT 随访是有必要的，需排除早期中央型肺癌。

因 EVE 是微创、重复性强的治疗手段。复发咯血可以重复、多次进行栓塞治疗。最近有研究表明，应用 NBCA 作为栓塞剂可明显降低支气管扩张症导致咯血的复发率。对于复发咯血者，往往是原栓塞血管再通，但也有可能出现肺动脉出血；再次栓塞前需再次进行 CTA 检查观察肺内血管情况，特别是短期出现复发者（图 4-11）。

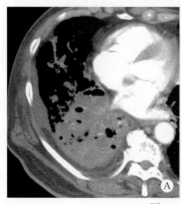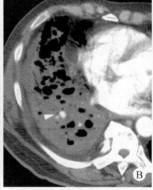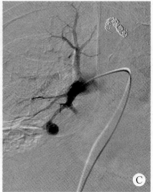

图 4-11　隐匿假性动脉瘤致咯血复发

A. 首次咯血 EVE 前 CTA 未见右肺下叶异常；B. 3 周后再次咯血 CTA 示右肺下叶基底段肺动脉假性动脉瘤（箭头）；C. 选择性肺动脉造影证实假性动脉瘤

（江　森　程永德）

参 考 文 献

丁健, 王永利, 王征宇, 等. 2014. "三明治"式支气管动脉栓塞术治疗咯血的临床疗效分析. 介入放射学杂志, 23: 245-249.

江森, 史宏彰, 孙希文, 等. 2011. 长期吸烟者隐源性大咯血的血管内栓塞治疗. 中华放射学杂志, 45 (12): 1119-1202.

江森, 孙兮文, 支文祥, 等. 2005. 锁骨下动脉造影在肺咯血动脉栓塞治疗中的临床意义. 介入放射学杂志, 14 (4): 378-381.

江森, 孙希文, 史景云, 等. 2010. 经肺动脉血管内栓塞治疗难治性大咯血. 中华放射学杂志, 44 (8): 863-866.

江森, 孙希文, 虞栋, 等. 2012. Rasmussen 动脉瘤的影像学诊断和血管内栓塞治疗. 中华放射学杂志, 46 (11): 1032-1034.

江森, 朱晓华, 孙兮文, 等. 2008. 咯血患者的食管固有动脉造影表现和栓塞治疗. 中华放射学杂志, 42 (6): 641-644.

江森, 朱晓华, 孙兮文, 等. 2009. 非支气管性体动脉引起咯血的发病情况及介入栓塞疗效分析. 中华放射学杂志, 43 (6): 629-633.

张宏文, 王小宜, 廖伟华, 等. 2013. α-宏氰基苯烯酸正辛酯靶血管栓塞治疗难治性大咯血. 介入放射学杂志, 22: 900-903.

Bartter T, Irwin RS, Nash G. 1988. Aneurysms of the pulmonary arteries. Chest, 94 (5): 1065-1075.

Battal B, Akgun V, Karaman B, et al. 2011. Normal anatomical features and variations of bronchial arteries: an analysis with 64-detector-row computed tomographic angiography. J Comput Assist Tomogr, 35 (2): 253-259.

Bruzzi JF, Remy-Jardin M, Delhaye D, et al. 2006. Multi-detector row CT of hemoptysis. Radiographics, 26 (1): 3-22.

Cauldwell EM, Siekert RG, Lininger RE. 1948. The bronchial arteries: an anatomic study of 150 human cadavers. Surg Gynecol Obstet, 86 (4): 395-412.

Hartmann IJ, Remy-Jardin M, Menchini L, et al. 2007. Ectopic origin of bronchial arteries: assessment with multidetector helical CT angiography. Eur Radiol, 17 (8): 1943-1953.

Jiang S, Shi JY, Zhu XH, et al. 2011. Endovascular embolization of the complete type of anomalous systemic arterial supply to normal basal lung segments: a report of four cases and literature review. Chest, 139 (6): 1506-1513.

Jiang S, Sun XW, Jie B, et al. 2014. Endovascular embolization of an aberrant bronchial artery originating from the vertebral artery in a patient with massive hemoptysis. Cardiovasc Intervent Radiol, 37 (3): 1099-1102.

Jiang S, Sun XW, Yu D, et al. 2013. Aberrant left inferior bronchial artery originating from the left gastric artery in a patient with acute massive hemoptysis. Cardiovasc Intervent Radiol, 36 (5): 1420-1423.

Jiang S, Sun XW, Yu D, et al. 2014. Endovascular embolization of bronchial artery originating from the upper portion of aortic arch in patients with massive hemoptysis. Cardiovasc Intervent Radiol, 37 (1): 94-100.

Khalil A, Parrot A, Nedelcu C, et al. 2008. Severe hemoptysis of pulmonary arterial origin: signs and role of multidetector row CT angiography. Chest, 133 (1): 212-219.

Laborda A, Tejero C, Fredes A, et al. 2013. Posterior circulation stroke after bronchial artery embolization: a rare but serious complication. Cardiovasc Intervent Radiol, 36 (3): 860-863.

Menchini L, Remy-Jardin M, Faivre JB, et al. 2009. Cryptogenic haemoptysis in smokers: angiography and results of embolisation in 35 patients. Eur Respir J, 34 (5): 1031-1039.

Remy J, Arnaud A, Fardou H, et al. 1977. Treatment of hemoptysis by embolization of bronchial arteries. Radiology, 122 (1): 33-37.

Remy J, Lemaitre L, Lafitte JJ, et al. 1984. Massive hemoptysis of pulmonary arterial origin: diagnosis and treatment. Am J Roentgenol, 143 (6): 963-969.

Sancho C, Escalante E, Dominguez J, et al. 1998. Embolization of bronchial arteries of anomalous origin. Cardiovasc Intervent Radiol, 21 (4): 300-304.

Shin S, Shin TB, Choi H, et al. 2010. Peripheral pulmonary arterial pseudoaneurysms: therapeutic implications of endovascular treatment and angiographic classifications. Radiology, 256 (2): 656-664.

Yoon W, Kim JK, Kim YH, et al. 2002. Bronchial and nonbronchial systemic artery embolization for life-threatening hemoptysis: a comprehensive review. Radiographics, 22 (6): 1395-1409.

Yu-Tang Goh P, Lin M, et al. 2002. Embolization for hemoptysis: a six-year review. Cardiovasc Intervent Radiol, 25 (1): 17-25.

第五章 肺隔离症的介入治疗

第一节 肺隔离症的临床特点

肺隔离症（pulmonary sequestration，PS）又称为支气管隔离症（bronchopulmonary sequestration），是一种先天性肺胚胎发育畸形，由于胚胎的前原肠、额外发育的支气管肺芽接受体循环（以胸主动脉和腹主动脉的单支或多支异常动脉多见）的血液供应而形成的无功能肺组织团块，隔离肺组织与正常肺组织分离，本病由英国学者 Pryce 在 1946 年首次报道。肺隔离症依据其有无独立的脏层胸膜而分为叶内型（intralobar sequestration，ILS）和叶外型（extralobar sequestration，ELS）两种，前者隔离肺组织与正常肺叶为同一脏层胸膜所包裹，后者则有独立的脏层胸膜包裹。

一、流行病学

肺隔离症是比较少见的先天性畸形，占所有肺畸形的 0.15%~6.4%。据文献报道叶内型占 75%，叶外型占 25%，罕有混合型，以左下叶最常见，约占 70%，多数位于后基底段。叶内型男女发生概率相同，而叶外型多见于男性。

二、病因及发病机制

关于肺隔离症的病因有诸多学说，目前多支持 Pryce 的牵引学说。即在胚胎初期，在原肠及肺芽周围，有许多内脏毛细血管与背主动脉相连。当肺组织发生脱离时，这些相连的血管即逐渐衰退吸收。由于某种原因，发生血管残存时，就成为主动脉的异常分支动脉，牵引一部分胚胎肺组织，形成隔离肺，该部分肺组织与正常支气管和肺动脉隔离开，由异常动脉供应血液。在胚胎肺组织与原肠发生脱离时受到牵引，则形成叶内型；在脱离之后受到牵引，则形成叶外型。

三、诊断

本病诊断主要依靠影像学检查，其中胸部增强 CT 是肺隔离症的主要影像诊断方法，且需要与肺囊肿、肺脓肿、支气管扩张、肺癌等病症相鉴别。

1. 临床表现 叶内型因有正常或病理性支气管通道，易反复感染而出现发热、咳嗽、咳脓痰、胸痛、咯血等，而叶外型则无明显症状或以局部压迫为主。

2. 影像学表现 ①X 线平片：圆形或卵圆形团块影、下野不规则渗出性斑片影（叶内型）或三角形分叶状影（叶外型），多位于左肺下野，边界清楚，密度均匀增高，合并感染后可形成单发、多发含气囊肿或气液平面，密度不均匀，边界模糊。②胸部增强 CT：采用多平面重组（MPR）、最大密度投影（MIP）、容积重建（VR）等多种方法显示病变，表现为含有气体和液体的囊肿或软组织肿块、围绕囊肿或肿块周围的肺气肿改变及局限性多气管征,病变周围肺组织还可伴有支气管扩张、肺组织实变等。增强后病变轻度或明显不规则强化,囊性病灶可见环形强化,同时可以观察隔离肺的供血动脉和引流静脉情况(图5-1)。③胸部MRI:病变呈囊性或实质性改变,囊内可见分隔,边界清晰、光滑,T_1加权像呈中等或高信号,中等信号时与肌肉相仿,T_2加权像则呈高信号,信号常不均匀。④DSA检查:是本病诊断的金标准,直观显示病变部位的异常供血动脉的起源、数量及形态。

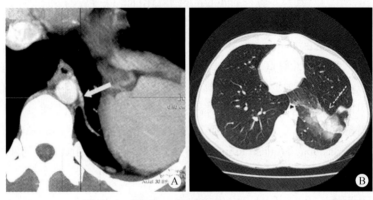

图5-1 肺隔离症出血

A. 胸部增强CT软组织窗显示胸主动脉远端发出异常供血动脉进入左肺下叶;B. 胸部增强CT软肺窗显示左肺下叶片状磨玻璃状改变,提示肺实质内出血(引自 Ganeshan A, et al. 2010. Heart Lung Circ, 19: 561-565)

四、治疗原则

肺隔离症主要采用介入栓塞治疗或外科手术治疗。

第二节 肺隔离症的介入治疗

一、概述

传统的治疗方法是隔离肺切除术或肺叶切除术,但创伤大,并发症较多,特别是供血动脉直径粗,肌层薄,弹力纤维发育差,与下肺韧带有不同程度粘连,剥离时易破碎而导致大出血,术后恢复较慢。1993年美国学者Rothman等首先报道经血管栓塞成功治疗4例叶外型肺隔离症。随着介入技术和器材的不断进步,介入血管内栓塞治疗以其微创、并发症少、可重复的特点成为肺隔离症的首选治疗方法之一。介入治疗特别适合不易外科手术的肺隔离症,如膈肌内肺隔离症,外科手术通常不易决定是经胸还是经腹,而且手术过程复杂。

肺隔离症80%的血供直接来自胸主动脉,15%来自其他体动脉,5%来自肺动脉。肺内型肺隔离症引流入肺静脉,肺外型肺隔离症引流入体静脉,最常见为奇静脉,少数进入门静脉、锁骨下静脉。根据这一特点,血管内栓塞可以使供血动脉内形成血栓,阻断血流,造成供血动脉萎缩,导致隔离肺组织梗死而最终纤维化并挛缩,其效果相当于外科切除消除了感染的源头,避免了肺部感染及咯血的反复发作。

二、适应证

（1）反复发生感染、咯血等症状，内科治疗无效者。
（2）不宜行外科手术或拒绝行外科手术者。
（3）偶然发现，虽无临床症状，但希望得到治疗者。

三、禁忌证

（1）无绝对禁忌证。
（2）相对禁忌证：①有血管插管及对比剂使用禁忌证者；②供血动脉过度纤细、迂曲，难以进行有效的栓塞；③隔离肺已有反复感染者。

四、介入术前准备

（1）术前根据影像学检查特别是胸部增强 CT 明确肺隔离症的部位及供血动脉情况。
（2）了解患者的心肺功能，常规检查血常规、凝血功能、血小板计数及肝肾功能等。
（3）术前应向患者适当解释该技术的目的、方法，以取得患者的配合。

五、介入手术操作程序

（1）采用 Seldinger 技术经股动脉入路，插入 5F "猪尾巴"导管至主动脉弓水平，行主动脉造影，了解异常供血动脉起源、位置、数量、大小、走行等。肺隔离症单支供血多见，但也有多支供血，据报道，中国人约有 21% 多支供血。所以，特别要注意观察是否为多支动脉供血。如未发现供血动脉，则需要行肺动脉造影。

（2）选择性插管至供血动脉，并造影确认。造影表现为供血动脉扩张、分支增多、呈丛状或网状分布、动脉静脉分流等。

（3）使用微导管超选择插管至分支动脉，逐一进行栓塞治疗，适当加压推注少量对比剂，如对比剂不反流入主动脉，即可注入栓塞剂阻塞供血动脉。栓塞材料包括金属弹簧圈、聚乙烯醇（PVA）颗粒、明胶海绵颗粒、无水乙醇、NBCA 胶（n - butyl cyanoacrylate）等。目前，PVA 颗粒联合弹簧圈是大多数学者推荐的方法，首先采用 PVA 颗粒栓塞供血动脉远端，再使用弹簧圈栓塞供血动脉近端，达到永久栓塞的目的。注意是否有多支供血，应栓塞所有供血动脉，否则容易复发。栓塞完成后，供血动脉造影显示供血动脉完全闭塞（图 5-2 和图 5-3）。

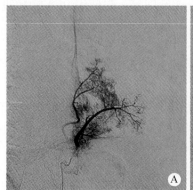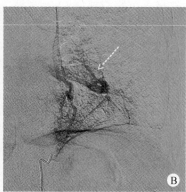

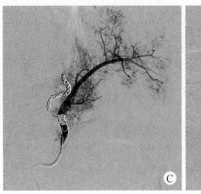
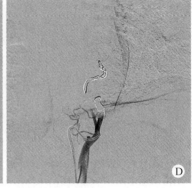

图 5-2 肺内型肺隔离症栓塞

A. 超选择血管造影动脉期显示隔离肺异常供血动脉；B. 超选择血管造影静脉期显示对比剂向正常引流静脉回流，提示肺内型肺隔离症；C. 经导管 PVA 及弹簧圈栓塞一支异常供血动脉后，隔离肺组织染色范围减小；D. 经导管 PVA 及弹簧圈栓塞异常供血动脉主干后，异常供血动脉闭塞，隔离肺组织染色消失（引自 Ganeshan A, et al. 2010. Heart Lung Circ, 19: 561-565）

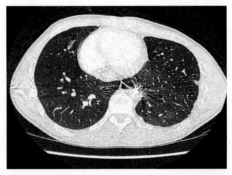

图 5-3 胸部增强 CT 软肺窗显示左肺下叶磨玻璃影消失，异常供血动脉近端弹簧圈栓塞，远端闭塞
（引自 Ganeshan A, et al. 2010. Heart Lung Circ, 19: 561-565）

（4）栓塞完毕后，拔管加压包扎，给予止血、对症处理等，同时密切观察是否有异位栓塞或脊髓损伤情况。

六、介入手术操作注意事项

（1）栓塞过程在全程透视下进行，避免栓塞剂反流，造成异位栓塞。

（2）通常选择永久栓塞剂如 PVA 颗粒、弹簧圈等，先使用 PVA 颗粒进行末梢栓塞，再使用弹簧圈栓塞供血动脉主干，避免潜在的小血管术后开通，同时可减轻血流对供血动脉各分支的冲击力，栓塞彻底，供血动脉主干中血栓逐渐形成。

七、介入术后常规处理

术后穿刺下肢需至少制动 12h，予以地塞米松 3 天（10mg），并给予护胃、止吐、降温等相应的对症和支持处理，合并感染者可给以抗生素治疗。

八、介入相关并发症及处理

并发症较少见，如出现局部疼痛、发热可给予对症处理；如发生继发感染，可给予抗生素治疗，为避免发生隔离肺栓塞后感染，可在术中经供血动脉灌注抗生素。异位栓塞为较严重的并发症，特别是存在动静脉瘘时，因此要选择比较大的 PVA 颗粒，在全程透视监测下注入栓塞剂，避免盲目注射栓塞颗粒。一旦发现稀释颗粒的对比剂前向滞缓或略有停滞，应及时"收手"。

九、疗效评价

与传统手术治疗相比，肺隔离症介入治疗具有创伤小、见效快、近期疗效显著等特点，已经成为肺隔离症的一种新的、有效的治疗方法，但目前尚缺乏远期的随访结果及大宗病例报道，因而远期疗效仍需进一步观察。

十、随访及必要的后续（重复）治疗

介入治疗后 1~2 周复查胸部增强 CT，观察隔离肺段的变化，并于术后至少在 3 个月、6 个月及 1 年时进行复查，长期随访，观察临床表现，并采用胸部增强 CT/CTA 检查观察隔离肺及其供血动脉情况，评估远期疗效及是否复发，如果有复发，则再次给予介入治疗。

（王永利　陈　亮　王征宇）

参 考 文 献

李赵鹏，曹景勤，李辉，等．2012. 经导管弹簧圈栓塞治疗叶内型肺隔离症．介入放射学杂志，9（21）：735-737.

梁欣，李卉，张国滨，等．2012. CT 血管造影与 DSA 诊断肺隔离症的对比研究．介入放射学杂志，10（21）：816-820.

林之枫，居潮强，黄海龙，等．2010. 肺隔离症的诊断与外科治疗．中国胸心血管外科临床杂志，17（2）：118-123.

杨培金，郭新会，刘士超，等．2013. 经动脉栓塞治疗新生儿肺隔离症 16 例．介入放射学杂志，22（12）：1042-1045.

张鸿毅，杨志刚，张德重．2012. 小儿先天性肺隔离症的诊断与治疗．中华小儿外科杂志，33（9）：688-691.

Gezer S, Tastepe I, Sirmali M, et al. 2007. Pulmonary sequestration：a single-institutional series composed of 27 cases. J Thorac Cardiovasc Surg, 133：955-999.

Nijagal A, Jelin E, Feldstein VA, et al. 2012. The diagnosis and management of intradiaphragmatic extralobar pulmonary sequestrations：a report of 4 cases. Journal of Pediatric Surgery, 47（8）：1501-1505.

Pryce DM. 1946. Lower accesory artery with intralohar sequestration of the lung. J Pathol Bacteriol, 58（3）：457-467.

Rothman A, Tong AD. 1993. Percutaneous coil embolization of superfluous vascular connections in patients with congenital heart disease. Am Heart J, 126：206-213.

van Raemdonck D, de Boeek K, Devlieger H, et al. 2001. Pulmonary sequestration：a comparison between pediatric and adult patients. Eur J Cardiothorac Surg, 19：388-395.

Wei Y, Li F. 2011. Pulmonary sequestration：a retrospective analysis of 2625 cases in China. Eur J Cardiothorac Surg, 40：e39-42.

第二篇

经体静脉、肺动脉系统介入治疗

第六章 体静脉应用解剖

一、概述

静脉是运送血液回心的血管,起端连于毛细血管,末端止于心房。

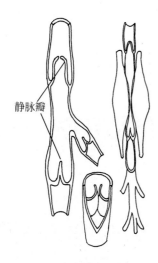

图 6-1 静脉瓣膜示意图

静脉的特点:①管径较相应动脉大,属支繁杂;②血流缓慢,压力低,占总血容量80%;③管壁内有静脉瓣(维持血液由浅至深、由远心向近心单向流动)(图6-1);④体循环静脉分浅静脉和深静脉(皮下静脉和伴行静脉);⑤浅静脉对寒冷能做出反应性收缩;⑥病理情况下易形成血栓(血流缓慢、管壁炎症、内膜粗糙或内皮细胞破坏等因素)。

静脉管壁薄,可分内膜、中膜及外膜,管壁中结缔组织较多,平滑肌及弹性纤维少。其结构包括:①微静脉:管径为200μm,腔不规则,外膜很薄;②小静脉:管径为0.2~1mm,内皮外渐有较完整平滑肌,外膜渐厚,为胶原和弹性纤维;③中静脉:管径为1~10mm,为有解剖名称的静脉,内弹性膜不明显,在逆重力方向送血的管壁中存在,中膜薄、外膜较厚,有少量平滑肌;④大静脉:管径在10mm以上,外膜厚,有较发达的纵行平滑肌,尤以下腔静脉显著;⑤静脉瓣:是防止血液逆流或改变血流方向的重要装置。其分布有一定规律,小静脉内一般无静脉瓣,中等静脉的静脉瓣较多,大静脉干很少有瓣膜。受重力影响,四肢静脉瓣多,下肢的静脉瓣多于上肢;头颈部和胸部的静脉只有少数静脉瓣,当胸内压或腹内压增高时(如呼气和排便),静脉瓣可防止血流逆流到头部静脉,减少头部淤血。腹部和盆部脏器的静脉一般无静脉瓣。

二、肺循环的静脉

肺静脉(pulmonary vein)左、右各两条,分别称为左上、左下肺静脉和右上、右下肺静脉。它们起自肺门,横行向内行于肺根内。左肺静脉行经胸主动脉的前方;右肺静脉较长,行经上腔静脉和右心房的后方。四条肺静脉分别注入左心房后部。肺静脉内为气体交换后含氧丰富的动脉血,而体循环的静脉内输送的是静脉血。

三、体循环的静脉

体循环的静脉包括上腔静脉系、下腔静脉系和心静脉系（图6-2）。本章只讲述与呼吸系统介入治疗有关结构的应用解剖。

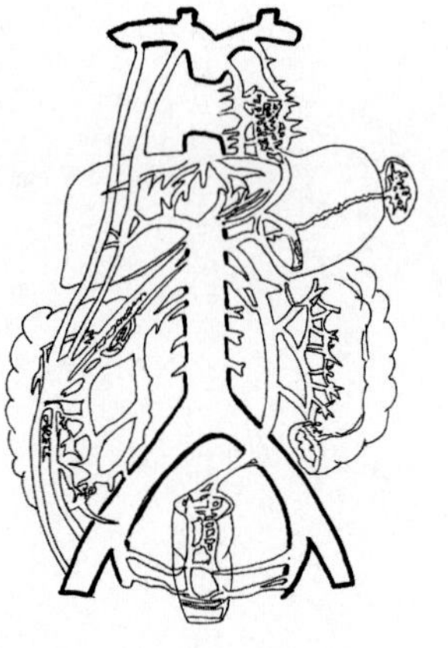

（一）上腔静脉系

上腔静脉系的血液流注见图6-3。

1. 上腔静脉（superior vena cava） 为一条粗大的静脉干，长约7.5cm，由左、右头臂静脉在右侧第1胸肋软骨结合处的后方汇合而成，沿升主动脉右侧垂直下行，至右侧第3胸肋关节处穿纤维心包注入右心房。上腔静脉收集头颈部、上肢、胸壁和部分胸部脏器的静脉血（图6-4）。

2. 胸部的静脉（图6-5） 奇静脉自右膈脚处起自右腰升静脉，经膈进入胸腔，在食管后方沿脊柱右前方上行，至第4胸椎高度，向前勾绕右肺根上方，形成奇静脉弓，于第2肋软骨平面注入上腔静脉。奇静脉沿途收集右侧肋间后静脉、半奇静脉、食管静脉和支气管静脉血液。奇静脉上连上腔静脉，下接右腰升静脉连于下腔静脉，是沟通上腔静脉系和下腔静脉系的重要通道之一。

图6-2 体循环静脉示意图

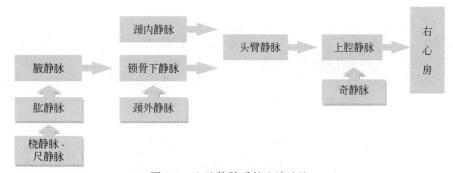

图6-3 上腔静脉系的血液流注

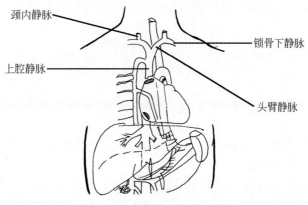

图6-4 上腔静脉系静脉示意图

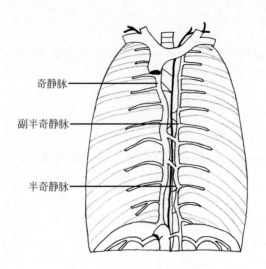

图 6-5　胸部静脉示意图

（二）下腔静脉系

下腔静脉系由下腔静脉及其属支组成，收集下半身的静脉血。下文只讲述概况以及与呼吸系统介入治疗有关的部分（图 6-6）。

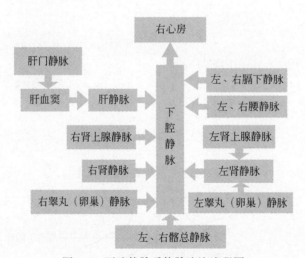

图 6-6　下腔静脉系静脉流注流程图

1. 下腔静脉（inferior vena cava）　　由左、右髂总静脉在第 5 腰椎椎体右侧汇合而成。

（1）壁支：①膈下静脉（inferior phrenic vein）；②腰静脉（lumbar vein），共 4 对，其间的纵行吻合支为腰升静脉。

（2）脏支：①右睾丸静脉（或卵巢静脉）直接注入下腔静脉，左睾丸静脉（或卵巢静脉）注入左肾静脉；②左、右肾静脉；③右肾上腺静脉直接注入下腔静脉，左肾上腺静脉注入左肾静脉；④肝静脉（左、中、右）收集不成对的脏支（图 6-7）。

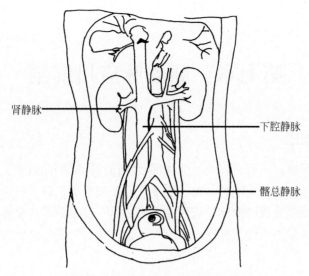

图 6-7 下腔静脉走行及重要属支

2. 髂总静脉 由髂外静脉和髂内静脉汇合而成。双侧髂总静脉伴髂总动脉上行至第 5 腰椎体右侧汇合成下腔静脉。

3. 肾静脉 在肾门处合为一干，经肾动脉前面向内行，注入下腔静脉。左肾静脉比右肾静脉长，跨越腹主动脉的前面。左肾静脉接受左睾丸静脉和左肾上腺静脉。下腔静脉滤器置入部位，应于肾静脉与髂总静脉分叉之间的下腔静脉段，约为第 2、3 腰椎水平，距离肾静脉开口 1.5~3cm。由于静脉属支繁杂，变异度较大，故静脉开口与分叉位置多样，滤器置入前需根据影像检查明确肾静脉开口及双侧髂总静脉分叉位置，从而确定滤器放置位置，以免堵塞其他静脉。

（于长路　师　博　范　勇）

第七章 肺动脉应用解剖

一、肺血管概述

肺有两套血管系统，一套是循环于心和肺之间的肺动脉和肺静脉，属肺的功能性血管。肺动脉从右心室发出伴支气管入肺，随支气管反复分支，最后形成毛细血管网包绕在肺泡周围，之后逐渐汇集成肺静脉，流回左心房。另一套是营养性血管，即支气管动、静脉，发自胸主动脉，攀附于支气管壁，随支气管分支分布，营养肺内支气管的壁、肺血管壁和脏胸膜。

二、肺动脉解剖

肺动脉及肺动脉干（pulmonary trunk）位于心包内，系一粗短的动脉干。起自右心室，在升主动脉前方左后上方斜行，至主动脉弓下方分为左、右肺动脉。心脏四个空腔中的右心房接收上腔静脉和下腔静脉流回心脏的静脉血，经过心脏瓣膜进入右心室，再通过心脏跳动进入肺动脉。由于肺动脉连接着输送静脉血的右心室，所以肺动脉虽然是动脉，但是它却输送静脉血。肺动脉入肺后，伴随支气管分支分布，一般行走于相应支气管的背侧和下方，最终在肺泡壁形成稠密的毛细血管网，其血液与肺泡进行气体交换，使静脉性血变为动脉性血（图7-1~图7-3）。

特点：大多数（90%以上）起于肺的纵隔面及叶间面；分支的分裂和合干频繁，形态变化多样，规律性较差。

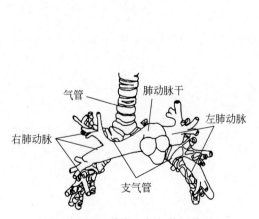

图7-1 肺动脉主干与气管的关系

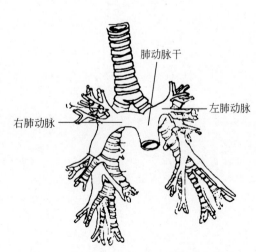

图7-2 肺动脉分支与支气管的解剖关系

左肺动脉（left pulmonary artery）较短，经胸主动脉、左主支气管前方横行，肺静脉后方进入肺门，然后绕左主支气管上后方分出数支上叶支，再转向下后方分出下叶及舌叶

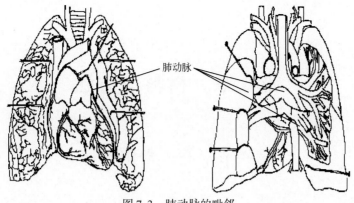

图 7-3　肺动脉的毗邻

支。右肺动脉（right pulmonary artery）较长而粗，经升主动脉和上腔静脉后方向右横行，分为上下两大支。上支较小进入右肺上叶，称为上干。下支较大，称为叶间干，进入右肺中下叶，后又分为右肺中、下叶动脉，故也可称右肺动脉分为 3 支（图 7-4 和图 7-5）。

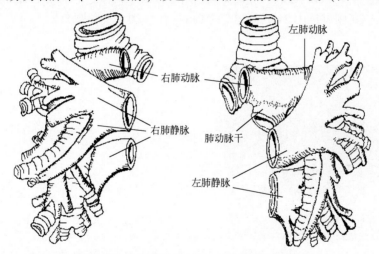

图 7-4　肺动脉、肺静脉、气管的解剖关系

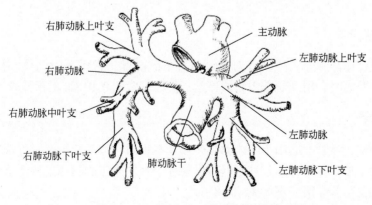

图 7-5　肺动脉与主动脉的解剖关系

（于长路　师　博　范　勇）

第八章　材料与方法

第一节　介入常用器材

一、穿刺针

呼吸系统经体静脉介入最常选择股静脉和颈静脉入路,有时合并下肢静脉血栓时选择经腘静脉入路,所用穿刺针同体动脉所用穿刺针。常用18G或21G穿刺针,带或不带针芯、穿刺套管。经颈静脉入路时一般选择较细的21G穿刺针。外周淋巴管穿刺选用22号头皮针,乳糜池穿刺可选用21G或22G的Chiba针(图8-1和图8-2)。

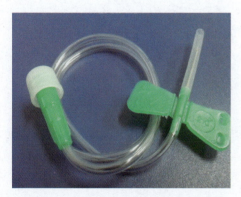 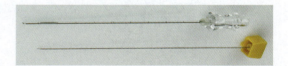

图8-1　可用于淋巴管穿刺的头皮针　　　图8-2　可用于乳糜池穿刺的22G穿刺针

二、导丝

呼吸系统经体静脉介入主要针对肺动脉、下肢静脉,常用导丝与体动脉介入基本相同。先天性心脏病时会用到非常柔软的导丝,淋巴管常用0.018in的微导丝(图8-3)。

三、导管

与导丝一样,导管的应用与经体动脉介入基本相同,肺动脉干造影可选用带侧孔的肺动脉造影导管,抽吸血栓可用各种薄壁指引导管,有创血压监测可连接传感导管。特殊用途导管在各相关章节介绍(图8-4~图8-6)。

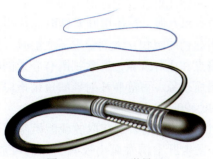
图 8-3　0.018in 微导丝

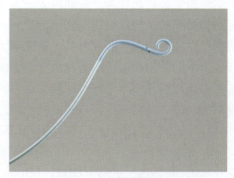
图 8-4　肺动脉造影导管

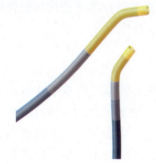
图 8-5　薄壁大腔的指引导管

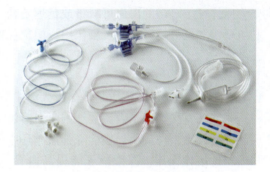
图 8-6　有创血压监测传感导管

四、栓塞剂

呼吸系统相关静脉、肺动脉栓塞多用各种弹簧圈栓子和血管塞。金属弹簧圈与经体动脉介入所用相同。血管塞是由镍钛合金、不锈钢、铂铱合金、高密度聚乙烯等制成，详见相关章节（图 8-7）。

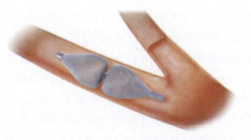
图 8-7　血管塞

第二节　介入常用药物

一、抗凝药物

1. 普通肝素　肝素钠是黏多糖硫酸酯类抗凝血药。肝素是世界上迄今为止已知的分子结构最复杂的化合物，短期内无法人工化学合成，目前只有从猪小肠黏膜中提取的硫酸氨基葡聚糖的钠盐能够用于临床治疗。可静脉滴注、静脉注射或皮下注射，大量应用时可检测凝血功能。由于肝素对 Ca^{2+} 的亲和力比对 Na^+ 的亲和力强，在使用肝素钠时，往往会在各个不同的组织，特别是在血管和毛细管等部位引起钙的沉积；大剂量皮下注射时，钙的螯合作用破坏邻近毛细血管的渗透力，因而产生瘀点和血肿现象。肝素钙既有肝素钠的抗凝血功能，又可减少瘀点和血肿硬结。如有严重出血现象，可静脉注射硫酸鱼精蛋白中和，1mg 硫酸鱼精蛋白可中和 100U 肝素钠，注射速度<20mg/min。

2. 低分子肝素 为低分子肝素钠盐或钙盐，系由肝素钠/钙裂解获取的硫酸氨基葡聚糖片段的钠/钙盐。常皮下注射，12h/次。由于存在发生肝素诱发血小板减少症的可能，在使用低分子肝素的治疗过程中，应全程监测血小板计数。出血是皮下或静脉内药物过量的主要临床体征。轻微的出血可减量或延迟给药。情况严重的患者应考虑使用硫酸鱼精蛋白。它主要中和低分子肝素的抗凝作用，但仍保留某些抗 Xa 活性。

二、溶栓药物

1. 尿激酶（urokinase） 是从健康人尿中分离的，或从人肾组织培养中获得的一种酶蛋白。尿激酶直接作用于内源性纤维蛋白溶解系统，能催化裂解纤溶酶原成纤溶酶，后者不仅能降解纤维蛋白凝块，也能降解血循环中的纤维蛋白原、凝血因子 V 和凝血因子 Ⅷ 等，从而发挥溶栓作用。尿激酶还能提高血管 ADP 酶活性，抑制 ADP 诱导的血小板聚集，预防血栓形成。静脉滴注后，患者体内纤溶酶活性明显提高；停药几小时后，纤溶酶活性恢复原水平，但血浆纤维蛋白或纤维蛋白原水平的降低，降解产物的增加可持续 12～24h。尿激酶的溶栓效应与药物剂量、给药的时间窗明显相关。一旦出现出血症应立即停药，按出血情况和血液丧失情况补充新鲜全血，纤维蛋白原血浆水平<100mg/dl 伴出血倾向者应补充新鲜冷冻血浆或冷沉淀物。

2. 链激酶（streptokinase） 是从 β-溶血性链球菌培养液中提纯精制而成的一种高纯度酶，具有促进体内纤维蛋白溶解系统的活力，使纤维蛋白溶酶原激活因子前体物转变为激活因子，再使纤维蛋白原转变为活性的纤维蛋白溶酶，引起血栓内部崩解和血栓表面溶解。链激酶易过敏且与肝素同时应用时有较高风险，介入治疗中较少应用。

3. 重组人组织型纤溶酶原激酶（rPA） rPA 可以使纤溶酶原激活为有活性的纤溶蛋白溶解酶，以降解血栓中的纤维蛋白，发挥溶栓作用。rPA 只能静脉使用，18mg+18mg 分两次静脉注射，每次缓慢注射 2min 以上，两次间隔为 30min。注射时应该使用单独的静脉通路，不能与其他药物混合后给药，也不能与其他药物使用共同的静脉通路，介入手术中可用于局部溶栓。由于纤维蛋白被溶解，可能引起注射部位出血，包括导管插入部位、穿刺点、切开点。用药期间一旦发生无法加压止血的部位严重出血，必须立即停用肝素、抗凝药及抗栓治疗。

（吴智群　范　勇）

第九章　上腔静脉综合征的介入治疗

第一节　上腔静脉综合征的临床

一、概述

上腔静脉综合征（superior vena cava syndrome，SVCS）是一组由于 SVC 和（或）双侧头臂静脉（brachiocephalic vein，BCV）狭窄导致经静脉血液回流受阻所致的综合征，为临床重症。20 世纪中期，恶性 SVCS 只占 1/3 左右；主要的病因为感染性疾病导致淋巴结肿大压迫 SVC，如结核。近 20~30 年，恶性 SVCS 明显上升，主要原因为肺癌，约占恶性 SVCS 的 75%。SVCS 临床上的体征和症状众多，包括渐进性呼吸困难和喘鸣，头、面、颈和上肢肿胀，胸、腹壁浅静脉扩张，球结膜充血、水肿，视物不清，头晕、头痛和晕厥，声嘶、鼻塞和舌肿大，精神状态异常、嗜睡、昏睡和昏迷等。

二、解剖和病理生理

颈静脉、锁骨下静脉合并汇至 BCV，右侧 BCV 在纵隔内垂直汇至 SVC，左侧 BCV 经主动脉弓上分支前呈 45°~80°角斜下汇至 SVC。BCV 和 SVC 存在部分变异，主要是后位左 BCV（静脉经主动脉弓下方汇入 SVC）和双 SVC。SVC 为头面、颈、上肢和胸部血液回流至心脏的最大、最主要静脉。纵隔内肿大淋巴结、纵隔肿瘤、肺癌侵犯纵隔、肿大甲状腺和主动脉瘤等均可导致 SVC 和双侧 BCV 受压。纵隔或肺内肿瘤直接侵犯、纵隔纤维化、深静脉置管的静脉受损和静脉血栓等可导致 SVC 和 BCV 狭窄。

SVCS 的轻重和血管梗阻的程度相关，一般梗阻越重症状越重。当 SVC 和（或）双侧 BCV 梗阻时，血流可经侧支静脉回流入下腔静脉或奇静脉，侧支血管的建立一般需要几周时间。因此 SVCS 的轻重和血管梗阻的速度也密切相关，血管梗阻速度越快，侧支静脉尚未建立，则症状越重。

三、诊断

根据典型的临床症状可以初步进行诊断。同时可以辅助测量肘静脉压力，一般压力可超过 20cm 水柱；但如果双侧 BCV 狭窄同时合并颈静脉狭窄的患者，肘静脉压力不一定增高，除无上肢肿胀症状以外的 SVCS 症状可出现。胸部 X 线平片可以评估肺内情况和纵隔增宽情况。目前增强 CT 是最重要的检查手段，可以清晰观察血管梗阻原因、程度和侧支情况，同时可以观察原发疾病的情况。MRI 可用于碘对比剂过敏者的检查，同时无需增强即可获得血管情况影像（图 9-1）。血管造影一般在需要进行介入手术时进行。

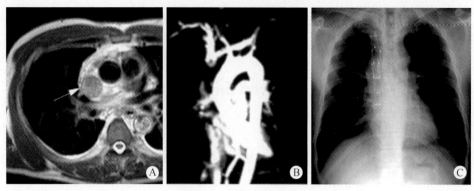

图 9-1 上腔静脉癌栓

A. MR T_2 加权成像示 SVC 内癌栓（箭头）；B. MRA 示 SVC 长段充盈缺损；C. 两个 3 节 Z-stent 置入术后 X 线胸片

四、治疗原则

治疗原则包括病因治疗和减症治疗两大类。减症治疗可给予脱水、利尿和平喘等内科保守治疗、外科旁路转流术和经皮上腔静脉成形术。目前最重要的减症治疗为上腔静脉成形术，外科旁路转流术已经被淘汰。恶性 SVCS 的病因治疗主要包括放、化疗等抗肿瘤治疗和外科手术治疗；外科手术包括肿瘤切除术和血管重建术。良性 SVCS 主要是对原发疾病的治疗，如结核的抗结核治疗、血栓的抗凝和溶栓治疗。

第二节 上腔静脉成形术

一、概述

上腔静脉成形术主要包括血管支架置入术、球囊扩张术和除栓术，其中最主要的为血管支架置入术，有效率可达 90% 以上，且症状缓解、消失大多在术后 24h 内。早期诸多学者将各种血管扩张技术应用于 SVCS 的治疗，主要为球囊扩张术。1986 年 Rösch 等和 Charnsangavej 等首先报道了成功应用血管支架置入术完成恶性 SVCS 的治疗。此后血管内支架置入术被广泛应用于 SVC 成形术。

早期 SVC 成形术的血管支架均应用 Z-stent，但其有柔顺性差、网孔大易致肿瘤内侵的缺点。20 世纪 90 年代末，不锈钢丝编织的 Wallstent 和球扩式钽丝 Palmaz stent 被使用。Wallstent 有回缩明显的缺点，而 Palmaz stent 有直径小和球扩式易致血管破裂的缺点。此后各型激光雕刻的镍钛合金支架相继出现，其良好的柔顺性、较强的支撑力和低回缩性被广泛应用于 SVC 成形术。目前代表性支架有 Optimed Sinus、Cordis Smart、COOK Zilver 和 Bard Luminexx。目前已有报道 ePTFE 覆膜支架应用于 SVC 成形术，以防止支架内肿瘤入侵。

二、SVC 成形术适应证

（1）各种严重良恶性 SVCS 的急救，如喉头水肿（严重呼吸困难）、脑水肿（晕厥、昏迷）。

（2）肘静脉压高于20cm水柱，SVC血管狭窄70%以上的恶性SVCS。

（3）肘静脉压高于20cm水柱，双侧BCV血管狭窄总计80%以上的恶性SVCS。

（4）肘静脉压不高，但患者双侧BCV血管狭窄80%以上同时合并其中一侧颈静脉严重狭窄的恶性SVCS。

（5）肘静脉压不高，SVC血管狭窄70%以上的抗肿瘤无效的恶性SVCS。

三、SVC成形术禁忌证

严重的SVCS一般无绝对成形术禁忌证，一些特殊情况除外。例如：①血管插管、造影禁忌者，如严重凝血功能不全、碘对比剂过敏和严重肝肾功能不全者等；②SVC及其属支大量新鲜血栓，溶、吸栓等治疗效果不佳，同时无法置入SVC滤器预防者；③恶性狭窄段已经累及右心房，同时行心房支架置入术前行球囊预扩试验可发生严重心律失常者；④慢性SVC及其双侧BCV严重狭窄，甚至闭塞；但侧支开放良好，无SVCS症状者。

四、介入术前准备

（1）完善检查：凝血指标、血常规、血生化和测量肘静脉压等。

（2）术前给予充分脱水、利尿和抗凝处理，有大量心包、胸腔积液者给予充分引流。

（3）做好术前临床和影像学评估：根据临床和影像学检查，评估血管狭窄程度、性质和血栓形成情况等，并制定相应的手术方式。

（4）术前准备：备皮、心电监护、吸氧和开放静脉通道等。

（5）根据手术方式，签署相应的知情同意书。

五、介入手术操作程序

1. 入路选择　一般经股静脉入路；如患者不能平卧，可经肘静脉或锁骨下静脉入路。根据所制定的手术方式置入相应直径血管鞘。

2. 血管造影术　①经双侧肘静脉置入静脉留置管同时行血管造影；②应用造影导管插至狭窄远端行血管造影，选用多侧孔导管；③如狭窄严重，造影只能显示狭窄一端，则需用各种造影方法明确狭窄另一端的位置（图9-2）。

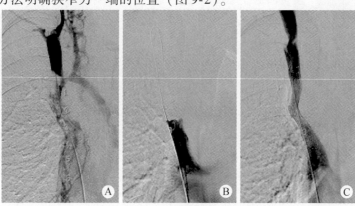

图9-2　严重上腔静脉狭窄的支架置入

A. SVC严重狭窄，狭窄远端造影近心端无法显示；B. 同侧经股入路在大的血管鞘置入猪尾管造影显示狭窄近心端；C. 支架置入术后血液回流通畅

3. 血管成形术 根据血管造影结果，测量血管狭窄程度和长度情况。一般恶性狭窄直接进行支架置入术，可经交换导丝交换出造影导管，再引入支架输送系统；释放支架需熟知各种支架的特性和释放方式，支架打开至狭窄段需缓慢释放，最后完全释放支架时也要缓慢。良性狭窄首先应用球囊扩张术，如扩张术效果不佳再行支架置入术。对于狭窄远端有血栓需行血栓清除术后再进行成形术。支架置入术后扩张效果不佳可予球囊后扩，但仅适用于肿瘤受侵性狭窄、良性的静脉纤维化性狭窄（图9-3）；不适用于外压性狭窄，因支架不足以撑开狭窄时，球囊扩张术也同样无法撑开狭窄。

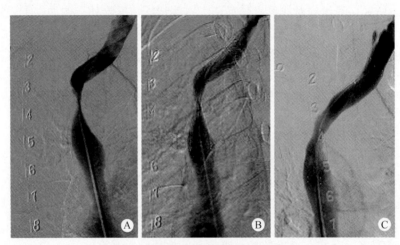

图9-3 上腔静脉严重狭窄的血管成形术
A. 肿瘤侵犯至SVC上段狭窄；B. 左BCV至SVC支架置入术后狭窄扩张不佳；C. 球囊扩张术后狭窄处扩张良好

4. 血管再通、成形术 SVC完全受肿瘤侵犯时，则需要进行再通术（图9-4）。再通术时可先用0.035in的普通导丝进行试探性的穿通，如果阻力小者可穿通成功，穿通后可行C臂CT或CT扫描证实导丝位于远侧血管腔内后，行相应的成形术。如普通导丝不能通过，则可以应用偏硬的0.014in或0.018in下肢动脉成形用导丝或房间隔穿刺针进行穿通术。

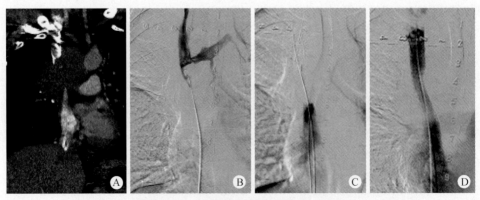

图9-4 上腔静脉完全闭塞的血管成形术
A. CT冠状面重建示SVC上中段完全受肿瘤侵犯；B. 经右侧肘静脉入路造影显示狭窄上段；C. 经股静脉入路造影显示狭窄下段；D. 经支架置入和球扩术后SVC开通

六、介入手术操作注意事项

（1）选择合适长度和直径的支架。支架直径大于正常血管至少10%，支架上下两端必须超过狭窄两端至少1cm（图9-5）。长段狭窄双支架置入术，吻合接口需大于1cm（图9-6）。

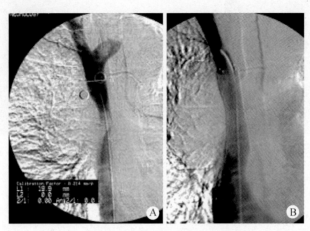

图9-5　上腔静脉支架成形术
A. 血管造影示SVC中段严重狭窄，正常段直径约20mm；B. 置入直径为22mm的支架后血流通畅

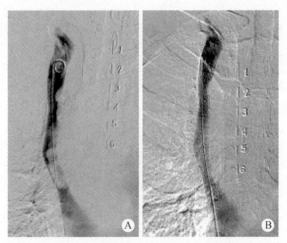

图9-6　上腔静脉长段狭窄的支架成形术
A. 右侧BCV至SVC长段狭窄，长度约10cm；B. 置入两枚支架后血流通畅

（2）SVC狭窄者一般行单侧支架置入术即可；除非双侧BCV狭窄严重，可行双侧支架置入，双侧支架置入可根据情况应用对吻技术（图9-7）或内套技术（图9-8）。

（3）狭窄远端有大量血栓者需积极行除栓术，待大块血栓清除后再行支架置入术（图9-9）。

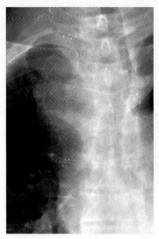
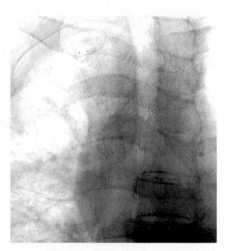

图 9-7　双侧 BCV 至 SVC 对吻式支架置入术后　　图 9-8　双侧 BCV 至 SVC 内套式支架置入术后

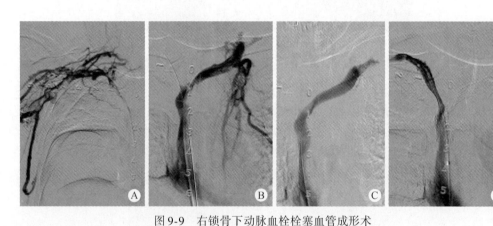

图 9-9　右锁骨下动脉血栓栓塞血管成形术

A. 右侧锁骨下静脉造影示大量血栓伴右侧 BCV 梗阻；B. 左侧 BCV 造影示近 SVC 处严重狭窄；C. 左侧 BCV 至 SVC 支架置入术后血流通畅；D. 右侧锁骨下静脉除栓及右侧锁骨下静脉至 SVC 内套式支架置入术后血流通畅

（4）狭窄处邻近心房口者，先行球囊扩张试验；如无明显的心律失常再行支架置入术。

（5）球囊扩张术的球囊直径小于 10mm，特别是在 SVC 下段（为纵隔裸区），避免血管破裂。

（6）左侧 BCV 至 SVC 的支架必须选用开环式支架（柔顺性好，可成角但不影响支架撑开）。

（7）BCV 主要属支（锁骨下静脉和颈静脉）有严重狭窄，合并局部症状严重者酌情同时行成形术（图 9-10）。

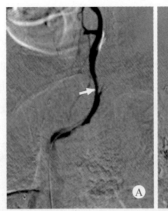 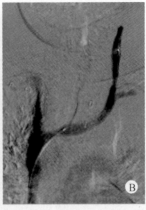

图 9-10 患者颈部、纵隔淋巴结广泛增大，右侧颈静脉闭塞，反复昏厥
A. 左侧 BCV 狭窄伴左侧颈静脉根部狭窄（箭头）；B. 左侧颈静脉至左侧 BCV 支架置入术后血流通畅，昏厥症状消失

七、介入相关并发症及处理

1. 支架移位、脱落 系支架直径选择有误所致。术中发现支架释放后下移，立即用大于、长于原支架直径和长度的支架套入或应用相同直径的支架对接至上方较细血管；完全移位者（至心房为止）可采用各种介入方法移至髂静脉；失败者外科手术取出。

2. 大出血、心脏压塞 一般系大球囊进行血管扩张术后血管破裂所致。发现后立即予心包穿刺、扩容和输血处理，同时对破口进行球囊封堵再予覆膜支架置入；失败者外科手术修补。

3. 急性心衰、肺水肿 系支架撑开后回心血量猛增所致。注意支架释放后心率和血压变化，术后常规预防性应用呋塞米；心率持续加快者给予毛花苷丙强心，血压下降者给予正性肌力药物维持血压。肺水肿者可取坐位，20% 乙醇放置于湿化瓶内吸氧，同时给予吗啡、氨茶碱、呋塞米和毛花苷丙等药物解痉、平喘、强心和利尿。

4. 严重心律失常 一般系支架进入心房持续刺激窦房结所致。支架尽量勿入心房大于 2cm，支架需入心房者可用球囊试扩。

5. 急性肺栓塞 系 SVC 主要属支内大块血栓脱落所致。导管可直接进入肺动脉对血栓进行处理，并予相应的辅助药物治疗。

八、疗效评价

一般成功的 SVC 成形术后，各种症状在术后即刻减轻；自膨式支架置入术后一般 24h 完全撑开，各种症状在 24h 后迅速消失。临床上患者的肿胀、气促和咳嗽等症状可明显改善。可以测量置入术前后肘静脉压力的改变进行对照。术后 1~2 天可以复查胸片或 3D DSA 观察支架撑开情况。如果症状改善不佳及支架撑开不佳，可再次进行球囊扩张术（需掌握球扩术指征）和叠加支架置入术。另外，术后 1~2 个月可以复查胸部增强 CT 观察支架和血管情况。

九、随访及必要的后续(重复)治疗

术后长期抗凝治疗,同时积极进行基础疾病的治疗。对患者进行长期随访,恶性SVC支架置入术后再狭窄率约为30%。主要原因为慢性血栓、肿瘤浸润和肿瘤再压迫。慢性血栓形成者可予球囊扩张术,必要时再次置入内支架。肿瘤浸润者可进行球囊扩张术和置入覆膜支架(图9-11),肿瘤再压迫可再置入强支撑力的支架。术后支架内急性血栓形成极少,但发生后需要积极应用介入手段进行干预。

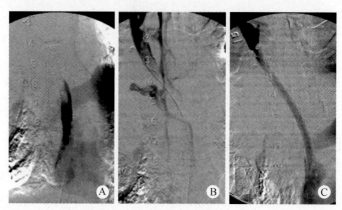

图9-11 支架内肿瘤浸润的再通术
A、B. 造影示原支架内大部分和支架上方肿瘤浸润,流通道闭塞;C. 两枚覆膜支架置入术后示血流通畅

(江 森 揭 冰 程永德)

参考文献

宋进华,顾建平,楼文胜,等.2008.肺癌合并上腔静脉综合征的介入治疗.介入放射学杂志,17:182-185.

张伟,张曦彤.2009.经皮腔内支架成形术治疗头臂-上腔静脉梗阻.介入放射学杂志,18:949-952.

Charnsangavej C, Carrasco C, Wallace S, et al. 1986. Stenosis of the vena cava: preliminary assessment of treatment with expandable metallic stent. Radiology, 161 (2): 295-298.

Cho TH, Janho K, Mohan IV. 2011. The role of stenting the superior vena cava syndrome in patients with malignant disease. Angiology, 62 (3): 248-252.

Davis RM, David E, Pugash RA, et al. 2012. Radiofrequency guide wire recanalization of venous occlusions in patients with malignant superior vena cava syndrome. Cardiovasc Intervent Radiol, 35 (3): 676-679.

Dinkel HP, Mettke B, Schmid F, et al. 2003. Endovascular treatment of malignant superior vena cava syndrome: is bilateral wallstent placement superior to unilateral placement. J Endovasc Ther, 10 (4): 788-797.

Gregorio Ariza MA, Gamboa P, et al. 2003. Percutaneous treatment of superior vena cava syndrome using metallic stents. Eur Radiol, 13 (4): 853-862.

Gwon DI, Ko GY, Kim JH, et al. 2013. Malignant superior vena cava syndrome: a comparative cohort study of treatment with covered stents versus uncovered stents. Radiology, 266 (3): 979-987.

Lanciego C, Chacón JL, Julián A, et al. 2001. Stenting as first option for endovascular treatment of malignant superior vena cava syndrome. AJR Am J Roentgenol, 177 (3): 585-593.

Lee-Elliott CE, Abubacker MZ, Lopez AJ, et al. 2004. Fast-track management of malignant superior vena cava syndrome. Cardiovasc Intervent Radiol, 27 (5): 470-473.

Maleux G, Gillardin P, Fieuws S, et al. 2013. Large-bore nitinol stents for malignant superior vena cava syndrome: factors influencing outcome. Am J Roentgenol, 201 (3): 667-674.

Nagata T, Makutani S, Uchida H, et al. 2007. Follow-up results of 71 patients undergoing metallic stent placement for the treatment of a malignant obstruction of the superior vena cava. Cardiovasc Intervent Radiol, 930 (5): 959-967.

Nicholson AA, Ettles DF, Arnold A, et al. 1997. Treatment of malignant superior vena cava obstruction: metal stents or radiation therapy. J Vasc Interv Radiol, 8 (5): 781-788.

Oudkerk M, Kuijpers TJ, Schmitz PI, et al. 1996. Self-expanding metal stents for palliative treatment of superior vena caval syndrome. Cardiovasc Intervent Radiol, 19 (3): 146-151.

Rösch J, Uchida BT, Hall LD, et al. 1992. Gianturco-Rösch expandable Z-stents in the treatment of superior vena cava syndrome. Cardiovasc Intervent Radiol, 15 (5): 319-327.

Sheikh MA, Fernandez BB Jr, Gray BH, et al. 2005. Endovascular stenting of nonmalignant superior vena cava syndrome. Catheter Cardiovasc Interv, 65 (3): 405-411.

Smayra T, Otal P, Chabbert V, et al. 2001. Long-term results of endovascular stent placement in the superior caval venous system. Cardiovasc Intervent Radiol, 24 (6): 388-394.

Warren MJ, Sen S, Marcus N. 2008. Management of migration of a SVC Wallstent into the right atrium. Cardiovasc Intervent Radiol, 31 (6): 1262-1264.

Wilson LD, Detterbeck FC, Yahalom J. 2007. Superior vena cava syndrome with malignant causes. N Engl J Med, 356 (18): 1862-1869.

第十章　下腔静脉滤器

第一节　下肢深静脉血栓

下肢深静脉血栓形成（deep venous thrombosis，DVT）是血液在下肢深静脉内不正常凝结引起的疾病，血液回流受阻，出现下肢肿胀、疼痛、功能障碍。血栓脱落可引起肺栓塞（pulmonary embolism，PE），DVT 和 PE 合称为静脉血栓栓塞症（venous thromboembolism，VTE）。DVT 如在急性早期未得到有效治疗，血栓机化，常遗留静脉功能不全，称为血栓后综合征（post-thrombosis syndrome，PTS）。严重者显著影响生活质量甚至导致患者死亡。

一、流行病学

我国尚无下肢静脉血栓形成（DVT）流行病学资料。有 35 家医疗单位参加的多中心研究，分析 75 140 例外周血管疾病患者发现，深静脉炎和静脉曲张分别占 11.6% 和 9.6%。DVT 发生的原因与血流停滞、血液高凝状态及血管壁损伤有关，发生 DVT 风险的人群特征一般是随年龄的增加而增大，秋冬两季更为频发。

二、病因、病理

DVT 的主要原因是静脉壁损伤、血流缓慢和血液高凝状态。危险因素包括原发性因素和继发性因素。DVT 多见于长期卧床、肢体制动、大手术或创伤后、晚期肿瘤或有明显家族史的患者。

静脉血栓形成的病理变化，主要是由于血液高凝状态和血流滞缓而发生血栓，血栓与管壁一般仅有轻度粘连，容易脱落，可引起肺栓塞。激发炎症反应后，血栓与血管壁粘连也可较紧密。静脉血栓形成引起静脉回流障碍，其程度取决于受累血管的大小和部位，以及血栓的范围和性质。阻塞远端静脉压升高，毛细血管淤血，内皮细胞缺氧，使毛细血管渗透性增加，阻塞远端肢体出现肿胀。深静脉压升高及静脉回流障碍，使交通支静脉扩张开放，阻塞远端血流经交通支而入浅静脉，出现浅静脉扩张。血栓可沿静脉血流方向向近心端蔓延，小腿血栓可继续延伸到下腔静脉，甚至对侧。当血栓完全阻塞静脉主干后，血栓还可逆行向远端延伸。血栓可脱落，随血流经右心，栓塞肺动脉而并发肺栓塞。另一方面血栓可以机化、再管化和再内膜化，使静脉管腔恢复一定程度的通畅。因管腔受纤维组织收缩作用影响，以及瓣膜本身的破坏，可致静脉瓣膜功能不全。

三、诊断

（一）临床表现

（1）DVT 主要表现为患肢的突然肿胀、疼痛、软组织张力增高（图10-1）；活动后加重，抬高患肢可减轻，静脉血栓部位常有压痛。发病 1～2 周后，患肢可出现浅静脉显露或扩张。血栓位于小腿肌肉静脉丛时，Homans 征和 Neuhof 征呈阳性（患肢伸直，足突然背屈时，引起小腿深部肌肉疼痛，为 Homans 征阳性，压迫小腿后方，引起局部疼痛，为 Neuhof 征阳性）。

（2）严重的下肢 DVT 患者可出现股白肿甚至股青肿（图10-2）。股白肿为全下肢明显肿胀、剧痛，股三角区、腘窝、小腿后方均有压痛，皮肤苍白，伴体温升高和心率加快。股青肿是下肢 DVT 最严重的情况，由于髂股静脉及其侧支全部被血栓堵塞，静脉回流严重受阻，组织张力极高，导致下肢动脉痉挛，肢体缺血；临床表现为患肢剧痛，皮肤发亮呈青紫色、皮温低伴有水疱，足背动脉搏动消失，全身反应强烈，体温升高；如不及时处理，可发生休克和静脉性坏疽。

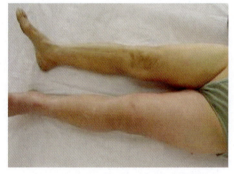

图 10-1　DVT 导致下肢淤血临床表现
下肢皮色发绀，皮温高，下肢水肿等

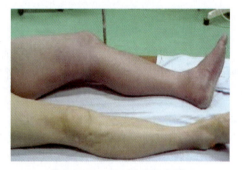

图 10-2　DVT 导致股青肿
表现为下肢疼痛剧烈，整肢广泛性明显肿胀，皮肤紧张、发亮、发绀，皮温明显降低，足背、胫后动脉搏动消失，可出现休克及肢体静脉性坏疽

（3）静脉血栓一旦脱落，可随血流进入并堵塞肺动脉，引起 PE 的临床表现。

（4）DVT 慢性期主要症状是下肢肿胀、疼痛（严重程度随时间的延长而变化），体征包括下肢水肿、色素沉着、湿疹、静脉曲张，严重者出现足靴区的脂性硬皮病和溃疡。

（二）辅助检查

1. 多普勒超声检查　灵敏度、准确性均较高，是 DVT 诊断的首选方法，适用于对患者的筛查和监测。彩色超声检查发现髂静脉、下肢静脉管径增粗，无血流信号和血栓影像。血管多普勒检查见深静脉回流不畅。检查时动作要轻柔，不要挤压患肢，以避免血栓脱落造成肺栓塞。

2. 血浆 D-二聚体测定　D-二聚体是反映凝血激活及继发性纤溶的特异性分子标志

物，诊断急性 DVT 的灵敏度较高（>99%），>500 μg/L（ELISA 法）有重要参考价值。可用于急性 VTE 的筛查以及特殊情况下 DVT 的诊断、疗效评估、VTE 复发的危险程度评估。

3. 螺旋 CT 静脉成像 准确性较高，可同时检查腹部、盆腔和下肢深静脉情况。

4. MRI 静脉成像 能准确显示髂静脉、股静脉、腘静脉血栓，但不能满意地显示小腿静脉血栓。无需使用对比剂。

5. 静脉造影 准确性高，可以有效判断有无血栓，血栓部位、范围、形成时间和侧支循环情况。顺行下肢静脉造影见下肢静脉主干或（和）下腔静脉不显影或者充盈缺损，并可以有侧支循环开放。

四、治疗原则

（一）预防

对下肢深静脉血栓形成高危者，需要解决静脉血流淤滞和血液高凝状态。
（1）抬高下肢，活动踝关节和外源性压迫小腿肌肉等。
（2）服小剂量肠溶阿司匹林或低分子肝素皮下注射等。

（二）一般处理

下肢深静脉血栓形成后，要绝对卧床 3 周，以防肺栓塞。并抬高患肢，肢体宜高于心脏平面 20～30cm，膝关节放于 5°～10°微屈曲位。

（三）介入手术治疗

1. 溶栓治疗 对于急性期中央型或混合型 DVT，在全身情况好、预期生存期≥1 年、出血风险较小的前提下，首选导管接触性溶栓。导管接触性溶栓是将溶栓导管置入静脉血栓内，溶栓药物直接作用于血栓；系统溶栓是经外周静脉全身应用溶栓药物。导管接触性溶栓具有一定的优势，能提高血栓的溶解率，降低静脉血栓后遗症的发生率，治疗时间短，并发症少。系统溶栓的血栓溶解率较导管接触性溶栓低，但对早期 DVT 有一定效果，在部分患者能保留深静脉瓣膜功能，减少 PTS 发生。

合并髂静脉狭窄或闭塞的处理：髂静脉狭窄或闭塞在 DVT 的发病中起重要作用，导管溶栓或手术取栓后同时矫正髂静脉狭窄或闭塞，可以提高通畅率，改善治疗效果，减少 PTS 的发生。成功行导管溶栓后，造影发现髂静脉狭窄>50%，建议首选球囊扩张和（或）支架置入术。

2. 取栓治疗 是消除血栓的有效方法，可迅速解除静脉梗阻。常用经导管抽吸、血栓消融器、Fogarty 导管等经股静脉取出静脉血栓。推荐出现股青肿时，应立即手术取栓。对于发病 7 天以内的中央型或混合型 DVT 患者，若全身情况良好、无重要脏器功能障碍也可行手术取栓。

3. 下腔静脉滤器置入指征 下腔静脉滤器可以预防和减少 PE 的发生，长期置入导致的下腔静脉阻塞和较高的深静脉血栓复发率等并发症亦逐渐引起关注，提倡使用临时滤器。

下列情况可以考虑置入下腔静脉滤器：①髂、股静脉或下腔静脉内有漂浮血栓；②急性 DVT，拟行导管溶栓或手术取栓等血栓清除术者；③具有 PE 高危因素的患者行腹部、盆腔或下肢手术。

（四）其他治疗

1. 抗凝 抗凝是 DVT 的基本治疗，可抑制血栓蔓延、有利于血栓自溶和管腔再通，从而减轻症状、降低 PE 发生率和病死率。但是单纯抗凝不能有效消除血栓、降低 PTS 发生率。药物包括普通肝素、低分子肝素、维生素 K 拮抗剂（如华法林）、直接Ⅱa 因子抑制剂、Xa 因子抑制剂等。

2. 静脉血管活性药物 如黄酮类、七叶皂苷类等。前者可以促进静脉血液回流，减轻患肢肿胀和疼痛，从而改善症状。后者具有抗感染、减少渗出、增加静脉血管张力、改善血液循环、保护血管壁等作用。

3. 物理治疗 包括加压弹力袜和间歇气压治疗（又称循环驱动治疗）。两者均可促进静脉回流，减轻淤血和水肿，是预防 DVT 发生和复发的重要措施。对于慢性期患者，建议服用静脉血管活性药物，并长期使用弹力袜；有条件者，可使用肢体循环促进装置辅助治疗。

第二节 下肢深静脉血栓的介入治疗

一、概述

1984 年 Sniderman 等首次报道用经皮穿刺导管抽吸术即介入治疗血管腔内血栓形成。目前，介入治疗 DVT 的方法主要有经导管溶栓治疗，机械性血栓清除术，球囊血管成形及支架置入术。

对 DVT 实施介入治疗宜从安全性、时效性、综合性和长期性 4 个方面考虑。①安全性：对长段急性血栓介入治疗前置入腔静脉滤器可有效预防肺动脉栓塞。采用机械性血栓清除和（或）经导管药物溶栓，可明显降低抗凝剂和溶栓剂的用量，减少内脏出血并发症。②时效性：急性 DVT 一旦明确诊断，宜尽快做介入处理，以缩短病程，提高管腔完全再通比例，避免或减少静脉瓣膜粘连，降低瓣膜功能不全、血栓复发的发生率，尽量阻止病程进入慢性期和后遗症期。③综合性：对 DVT 常采用数种介入方法综合治疗，如对急性血栓在经导管溶栓的基础上，可采用导管抽吸、机械消融等介入性血栓清除；对伴有髂静脉受压综合征或伴有髂静脉闭塞的 DVT 者，可结合使用球囊血管成形术和支架置入术，以迅速恢复血流，提高介入治疗的疗效。④长期性：在综合性介入治疗后，宜继续抗凝 6 个月以上，定期随访、复查，以减少 DVT 的复发。

二、适应证

1. 经导管溶栓治疗 适应证：①急性期 DVT；②亚急性期 DVT；③DVT 慢性期或后遗症期急性发作。

2. 机械性血栓清除术 机械性血栓清除术包括使用大腔导管抽吸、利用血栓消融装置清除血栓。适应证：①急性期 DVT；②亚急性期髂股静脉血栓。

3. 球囊血管成形和支架置入术　　适应证：①不伴有急性血栓的髂股静脉重度受压（Cockett 综合征或 May-Thurner 综合征）；②经导管溶栓、血栓清除术后遗留的髂静脉重度狭窄和闭塞；③股静脉形态、血流正常时的股总静脉重度狭窄；④慢性期短段股静脉重度狭窄（推荐做单纯性球囊血管成形术）。

三、禁忌证

1. 经导管溶栓治疗　　禁忌证：①3 个月内有脑出血和（或）手术史、1 个月内有消化道及其他内脏出血者和手术史；②患肢伴有较严重感染；③急性期髂-股静脉或全下肢 DVT，血管腔内有大量游离血栓而未行下腔静脉滤器置入术者；④难治性高血压（血压＞180/110 mmHg）；⑤75 岁以上患者慎重选择。

2. 机械性血栓清除术　　禁忌证：①慢性期 DVT；②后遗症期 DVT；③膝以下深静脉血栓。

3. 球囊血管成形和支架置入术　　禁忌证：①股静脉长段狭窄、闭塞；②股静脉机化再通不全；③髂-股静脉长段急性期血栓而又未置入下腔静脉滤器者。

四、介入术前准备

（一）体格检查

观察、测量并记录双下肢和会阴部及腹股沟部肤色、浅静脉显露情况和血液回流方向、皮温及肢体周径。检查并记录 Homan 征及 Neuhof 征、肌张力及膝关节主动和被动活动幅度。

（二）实验室检查

①血浆 D-二聚体（D-D）测定：酶联免疫吸附法（ELISA）检测。血浆 D-D＞500μg/L 对诊断急性 DVT 有重要参考价值。②凝血功能测定：检测凝血酶原时间（PT）和国际标准化比值（INR）、纤维蛋白原（FIB）、活化部分凝血活酶时间（APTT）、凝血酶时间（TT）。

（三）影像检查

1. 下肢静脉超声检查　　超声检查时正常静脉压迫后管腔可消失，含血栓的静脉压迫后管腔不消失且腔内回声增强。加压超声显像对股静脉、腘静脉血栓检出率较高，对小腿静脉血栓检出率较低；受肠内气体和空腔脏器干扰，髂静脉血栓较难检出。

2. 多普勒超声检查　　多普勒超声检查诊断 DVT 的灵敏度和特异度较高，结合加压超声显像，可作为 DVT 的筛选和动态监测。

3. 顺行性静脉造影　　目前仍是诊断 DVT 的"金标准"。使用留置针经足背静脉或大隐静脉穿刺，通过提高对比剂注入速率，可提高髂静脉血栓的检出率。

4. 下肢静脉 CTA　　多排螺旋 CT 血管造影（MSCTA）在检出 DVT 的同时，可评估髂静脉受压情况。

5. 下肢静脉 MRA 高场 MRA 可评估血栓形成的时间（栓龄），也可评估髂静脉受压情况。

五、介入手术操作程序

溶栓导管进入血栓内的途径有经颈静脉、健侧股静脉、患侧腘静脉、患侧浅静脉。无论采用何种途径留置导管，在经导管给以溶栓药的过程中应最大程度地增加溶栓药物与血栓接触的面积。

治疗流程：经颈静脉或股静脉留置导管鞘，在下腔静脉造影后，或同时做肺动脉造影后，评估滤器适应证，根据指征置入下腔静脉滤器。对 PE 患者留置导管于 PA 溶栓，定期复查至 PE 消失后，溶栓导管插至髂股静脉，并保留导管在血栓远端，经导管加压注射溶栓药物和抗凝剂。每 3~5 日造影复查和调整导管位置，待血栓完全溶解后取出滤器。如髂静脉狭窄或闭塞患者行球囊扩张和（或）支架置入（图 10-3）。

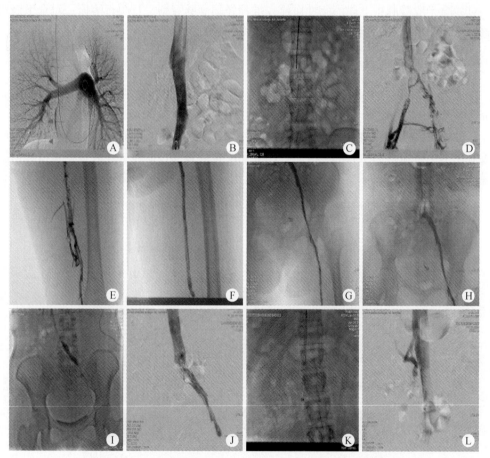

图 10-3　左髂静脉血栓伴肺栓塞的溶栓治疗及血管成形术

A、B. 为肺动脉、下腔静脉造影示右下肺动脉栓塞；C. 置入下腔静脉滤器；D、E. 造影示左侧髂股静脉血栓形成；F-H. 置管溶栓 12 天后造影复查，左侧髂股静脉血栓基本消失，左髂总静脉重度狭窄；I. 为左髂静脉球囊扩张；J. 复查造影左髂静脉血流通畅，无明显狭窄；K. 为下腔静脉滤器取出；L. 为复查下腔静脉造影，无对比剂外溢

(一) 经导管溶栓治疗

溶栓剂一般选用尿激酶,常用剂量为20万~100万U/d。保留导管通常不超过7天。

1. 顺行溶栓
(1) 经患侧腘静脉穿刺插管至髂股静脉,保留导管进行溶栓。
(2) 经患侧股静脉穿刺插管至髂静脉,保留导管进行溶栓。

2. 逆行溶栓
(1) 经健侧股静脉插管至患侧髂股静脉,保留导管进行溶栓。
(2) 经颈内静脉插管至患侧髂股静脉,保留导管进行溶栓。

3. 经动脉留管顺行溶栓
(1) 经健侧股动脉插管至患侧髂股动脉内,保留导管进行溶栓。
(2) 经患侧股动脉顺行插管至同侧股动脉远端留管溶栓。

对局限于股静脉中上段的急性血栓,推荐经腘静脉穿刺,行顺行溶栓;对全下肢深静脉急性血栓形成,推荐行逆行溶栓或经动脉留管顺行溶栓。

(二) 机械性血栓清除术

1. 经导管抽吸 使用8~12F导管鞘和导引导管,沿导丝插至血栓处,以50 ml或30 ml注射器反复抽吸。

2. 血栓消融器(图10-4)清除血栓 置入7~8F导管鞘,插入4~5F普通造影导管,注入对比剂了解血栓的位置和范围后,用导丝配合导管穿过血栓。经导管鞘将血栓消融器缓慢插入,在透视监视下推进至近血栓处,启动血栓消融器进行血栓清除。

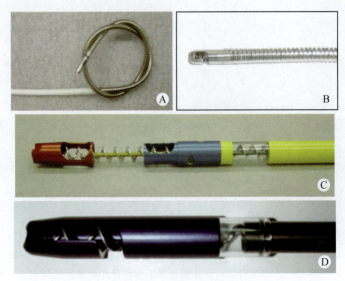

图10-4 常见的血栓消融器

机械性碎栓是一把"双刃剑",虽然可以加快血栓的溶解速度,在一定程度上缓解了不稳定的血液循环状态;但也增加了介入治疗风险,如心律失常、血管破裂、导致血液循环状态不稳定等。

(三) 球囊扩张成形及支架置入术

1. 球囊扩张成形术 ①对髂总静脉及髂外静脉上段阻塞，推荐从右侧颈内静脉或同侧股静脉穿刺入路。②对累及髂外静脉下段、股总静脉及股静脉上段的阻塞，推荐从右侧颈内静脉或同侧腘静脉穿刺入路。③髂静脉成形术推荐使用直径为 10～12 mm 的球囊导管；股总静脉和股静脉成形术推荐使用直径为 8～10 mm 的球囊导管。④推荐使用压力泵充盈球囊，维持 1～3 min。

2. 支架置入术 ①髂股静脉支架置入术，推荐在球囊血管成形术后进行。②髂总静脉及髂外静脉上段支架置入推荐使用直径 12～14 mm 的自膨式支架。③髂外静脉下段及股总静脉支架置入推荐使用 10～12 mm 的自膨式支架。

六、介入手术操作注意事项

1. 经导管溶栓治疗 如股静脉下段及腘静脉内存在血栓，一般不宜选择经腘静脉穿刺插管溶栓，以避免股腘静脉因穿刺插管损伤而导致血栓加重。此时宜选择经健侧股静脉或颈内静脉逆行插管至患肢股腘静脉或经动脉插管静脉溶栓；在全下肢 DVT 进行动脉插管静脉溶栓时，导管头位置宜根据血栓累及的平面而定。在髂股静脉及下肢深静脉内均有血栓时，导管头置于患侧髂总动脉即可。药物通过髂内动脉和股深动脉时，可作用于髂内静脉、股深静脉及其属支内的血栓获得较好的疗效。

2. 抗凝剂和溶栓剂的使用 用量不宜过大，以避免或减少出血并发症。定时检测凝血功能，有助于合理调整药物剂量。少数情况下，患者凝血功能检测结果与临床表现并不一致，患者已经出现血尿或便血，但凝血功能检测仍可在正常范围内。这时应根据临床具体情况及时调整抗凝、溶栓药物的剂量。

3. 经导管溶栓 治疗下肢深静脉血栓仅为综合性介入治疗中的一种方法。对髂股静脉内的急性血栓尽早结合采用机械性血栓清除术常可明显提高疗效、缩短病程。

4. 机械性血栓清除术

（1）血栓抽吸术：①抽吸过程中必须保持较恒定的负压，以尽量减少栓子脱落的概率；②血栓抽吸术常造成失血，应严格控制失血量，每次不应超过 200 ml；③下肢 DVT 者拟行血栓抽吸术时，推荐预先置入下腔静脉滤器，以防止发生肺动脉栓塞；④对血栓抽吸术后残余管腔狭窄>30% 者，尤其是髂静脉，可考虑结合使用其他介入治疗方法；⑤血栓抽吸术需与抗凝、溶栓治疗相结合，可以提高疗效、减少血栓复发。

（2）血栓消融器血栓清除术：①下肢 DVT 行血栓消融器清除术前，可根据情况放置下腔静脉滤器以防止致死性肺栓塞发生；②血栓消融器使用过程中，应注意停顿时间，防止器械过热而出现故障。

5. 球囊扩张成形及支架置入术

（1）DVT 经导管溶栓、机械性血栓消融术或球囊血管成形术后管腔通畅、管壁光滑、腔内对比剂密度均匀、无明显残留狭窄时，可不行支架置入术。

（2）支架置入通常位于髂静脉和股总静脉内，股浅静脉中下段瓣膜较多，不宜置入支架，以防止静脉瓣膜功能不全发生。跨关节支架需谨慎选用。

（3）置入支架的直径应大于邻近正常静脉管径 1～2mm，长度应足以完全覆盖狭窄段。当病变累及髂总静脉汇合处时，支架近心端宜伸入下腔静脉内 3mm 左右；长段病变应尽可能使用长支架，减少重叠。

（4）支架置入术中应维持足量的肝素化。

（5）采用多种方法使支架入口（股静脉侧）和支架出口（下腔静脉侧）有足够的血流、造影时无对比剂滞留。若预测支架置入后血流量不充足，支架长度不足以覆盖整个狭窄或闭塞段，则不宜置入支架。

七、介入术后常规处理

（1）在行介入性溶栓治疗期间和介入性血栓清除术、球囊扩张成形及支架置入术后，患肢宜水平位抬高 30cm 或 20cm，以利于患肢血液回流和肿胀的消退。

（2）静脉或动脉内保留导管溶栓后 2~3 天，患者可出现轻度发热。发热的原因可能为血栓溶解，也可能为保留的导管本身带有致热原，也可能上述因素兼有。这种情况通常不需特殊处理，必要时可在严格消毒后更换导管。

（3）注意检查和治疗其他可能引起患者高凝状态的疾病，如某些恶性肿瘤、结缔组织疾病与抗磷脂血栓形成综合征、易栓症等。

（4）髂股静脉支架置入后口服抗凝剂至少 6 个月，要求术后 1、3、6、12 个月时门诊复诊；6 个月和 12 个月时造影或多普勒超声复查支架通畅情况；以后每年复诊 1 次。如发现支架内再狭窄或闭塞且患者出现下肢肿胀等症状，宜及时再次行支架内介入治疗。

八、介入相关并发症及处理

1. 出血和溶血 在抗凝溶栓过程中，要密切观察皮下、黏膜及内脏出血征象。如果患者出现神经系统症状，应首先考虑脑出血可能，需立即停用抗凝、溶栓药物，推荐行急诊头颅 CT 检查明确诊断。如有出血，可加用止血药物治疗。对出血量大者，可行穿刺引流或手术减压和血肿清除。经导管血栓清除术所导致的创伤性溶血常为一过性，一般不需特殊处理。

2. 血管壁损伤 导管、导丝、血栓清除器械及球囊均可造成血管壁损伤。如造影发现组织间隙有对比剂滞留或弥散，可确定为血管壁损伤或破裂。在导管导丝探寻通过狭窄或闭塞的静脉时，宜尽可能使用较为柔软的超滑导丝导引。在普通导管通过长段闭塞后，宜交换成溶栓导管做造影，确认导管是否位于真腔，以保证安全。使用血栓清除器械分段清除血栓时，每段不宜超过 3 次。对静脉闭塞严重者，可选用较小球囊做预扩张。发现血管壁损伤时，下肢部位可采取体表局部按压止血，髂静脉可采取暂时性球囊封堵，必要时可考虑置入覆膜支架。

3. 残留血栓和血栓复发 溶栓治疗及经导管血栓清除术常难以完全清除静脉腔内血栓。血栓复发多与基础病变造成血液高凝状态、治疗不彻底及治疗中致静脉内膜损伤有关。在介入操作过程中，宜同时注入肝素抗凝；介入操作术后，宜皮下注射低分子肝素，经保留导管溶栓 3~7 天。此后，宜坚持口服抗凝剂半年以上并在凝血功能监测下及时调整抗凝剂的剂量。

4. PE 在药物溶栓、血栓清除术或球囊扩张成形过程中，患者如出现呼吸困难、发绀、胸闷、咳嗽和咯血、休克、动脉血氧饱和度降低等症状，应考虑 PE。在介入治疗前，对下腔静脉、髂股静脉内存在新鲜血栓或漂浮性血栓者,置入下腔静脉滤器阻挡脱落的血栓是预防 PE 的有效方法。对未置入滤器者,宜采用单纯性抗凝治疗而不做溶栓、血栓清除和球囊扩张成形。一旦发生 PE,可视具体情况选择进行综合性介入治疗。

5. 球囊扩张成形和支架置入术后血管阻塞与再狭窄　在行球囊扩张成形和支架置入术后,患者下肢肿胀、疼痛不减轻或症状复发、加重,应考虑为急性血栓形成。其诊断和处理同急性下肢 DVT 的介入治疗。术中及术后抗凝、球囊扩张成形和支架置入后保留导管局部溶栓治疗可降低急性血栓形成的发生。球囊扩张成形和支架置入术后推荐长期口服抗凝剂,以降低再狭窄的发生率和程度。

九、疗效评价

DVT 介入治疗的疗效因病理分型、临床分期、介入处理方法的不同而差异较大。一般认为,经导管溶栓和血栓清除术对急性期和亚急性期 DVT 疗效较好,血管成形术及支架置入术对伴有或不伴有下肢静脉血栓的髂静脉阻塞疗效均较好。DVT 的介入疗效评价可在出院前和出院后 6 个月、1 年、3 年进行,根据体检和造影复查结果可将疗效分为 4 级。①优:患肢周径、张力、活动度基本正常,与健侧比较治疗后周径差≤1.0cm,造影示血流全部恢复或基本恢复,异常侧支血管不显示,对比剂无滞留,管壁光滑。②良:患肢周径、张力、活动度接近正常,周径差 1.0~1.5cm,造影示血流部分恢复,有少量侧支血管,对比剂无明显滞留,管壁较光滑。③中:患肢周径、张力、活动度有较明显改善,周径差 1.5~2.0cm,造影示血流部分恢复,有较多侧支血管,对比剂有轻度滞留,管壁欠光滑。④差:患肢周径、张力、活动度无明显改善,周径差>2.0cm,造影示血流无恢复,有大量侧支血管,对比剂有明显滞留,管壁不光滑。评级为优、良、中者为治疗有效。

十、随访及必要的后续(重复)治疗

DVT 的介入治疗内容与方法较多,常需根据 DVT 的病理分型和临床分期选择使用。几种方法的综合性介入治疗可提高疗效。需重视急性期和亚急性期 DVT 的介入治疗,尽量阻止病程进入慢性期和后遗症期,坚持介入治疗后的长期全身用药,以减少静脉功能不全的发生。以多种介入手段联合应用,积极治疗急性期和亚急性期的 DVT 可降低肺血栓栓塞症的发生率。

第三节　下腔静脉滤器置入术

一、概述

下腔静脉滤器(inferior vena cava filter,IVCF)是为预防下腔静脉系统栓子脱落引起肺动脉栓塞而设计的一种装置。

肺动脉栓塞通常发生于体循环静脉血栓形成之后,血栓脱落,随回心血流迁徙至肺动脉,导致肺动脉栓塞,并可因缺氧、坏死而形成肺梗死。肺动脉栓塞的临床表现为突发胸痛、呼吸困难与发绀,严重病例可出现休克,其病死率为 30%。肺动脉栓塞在临床上易误诊为急性心肌梗死。肺动脉栓塞并非少见,据报道美国每年发生致命性的肺动脉栓塞

14万例，非致命性的肺动脉栓塞57万例。在我国，随着血栓性疾病和心血管疾病的迅速增加，肺动脉栓塞的发病率亦不断上升。

栓塞肺动脉的栓子75%~90%来源于下肢深静脉和盆腔静脉丛内的血栓。为了预防或减少肺动脉栓塞的发生，传统的外科方法为结扎下腔静脉或用缝线在下腔静脉内编织滤过网，以阻挡下腔静脉系统内的血栓。此类手术的风险大、创伤重，术后并发症多。鉴于此，人们设想以经皮进腔内的方式，在下腔静脉内置入一个能阻挡血栓的滤过器。

最初真正能用于临床的滤器是1967年首次报道的Mobin-Uddin伞形滤器系统，由伞形滤器、投放器和载滤器锥形罩三部分组成。滤器的形状为6条不锈钢条而形成的伞形结构，不锈钢条上覆有浸渍了肝素的硅橡胶膜以减少血栓形成，膜上有18个3mm直径的小孔以保持血流通过，6条不锈钢条的末端尖锐，能刺入下腔静脉壁以固定滤器。投放器为尼龙导管，长90cm，前端有一容纳滤器的容器。滤器经切开的右颈内静脉置入，直径23~28mm。Mobin-Uddin的并发症发生率高，尤其是滤器置入后下腔静脉发生闭塞的比例高达60%~70%，近年来已被淘汰。

Kimray-Greenfield（KG）滤器于1973年首次报道，KG呈锥形，从中央套环伸出6根直径0.3mm、长46mm的曲线形不锈钢丝，锥底最大直径30mm，最初也是经切开的颈静脉或股静脉置入，以后改进经24F导管鞘置入。KG大大提高了滤器置入后的下腔静脉通畅率，但仍然存在15%~27%的并发症发生率，且导管鞘直径大，患者创伤较大，目前已被新一代的GF所替代。

近年来滤器的设计经过不断改进，已达到既能截获栓子、又能保持下腔静脉通畅的效果，并大大降低了并发症发生率。

二、适应证

（1）下腔静脉、髂股静脉及下肢深静脉内存在游离、悬浮的较大血栓。

（2）下腔静脉系统内存在血栓，但伴有抗凝治疗禁忌证，如明显的消化道出血、颅内出血等。

（3）已经发生肺栓塞并有可能再次发生肺栓塞者。

（4）慢性肺动脉高压伴高凝血状态。

（5）老龄、长期卧床伴高凝血状态。

（6）各种血栓清除术前。

（7）骨盆及下肢严重创伤，伴有或可能发生深静脉血栓者。

（8）感染所致下腔静脉内脓毒性血栓栓子。

三、禁忌证

（1）下腔静脉直径过大或过小，与滤器设计值不符。

（2）经股静脉途径置入时，股静脉、髂静脉和下腔静脉内有血栓。

（3）经颈静脉途径置入时，颈内静脉、头臂静脉干、上腔静脉内有血栓。

（4）孕妇，X线辐射影响胎儿。

（5）广泛或严重的肺栓塞，病情凶险，生命垂危者。

四、介入术前准备

(一) 患者准备

(1) 全面体格检查，如为下肢深静脉血栓形成，需检查并记录双下肢皮温、足踝、小腿、膝及大腿周径。

(2) 凝血功能测定，包括凝血酶原时间 (PT)、纤维蛋白原 (FIB)、活化部分凝血活酶时间 (APTT)、凝血酶时间 (TT)。做肝、肾功能生化检测。

(3) 腹部平片及 CT 检查。

(4) 碘过敏试验。

(5) 穿刺部位备皮。

(6) 向患者和家属介绍滤器置入术的指征、操作过程、并发症及其处理，签手术知情同意书。

(7) 术前 30min 肌内注射地西泮 10mg。

(二) 器械和药品准备

(1) 介入手术包一个。

(2) 5~6F 猪尾导管、溶栓导管、标准导丝及交换导丝各一根。

(3) 5~6F 导管鞘一套。

(4) 下腔静脉滤过器及输送装置 2~3 种。

(5) 机械性血栓清除装置如 ATD、Oasis 一套。

(6) 心电监护仪、氧气、吸引器调试备用。

(7) 肝素 12 500 U 1~2 支，对比剂 50~100ml，溶栓剂如尿激酶 25 万~100 万 U。

(8) 各种急救药品。

五、常用滤器及置入操作程序

任何一种下腔静脉滤器置入前均需做下腔静脉造影，以了解下腔静脉管径、有无弯曲、有无血栓，并确定双肾静脉开口的位置，做好标记。滤器一般放置于肾静脉开口下缘以下的下腔静脉内，但肾静脉水平或其下 4cm 下腔静脉内存在血栓时，滤器则应置放在肾静脉水平之上。滤器一般经由健侧股静脉置入，但在双侧髂股静脉均有血栓或下腔静脉内存在血栓时，应从一侧颈内静脉（通常经右侧）或肘前静脉置入。滤器的选择宜根据下腔静脉形态、病程、血栓大小及游离程度而定。新鲜和较短的血栓可选用临时性滤器，较长及全下肢深静脉血栓则宜选用永久性滤器，尽可能选用临时滤器（图 10-5）。

(一) 临时性下腔静脉滤器

1. Antheor Temporal Filter (ATF) ATF 由 6 根 Phynox 合金条弓形对称排列制作而成，释放后呈橄榄形，俯视及仰视呈六角星形，长 50mm，直径 31mm。ATF 外鞘管外径 9F，推送杆外径 7F。经肘前静脉置入的 ATF 外鞘管长 81.5cm，推送杆长 84.5cm，经颈内静脉和股静脉置入的 ATF 外鞘管长 65.0cm，推送杆长 68.0cm。ATF 一般于置入后 1

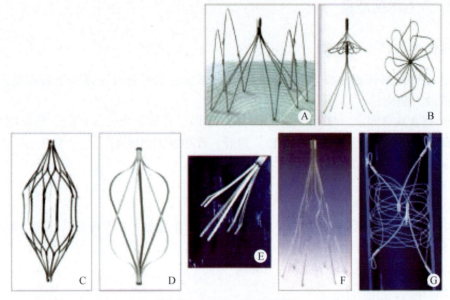

图 10-5 常见腔静脉滤器

周内取出,最长不得超过 2 周。适用于急性下肢深静脉血栓,血栓长度不超过 5cm,经介入溶栓治疗估计在 1 周左右可完全溶解的病例。为减少溶栓后的并发症,多选用股静脉为入路。置入滤器后做积极的介入溶栓治疗。取出滤器前复做下肢深静脉、下腔静脉造影。在明确血栓已被溶解时,方可取出滤器。取出滤器时在电视监视下先将滤器轻轻缩回外鞘管,助手同时以 50ml 注射器用力抽吸外鞘管旁路,术者将滤器和外鞘管一并拉出。

2. LGT Tempofilter(LGT-TF) LGT-TF 由医用不锈钢材料制成,有 10 天用和 6 周用两种类型,分别为 6 条不锈钢片和 8 条长短交叉排列的不锈钢片构成的锥形结构。适用于腔静脉直径≤28mm 时。导入鞘直径 12F,并配有独特的留置导管及导入附件,留置导管内可以送入另一根 3F 导管,以便注药,从而溶解被滤过器所抓住的血栓。LGT-TF 仅能从右侧颈内静脉途径置入,操作步骤较复杂。

(二)永久性下腔静脉滤器

1. Greenfield Filter(GF) 新一代的 GF 有两种:一种为 Titanium Greenfield Filter(TGF),由 6 条钛合金丝制作而成;另一种为 Stainlessteel Greenfield Filter(SGF),由 6 条不锈钢丝制作而成。两者的外观、形态相同,均为锥形,锥顶至锥底的高度 TGF 为 47mm,SGF 为 44mm,锥底支脚间的最大跨距 TGF 为 38mm,SGF 为 30mm。外鞘管外径为 15F,输送装置口径 12F,TGF 无引导导丝孔,SGF 则保留导引导丝孔。TGF 和 SGF 均适用于下腔静脉直径<28mm、下腔静脉无弯曲者。两者的置入方法相似,均可以经两侧股静脉、右侧颈内静脉为入路。经颈和经股置入的滤过器在外包装上有明确标示,不可混用。尽量拉直外鞘管,避免滤器输送装置推入时阻力过大。外鞘管和输送装置尽可能与下腔静脉保持平行,以减小滤器置入后的倾斜角。SGF 由于能通过 0.035in 超硬导丝,释放滤器过程中外鞘管和输送装置的稳定性较好,释放后滤器倾斜角较小。一般认为倾斜角应

<15°，倾斜角过大，可影响滤器的作用。

2. Bird's Nest Filter（BNF） BNF 即鸟巢式滤过器由 4 条不锈钢丝构成，每条不锈钢丝的两端分别固定在两个 V 形金属支脚上，释放时自由塑形成鸟巢。BNF 外鞘管外径为 14.5F，内径为 12F，置入途径同 GF。由于鸟巢的可塑性，除用于正常形态的下腔静脉外，在下腔静脉直径>28mm，下腔静脉明显弯曲时，作为永久性滤器 BNF 是目前较佳的选择。在患者体形瘦小，肾静脉下缘以下的下腔静脉较短时，则不宜选用 BNF，以避免滤器下 V 形支脚进入髂总静脉造成不良后果。

3. Simon Nitinol Filter（SNF） SNF 由镍钛合金丝制作而成，分上下两层。上层为 7 个花瓣环组成的伞形结构，下层为类似于 GF、由 6 条镍钛合金丝形成的锥形结构。SNF 外鞘管外径为 9F，输送装置口径为 7F，可由两侧股静脉、颈内静脉和肘前静脉置入，推送管的长度分别为 48cm、83cm 和 103cm。经股与经颈和肘前静脉置入的滤器不可混用。SNF 在低温下柔顺性较好，在输送、释放滤器过程中，宜从鞘管旁路持续输入 5～10℃生理盐水，如不输入低温盐水，则输送阻力较大，上层伞形结构复张动作幅度较大。

4. Trap Ease Filter（TEF） TEF 由镍钛合金管经激光镌刻而成，侧面成纺锤形，俯视及仰视呈六角星形。TEF 外鞘管外径为 8F，推送杆为 6F，在目前使用的永久性下腔静脉滤器中外径最细，释放方法亦简便。下腔静脉直径在 18～30mm 或下腔静脉有轻度弯曲时，均可选用 TEF。TEF 可经双侧股静脉、颈内静脉和肘前静脉置入，输送鞘长度根据置入途径不同分为三种。TEF 在复张不全时支撑力较弱，不宜用于下腔静脉内已有血栓、下腔静脉管径变细的病例。

5. Antheor Permanent Filter（APF） APF 与 ATF 外观相似，不同之处为 6 根合金条上均带有一倒刺，以锚在下腔静脉壁上。APF 外鞘管外径为 9F，标准号可用于 10～28mm 直径的下腔静脉，大号可用于 24～34mm 直径的下腔静脉。APF 可经两侧股静脉、颈内静脉或肘前静脉置入。

6. LgM-VenaTeeh Filter（LCM-VTF） LGM-VTF 由医用不锈钢制作而成。6 个支脚形成锥形，在每个支脚的下端，均连接一反折向上的不锈钢条，6 根不锈钢条互相平行，每根不锈钢条的头端均有倒刺，以防止滤器移位。LGM-VTF 外鞘管外径为 12F，通常经右股静脉或右颈内静脉途径安置。从左股静脉途径置入时，要防止外鞘管扭曲穿孔。LGM-VTF 释放出鞘管时速度宜缓慢，以减少滤器弹跳。

7. LP-VenaTech Filter（LP-VTF） LP-VTF 大体形状与 LGM-VTF 相似。由 Phynox 合金丝制成，4 根合金丝反折成为 8 根支脚，每根支脚中部均有倒刺，防止滤器移位。LP-VTF 外鞘管外径为 9F，可经双侧股静脉途径置入。LP-VTF 释放时速度同样应缓慢，以免滤器弹跳。

（三）临时、永久两用下腔静脉滤器（可取出滤器）

1. Gunther Tulip Filter（GTF） GTF 由不锈钢丝制成，滤器释放后呈"带钩的郁金香"，外鞘管为 10F，可经股静脉或颈内静脉置入。作为临时性滤过器，置入后 10 天内可经颈静脉由专用回收器（gunther tulip retrieval set）取出。不取出则成永久性滤过器。

2. Amplatz Filter（AF） AF 由无活性合金丝（MP32N）制成，外形像一朵由 6 个花瓣形成的喇叭花，花瓣及喇叭口朝下，中心杆向上，其顶端有一小钩，可经圈套或网篮取出,不取出则成永久性滤器。滤器直径 28mm,外鞘管外径 14F,推送管外径 12F,可经颈内静脉或股静脉置入。

3. ZQL 型可取出腔静脉滤器　可经右颈内静脉或两侧股静脉置入,置入方法类似 2 节 Z 形支架,置入 2 周内可经右颈内静脉取出,取出方法同 GTF。

4. Aegisy 可取出滤器　可经两侧股静脉或右颈内静脉置入,置入后 2 周内可经股静脉或颈内静脉取出,取出方法同 OEF。

（四）IVCF 置入步骤

1. 选择入路　IVCF 一般经右侧颈内静脉或健侧股静脉置入,但在双侧髂股静脉均有血栓或 IVC 内存在血栓时,可从一侧颈内静脉或肘前静脉置入。

2. IVC 造影　所有 IVCF 置入前均需做 IVC 造影,以了解其形态、管径、有无血管迂曲、腔内血栓、解剖变异（重复 IVC 、左侧 IVC 等）等（图 10-6）。

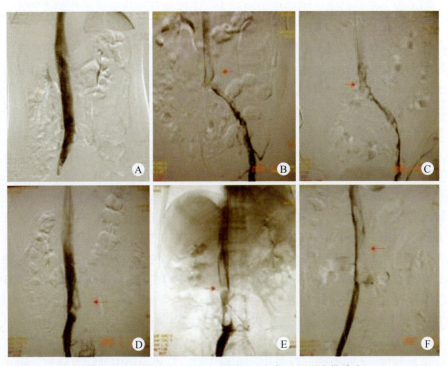

图 10-6　下腔静脉造影,可发现血栓蔓延至下腔静脉内

3. 确定双肾静脉开口的位置　滤器一般放置于肾静脉开口下缘以下的 IVC 内,但造影时肾静脉水平或其下 4 cm 的 IVC 内存在血栓时,滤器应置放在肾静脉水平之上。

4. 选择滤器　滤器的选择宜根据患者年龄、病程、IVC 形态及直径、血栓大小及游离程度而定。年轻患者和新鲜或较短的血栓推荐选用临时性或可取出滤器;长度超过 20 cm 或全下肢 DVT 推荐选用可取出滤器或永久性滤器。

5. 置入操作　先置入滤器输送鞘,然后将滤器经输送鞘缓缓送入,X 线透视下反复核对肾静脉位置无误后,缓缓后撤输送鞘直至滤器弹开、释放。

6. IVC 造影复查　置入滤器后,行血管造影复查观察滤器形态、有无倾斜及倾斜角度、滤器顶点与肾静脉之间的距离。对置入的临时可取出滤器，需仔细观察分析滤器取出钩与 IVC 壁的距离，以距离>5 mm 较为理想，提示取出成功率高。

六、介入操作注意事项

（1）在选择滤器时，应尽量选择临时性或可取出滤器，以降低由于滤器长期置入引起 IVC 阻塞的概率。

（2）可取出滤器取出前行超声或造影检查，如果发现 IVC 内仍有较多的新鲜血栓，则应放弃取出滤器的计划，以避免滤器取出术中发生致命性肺动脉栓塞。

（3）可取出滤器置入时间如超过规定的期限，一般不宜取出，以避免取出困难、撕脱覆盖滤器的新生内皮而导致 IVC 内膜损伤。

（4）可取出滤器的取出钩如嵌顿在 IVC 内膜内，取出滤器非常困难。术前造影评估尤显重要，必要时可做多角度 IVC 造影。

（5）任何情况下均不应强行拽出滤器，以避免 IVC 管壁撕裂伤而导致大出血。

七、介入术后处理

（1）IVCF 置入后，宜进行抗凝、溶栓、机械性血栓清除等综合性治疗。一方面可缩短病程、提高治疗成功率；另一方面也可防止或减少 IVC 阻塞的发生。

（2）对已经发生肺动脉栓塞的患者，在置入 IVCF 后，应对肺动脉栓塞进行积极治疗，以期开通肺动脉，缓解患者症状，防止肺动脉高压和肺源性心脏病的发生。

（3）对永久性滤器置入（含可取出滤器未取出）者，如无抗凝禁忌，推荐长期口服抗凝剂如华法林钠片，定期复查凝血功能并调整华法林用量，使 PT 的 INR 值维持在 2.0~3.0。

（4）应分别在滤器置入后 1、3、6 个月时各随访 1 次，拍摄腹部 X 线平片，并在滤器置入 6 个月时做顺流性 IVC 造影和（或）超声检查，之后每年随访 1 次。随访主要观察内容为滤器形态、位置及 IVC 血流状况。

八、并发症及其防治

1. IVC 阻塞 常发生在大量血栓脱落陷入滤器时，也可能为滤器引发的 IVC 血栓形成、血液回流受阻，临床表现为 IVC 阻塞综合征。对于高凝状态的患者，滤器置入后需加强抗凝。对有症状的 IVC 阻塞的处理方法同下肢 DVT 的介入治疗。

2. 肺动脉栓塞再发 肺动脉栓塞再发可以发生在滤器置入后的任何时间，大多数情况是由于患者高凝状态持续存在、滤器顶部的血栓脱落、滤器变形或倾斜导致滤过效果下降。坚持抗凝可能会避免或减少肺动脉栓塞再发。肺动脉栓塞再发的处理方法同肺动脉栓塞的治疗。

3. 滤器移位 滤器向下移位时大多无临床意义。移位至髂静脉或误放于髂静脉的滤器偶尔可引起髂静脉阻塞。滤器移位至右心时，可引起严重心律失常。熟悉各种滤器的性能、适合腔静脉最大径，有助于减少滤器移位的发生。发现可引起临床症状的滤器移位时，可采用介入方法将滤器取出或重新调整位置，如无效，则需经外科手术取出。

4. 滤器折断 滤器折断较少见。若滤器折断后不会引起构件脱落与游走、滤器位置稳定、不会出现刺破血管等其他并发症时，可在规范抗凝前提下严密定期观察，否则，应设法经介入或外科手术将滤器取出。

5. 滤器支脚穿透血管壁　这种情况常因腹主动脉搏动所致。慢性 IVC 壁穿孔一般不会引起大出血，常无需处理；伴腹膜后出血时，可视出血程度分别予以保守或外科手术治疗；如引起腹主动脉穿孔、肠壁损伤时，通常需外科手术治疗。

九、疗效评价

评价 IVCF 置入效果的指标是肺动脉栓塞的发生率（图 10-7）。一般认为，置入 IVCF 后肺动脉栓塞的发生率为 2%～5%。大多数滤器置入后的肺动脉栓塞可能因栓子较小没有症状，且较难诊断。所以，滤器置入后肺动脉栓塞发生率实际上要高于此值。

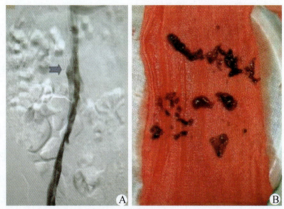

图 10-7　下腔静脉滤器可以有效截获栓子，预防致命性肺动脉栓塞

Decousus 等对 400 例深静脉血栓患者分别置放（200 例）和不置放滤器（200 例），同时进行抗凝治疗的一个前瞻性、随机化研究（PREPIC）的结果表明，在 12 天的随访中，不置放滤器组比置放滤器组肺动脉栓塞的发生率高出 4 倍（不放滤器组为 4.8%，放滤器组为 1.1%）。如果仅比较入组时已有肺动脉栓塞的患者，则两组间差距更加明显（不放滤器组为 8.6%，放滤器组为 1.1%）。但是，这两组患者病死率无明显差异。另外，在 2 年的随访中发现，两组患者肺动脉栓塞的发生率差异也无统计学意义。但一组随访 8 年的研究表明，置入滤器组有症状肺动脉栓塞的发生率较不置入滤器组明显降低（放滤器组为 6.2%，不放滤器组为 15.1%，$P=0.008$）。

尽管 IVCF 置入的适应证至今仍有争论，但滤器可降低肺动脉栓塞发生率已得到公认。推荐尽量使用临时性滤器和可取出滤器，以降低由滤器长期置入而导致的相关并发症，应根据不同情况和目的合理选择使用滤器。

（徐　浩　程永德）

参 考 文 献

顾建平. 2004. 急性下肢深静脉血栓介入治疗方案（征求意见稿）. 全国第四次外周血管病介入新技术研讨会资料汇编，50-56.

郝红军，李智，金泳海，等. 2012. 球囊扩张辅助经导管直接溶栓导致下腔静脉滤器栓塞及其处理. 介入放射学杂志，21：461-464.

胡蓝月, 顾建平, 楼文胜. 2014. 下腔静脉滤器置入后并发症及防治的研究进展. 介入放射学杂志, 23: 645-649.

黄兆栋, 魏杰梅, 李明军, 等. 2014. 经下腔静脉滤器间孔输入导管治疗肺栓塞11例分析. 介入放射学杂志, 23: 296-298.

李麟荪, 贺能树, 邹英华. 2005. 介入放射学——基础与方法. 北京: 人民卫生出版社, 376-386.

李麟荪, 滕皋军. 2010. 介入放射学临床与并发症. 北京: 人民卫生出版社.

王乐民, 魏林. 2007. 肺栓塞与深静脉血栓形成. 第2版. 北京: 人民卫生出版社, 111-114.

夏永辉, 徐克, 管宇珩, 等. 2013. 置管溶栓术治疗下腔静脉滤器内栓子的疗效观察. 介入放射学杂志, 22: 27-30.

徐克, 冯博, 苏洪英, 等. 2001. 经颈静脉髂-股静脉血栓清除术. 中华放射学杂志, 35 (10): 768-771.

张希全, 王义平, 潘晶晶, 等. 2013. 手动机械性血栓碎吸治疗急性下肢深静脉血栓疗效. 介入放射学杂志, 22: 20-26.

中华医学会放射学分会介入学组. 2011. 下腔静脉滤器置入术和取出术规范的专家共识. 中华放射学杂志, 45: 293-300.

中华医学会呼吸病学分会. 2001. 肺血栓栓塞症的诊断与治疗指南（草案）. 中华结核和呼吸杂志, 24: 259-264.

中华医学会外科学分会血管外科学组. 2010. 深静脉血栓形成的诊断和治疗指南. 中华普通外科杂志, 23: 235-238.

邹耀祥, 冯翔. 2013. 超期可回收下腔静脉滤器的回收. 介入放射学杂志, 22: 144-147.

Fisoli JK, Sze D. 2003. Mechanical thrombectomy for the treatment of lower extremity deep vein thrombosis. Tech Vasc Interv Radiol, 6: 49-52.

Gasparis AP, Labropoulos N, Tassiopoulos AK, et al. 2009. Midterm follow-up after pharmacomechanical thrombolysis for lower extremity deep venous thrombosis. Vasc Endovascular Surg, 43: 61-68.

Gogalniceanu P, Johnston CJ, Khalid U, et al. 2009. Indications for thrombolysis in deep venous thrombosis. Eur J Vasc Endovasc Surg, 38: 192-198.

Grunwald MR, Hofmann LV. 2004. Comparison of urokinase, alteplase, andreteplase for catheter- directed thrombolysis of deep venous thrombosis. J Vasc Interv Radiol, 15: 347-352.

Kim HS, Preece SR, Black JH, et al. 2008. Safety of catheter-directed thrombolysis for deep venous thrombosis in cancer patients. J Vasc Surg, 47: 388-394.

Martinez Trabal JL, LaPorte FB, et al. 2008. The quantitative benefit of isolated, egmental, pharmacomechanical thrombolysis (ISPMT) for iliofemoral venous thrombosis. J Vasc Surg, 48: 1532-1537.

Mewissen MW, Seabrook GR, Meissner MH, et al. 1999. Catheter-directed thrombolysis for lower extremity deep venous thrombosis: report of a national multi-center registry. Radiology, 211: 39-49.

Sharafuddin MJ, Gu X, Han YM, et al. 1999. Injury potential to venous valves from the Amplatz thrombectomy device. J Vasc Interv Radiol, 10: 64-69.

Smalberg JH, Spaander MV, Jie KS, et al. 2008. Risks and benefits of transcatheter thrombolytic therapy in patients with splanchnic venous thrombosis. Thromb Haemost, 100: 1084-1088.

Vedantham S, Vessely TM, Sicard GA, et al. 2004. Pharmacomechanical thrombolysis and early stent placement for iliofemoral deep vein thrombosis. J Vasc Interv Radiol, 15: 565-574.

第十一章 肺栓塞的介入治疗

肺栓塞（pulmonary embolism，PE）是以各种栓子阻塞肺动脉系统为其发病原因的一组疾病或临床综合征的总称，是常见的心血管急症，目前已成为重要的医疗保健问题。据欧美国家的初步流行病学资料显示，其发病率高，病死率亦高，临床上漏诊与误诊情况严重。

第一节 肺栓塞的临床

一、流行病学

肺栓塞根据栓子来源分为肺血栓栓塞（pulmonary thromboembolism，PTE）和非血栓肺栓塞（non-thrombotic pulmonary embolism，NTPE）。非血栓栓子主要包括细胞（如脂肪细胞、造血细胞、羊膜细胞、滋养层细胞和肿瘤细胞）、细菌、真菌、寄生虫、异物和气体。尽管非血栓肺栓塞的发生率远低于肺血栓栓塞，由于其缺乏特征性的临床症状和体征，往往在胸痛的鉴别诊断中被忽略而威胁生命。肺栓塞最常见的栓子为血栓栓子，最常来自下肢或盆腔，偶尔来自腋窝、锁骨下静脉或上肢静脉，现在普遍认为肺栓塞实际上是下肢静脉系血栓（deep venous thrombosis，DVT）形成的并发症。DVT与PE是静脉血栓栓塞（venous thromboembolism，VTE）的不同临床表现。

成人中有症状的VTE发生率为1‰~2‰，其中1/3表现为肺栓塞。美国DVT和肺栓塞的发病率在心血管疾病中居第三位，仅次于冠心病和高血压，是可预防的住院患者首要死因。美国每年有65万~70万新发患者，社区普通人群发病率为0.07%，而住院患者的发病率高达0.7%~9.6%。肺栓塞是VTE最严重的临床表现，6%的PE患者于30天内死亡，未经治疗的肺栓塞死亡率约30%，而且约有2/3的患者漏诊。我国目前尚无准确的流行病学资料。

二、危险因素

PTE的危险因素同VTE，包括任何可以导致静脉血液淤滞、静脉系统内皮损伤和血液高凝状态的因素。易发生VTE的危险因素包括原发性和继发性两类。原发性危险因素由遗传变异引起，包括V因子突变、蛋白C缺乏、蛋白S缺乏和抗凝血酶缺乏等，继发性危险因素是指后天获得的易发生VTE的多种病理生理异常。独立危险因素包括老年、手术、外伤、住院或养老院、伴或不伴化疗的恶性肿瘤、雌激素治疗、中心静脉插管或经静脉起搏器植入、浅静脉血栓形成、静脉曲张、伴下肢障碍的神经系统疾病，而慢性肝脏疾病的危险性则下降。性别因素在静脉血栓的发病率方面尚无统一认识，Nordstrom等研究瑞典城市居民显示每年发病率为1.6‰，男女发病率相等；Naess等调查挪威人发现男女发病率分别为 1.28‰ 和 1.58‰，女性显著高于男性；而 Heit 等调查美国社区则发现男女发病率分别为 1.30‰ 和 1.10‰，男性高于女性。在美国的调查发现不同人种之间有较大差异，非洲后裔和白种人的患病率明显高于亚洲和太平洋岛国后裔以及印第安人和阿拉斯加原住民。调查还发现 DVT 和 PE 的患病率与季节无关，但美国北方显著高于南方。

年龄因素虽然是独立危险因素，老年人的患病率增加，但其中并没有分界线，即使儿童也可罹患下肢静脉血栓和肺栓塞。有作者认为 40 岁以后每年长 10 岁，VTE 的发生率增加 1 倍。冠状动脉疾病和心功能衰竭的患者 PE 发生率增加，同样 VTE 的患者也增加了心肌梗死和休克的发生率，这种关联可能是因为这些疾病是由同样的危险因素介导的，如吸烟、肿瘤等。临床上对于存在危险因素、特别是同时存在多种危险因素的病例，应加强预防和及时识别 DVT 和 PTE 的意识。即使积极地应用较完备的技术手段寻找危险因素，临床上仍有相当比例的病例不能明确危险因素。

三、病理生理学

静脉淤滞和内皮损伤可形成静脉血栓，高凝状态的患者更易发生。血栓游离后沿静脉系统进入肺动脉。特大的血栓可停留在主肺动脉分叉处形成"鞍状栓塞"，但大多数情况下栓塞的是肺动脉的二级以下分支。肺栓塞的血流动力学改变与栓子大小、心肺功能储备及神经介质效应有关。发生急性肺栓塞时，栓子堵塞肺动脉，造成机械性肺毛细血管前动脉高压，肺血管床减少，肺循环阻力增加，肺动脉压力上升，右心室负荷增加，心排血量下降。当右心室负荷严重增加时，可引起右心衰竭，血压下降。肺动脉压力升高程度与血管阻塞程度有关。由于肺血管床具备强大的储备能力，对于原无心肺功能异常的患者，肺血管截断面积堵塞 30%~50% 以上才出现肺动脉压升高。当肺血管阻塞 30% 左右时，肺动脉压力略有增加；阻塞 50% 以上，肺动脉压力骤然升高，心脏指数下降，右心室后负荷明显升高；而阻塞面积达 85% 以上，则可发生猝死。血流动力学失代偿不仅因为血流的机械性阻塞，还与血小板中的血清素、血浆中的凝血酶及组胺等体液调节有关。肺栓塞发生后，缺氧造成肺血管内皮受损，释放出大量收缩性物质，使肺血管收缩。栓子在肺血管内移动时，血小板活化脱颗粒，释放出大量血管活性物质，进一步使肺小动脉收缩，肺循环阻力增加。在无心肺基础病的情况下，肺动脉压可达到 40mmHg，有基础疾病者肺动脉压可再增加一倍，在慢性肺栓塞肺动脉高压患者中，极端情况下肺动脉压可超过体动脉压。

栓塞部位肺血流减少，肺泡无效腔量增大；肺内血流重新分布，通气血流比例失调；右房压升高可引起未闭合的卵圆孔开放，产生心内右向左分流；神经体液因素引起支气管痉挛；栓塞部位肺泡表面活性物质分泌减少；毛细血管通透性增高，间质和肺泡内液体增多或出血；肺泡萎陷，呼吸面积减小；肺顺应性下降，肺体积缩小并可出现肺不张。但由于肺组织同时接受肺动脉、支气管动脉和肺泡内气体三重氧供，故肺动脉阻塞时较少出现肺梗死。如存在基础心肺疾病或病情严重影响到肺组织的多重氧供，则可能导致肺梗死。

四、诊断

尽管肺栓塞的临床症状没有特异性，但仍有一些典型的临床征象。呼吸困难、胸痛及咯血称为"肺梗死三联征"，但其典型发生率不足 30%；其他症状和体征主要有呼吸困难

（81%）、胸膜炎（73%）、咳嗽（60%）、烦躁不安或惊恐（59%）、呼吸急促>16次/分（86%）、心动过速>100次/分（43%）、发热>37.8 ℃（41%）、咯血（34%）等。小范围的肺栓塞（面积小于肺循环50%的肺栓塞）一般没有症状或仅有气促，以活动后明显。首发症状有时是肺梗死引起的胸膜痛和咯血。在没有心肺基础疾病的患者中，肺梗死的发生率仅为10%。

胸部X线不能单独诊断或排除肺栓塞，12%~24%胸片正常。其他虽多有异常表现，但特异性与敏感性均较差，主要用于鉴别肺炎、气胸、肋骨骨折和充血性心力衰竭。大面积肺栓塞胸片可出现心影扩大、肺动脉扩张、栓塞部位肺血量减少。

心电图 $V_1 \sim V_4$ 的T波倒置、V_1QR波形、经典的 $S_1Q_{III}T_{III}$ 征（即Ⅰ导联S波加深，Ⅲ导联出现Q/q波及T波倒置）、完全及不完全的右束支传导阻滞、肺型P波、电轴右偏、顺钟向转位等有助于PE的诊断（图11-1）。

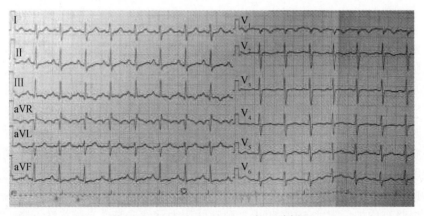

图11-1　$S_1Q_{III}T_{III}$、$V_1 \sim V_4$ 的T波倒置

动脉血气分析常表现为低氧血症、低碳酸血症、肺泡动脉血氧分压差增大，但约20%经肺动脉造影证实的患者结果可以正常。

大面积肺栓塞的患者中肌钙蛋白升高，可能与急性右心衰竭有关，主要用于急性肺栓塞危险程度的分层。

脑钠肽在右心衰竭和其他原因引起的肺动脉高压中均可增高，对肺栓塞的诊断无特异性。

D-二聚体是凝血酶及因子作用下的交联纤维蛋白经纤溶酶降解作用后的终末产物。它的生成或增高反映了凝血和纤溶系统的激活。D-二聚体的检测方法分为四种：①乳液凝集反应；②红细胞凝集反应；③荧光免疫测定；④酶联免疫吸附剂测定和比浊法。前3种为定性方法，敏感性为80%~95%，特异性为57%~74%，对肺栓塞诊断并不充分。酶联免疫吸附剂测定和比浊法为定量方法，其敏感性高于93%，特异性为39%~55%（以500μg/L为标准），推荐用于肺栓塞的评估。但D-二聚体的测定应以临床为基础，临床怀疑肺栓塞而D-二聚体阴性者，3个月肺栓塞的发生率高于3%。D-二聚体的增高还与肿瘤、创伤、怀孕、手术及感染相关，所以其特异性较低。有研究表明D-二聚体的定量与年龄密切相关，提出了年龄分层D-二聚体的定量标准，即大于50岁的中老年人应以年龄×10μg/L为标准，低于此标准即可排除肺栓塞。

CT肺动脉血管造影的敏感性为83%~100%，特异性为96%，许多学者认为可以替代传统的肺动脉造影。CT肺动脉血管造影（computed tomographic pulmonary angiography，CTPA）的另一个突出优点是可以同时发现其他病变，一项研究发现7%的CTPA阴性患者发现了需要紧急处理的其他疾病。尽管CTPA具有怀孕期不适合应用、造影剂的肾毒性及胸部的放射剂量增加等缺点，CTPA已经成为肺栓塞的主要检查手段（图11-2）。

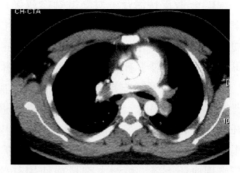

图11-2 CTPA示双侧肺动脉充盈缺损

核素肺通气/灌注（V/Q）扫描是PTE重要的诊断方法。典型征象是呈肺段分布的肺灌注缺损，并与通气显像不匹配。但是由于许多疾病可以同时影响患者的肺通气和血流状况，致使通气/灌注扫描在结果判定上较为复杂。一般可将扫描结果分为高度可能、正常或接近正常、非诊断性异常。其优点是有效放射剂量低，缺点是检查时间长、不能确诊率高。

其他影像学方法包括超声、磁共振成像和肺动脉造影。超声主要用于：①最初的影像检查；②CTPA阴性或不确定；③V/Q扫描不能诊断。超声的敏感性为54%，特异性为97%，超声不能单独用于肺栓塞的诊断。经胸超声心动图诊断的敏感性为80%~97%，特异性为88%~100%，但其仅适用于中心型肺栓塞。

磁共振检查的敏感性和特异性与CTPA相近，优点是对比剂更安全和没有电离辐射，缺点是检查时间长、费用高。另外，磁共振检查在段和亚段肺动脉以下敏感性显著下降。因此磁共振检查仅在怀疑中心型肺栓塞时作为常规检查。

肺动脉造影长期以来被视为肺栓塞检查的金标准，然而，CTPA可以更好地观察亚段肺动脉，并且肺动脉造影为侵袭性，耗时且并发症较多。

五、临床治疗

肺栓塞的病死率很高，约10%或者更多的患者猝死，另有约5%的患者死于治疗开始阶段。大约1/3的患者留有部分残余症状，2%的患者发展为肺动脉高压。据估计每年造成50 000~200 000患者死亡，未经治疗死亡率为15%~30%，积极治疗后死亡率为3%~10%。

此种比率可能被低估，因为这里面没包括病情太重而无法就诊的患者，而大多数的肺栓塞死亡发生在诊断后的2.5h之内。国际合作肺栓塞登记（international cooperative pulmonary embolism registry，ICOPER）调查显示肺栓塞的3个月病死率为17.4%，急性肺栓塞管理策略与决定的试验（management strategies and determinants of outcome in acute pulmonary embolism trial，MAPPET）结果显示伴有血流动力学不稳定的住院患者的病死率高达31%。与肺栓塞死亡率预后相关因素包括年龄超过70岁、恶性肿瘤、充血性心力衰竭、慢性阻塞性肺疾病、高血压、呼吸急促、右心室运动功能减弱。

绝大多数肺栓塞是可以治疗的，虽然肺栓塞的血栓可部分甚至全部自行溶解或消失，但未经治疗的急性肺栓塞患者病死率很高，一旦确定诊断，即应进行积极治疗。肺栓塞治疗的研究主要集中在抗凝、溶栓、介入和手术治疗。

1. 一般支持治疗 对高度疑诊或确诊 PTE 的患者，应进行严密监护，监测呼吸、心率、血压、静脉压、心电图及血气的变化，为防止栓子再次脱落，要求绝对卧床，保持大便通畅，避免用力；对于有焦虑和惊恐症状的患者应予安慰并可适当使用镇静剂；胸痛者可予止痛剂；对于有发热、咳嗽等症状者可给予相应的对症治疗。

2. 呼吸、循环支持治疗 对有低氧血症的患者，采用经鼻导管或面罩吸氧。当合并严重的呼吸衰竭时，可使用无创性机械通气或经气管插管行机械通气。应避免做气管切开，以免在抗凝或溶栓过程中局部大量出血。对于出现右心功能不全、心排血量下降但血压尚正常的病例，可予具有一定肺血管扩张作用和正性肌力作用的多巴酚丁胺和多巴胺；若出现血压下降，可增大剂量或使用其他血管加压药物。对于液体负荷疗法需持审慎态度，因过大的液体负荷可能会加重右心室扩张并进而影响心排血量，一般所予负荷量限于 500 ml 之内。

3. 抗凝治疗 为 PTE 和 DVT 的基本治疗方法，可以有效地防止血栓再形成和复发，同时机体自身纤溶机制溶解已形成的血栓。目前临床上应用的抗凝药物主要有肠外的普通肝素、低分子肝素、磺达肝素和口服的阿派沙班、加比达群、利伐沙班、华法林等。对于合并低血压或休克的患者，应首先应用普通肝素。没有血流动力学障碍的肺栓塞则可用低分子肝素或磺达肝素抗凝。一般认为，抗血小板药物的抗凝作用尚不能满足 PTE 或 DVT 的抗凝要求，但有研究表明，口服抗凝结束后继续应用阿司匹林较安慰剂治疗 DVT 和（或）PE 的风险可以下降 30%～35%，相当于服用口服抗凝剂的一半，但出血风险显著降低。抗凝治疗并不降低肺栓塞的直接病死率，但可减少再梗死所致的死亡，故需早期使用。临床疑诊 PTE 时，即可安排使用肝素或低分子肝素进行有效的抗凝治疗。

4. 溶栓治疗 溶栓治疗可迅速溶解部分或全部血栓，恢复肺组织再灌注，减小肺动脉阻力，降低肺动脉压，改善右心室功能，减少严重 PTE 患者的病死率和复发率。溶栓治疗主要适用于高危 PTE 病例，对于中高危 PTE，即超声心动图显示右心室运动功能减退或临床上出现右心功能不全表现且有肌钙蛋白等化验指标支持的病例，若无禁忌证可以进行溶栓；对于血流动力学稳定的病例不推荐进行溶栓。溶栓治疗宜高度个体化。超过 90% 的病例溶栓开始 36h 内即有显著效果。溶栓的时间窗一般在 48h 内开始效果最好，但出现症状 6～14 天的病例仍可获益，故对溶栓的时间窗不作严格规定。溶栓治疗的主要并发症为出血。溶栓治疗的绝对禁忌证有活动性内出血及近期自发性颅内出血。相对禁忌证有：①2 周内的大手术、分娩、器官活检或不能以压迫止血部位的血管穿刺；②2 个月内的缺血性卒中，10 天内的胃肠道出血，15 天内的严重创伤；③1 个月内的神经外科或眼科手术；难于控制的重度高血压；④近期曾行心肺复苏，血小板计数低于 $100×10^9/L$，妊娠，细菌性心内膜炎；⑤严重肝肾功能不全，糖尿病出血性视网膜病变，出血性疾病等。对于大面积 PTE，因其对生命的威胁极大，上述绝对禁忌证亦应被视为相对禁忌证。常用的溶栓药物有尿激酶（UK）、链激酶（SK）和重组组织型纤溶酶原激活剂（rtPA）。三者溶栓效果相仿，临床上可根据条件选用。rtPA 可能对血栓有较快的溶解作用。

5. 肺动脉血栓摘除术 对于高危的 PE 患者，若溶栓禁忌或溶栓失败，肺动脉取栓术是有价值的治疗手段，可剥脱肺动脉内膜至亚肺段水平。但手术有较大的风险，需要在体外循环、低温麻醉下进行，术中会因顽固性低氧血症、持续性肺动脉高压、心力衰竭、肺出血、再灌注肺损伤等原因而导致死亡。

肺栓塞诊断明确后，最重要的问题是立即确定：①患者的危险单独抗凝能否满足需要；②患者是否能从溶栓治疗中获益、是否应用导管取栓术或外科取栓术，以及是否需要置入下腔静脉滤器；③是否需要送入监护病房。

（范　勇）

第二节　肺栓塞的经导管溶栓治疗

经导管溶栓治疗（catheter-directed thrombolysis，CDT）是将溶栓药物通过导管直接溶栓的技术。因为大面积肺栓塞的主要致死机制为右心功能衰竭，早期使肺动脉血管再通、降低右心后负荷成为经导管溶栓的主要目的。抗凝治疗能够防止在血栓基础上形成新的血栓，但不能溶解已经存在的血栓。溶栓治疗可迅速溶解部分或全部血栓，恢复肺组织再灌注，减小肺动脉阻力，降低肺动脉压，改善右心室功能，减少严重 PTE 患者的病死率和复发率。随机试验已证实，溶栓治疗可迅速溶解血栓，缓解血栓栓塞造成的血管闭塞，改善血流动力学和心功能。

一、适应证

（1）不能接受系统溶栓或者系统溶栓失败的大面积肺栓塞患者。

（2）有全身抗凝禁忌证的患者，如新近的腹部手术、孕妇、抗凝血药物严重过敏或特异性反应。

（3）系统溶栓无效或有显著出血风险的血流动力学不稳定的大面积肺栓塞患者的急救。

溶栓导管为头端有瓣膜装置或者封闭导丝的多侧孔导管，头端瓣膜使导管既可由导丝引导又可在注入溶栓药物时封闭，侧孔部分两端有不透 X 线标记便于定位（图11-3）。经股静脉或颈静脉、锁骨下静脉置入造影导管至肺动脉，测压后行肺动脉造影评估血栓位置负荷。在导丝引导下置入溶栓导管，注射泵给予尿激酶或 rtPA 等溶栓药物，监测生命体征。术后测压并造影复查。术中、术后均应维持抗凝治疗，监测纤维蛋白原和凝血酶原时间。

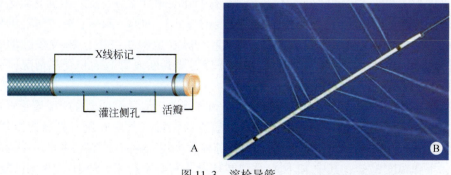

图 11-3　溶栓导管

二、肺栓塞介入治疗效果的评价

对肺栓塞介入治疗效果的评价,除临床体征及化验检查外,介入评价主要为有创肺动脉压监测和栓塞指数。

Miller 指数是利用血管造影对肺动脉阻塞程度和肺实质灌注程度的判定指标,于 1971 年由 Miller 提出,也称为血管造影严重性指数(图 11-4)。右肺动脉有 9 支重要分支(上叶 3 支、中叶 2 支、下叶 4 支)。左肺动脉有 7 支重要分支(上叶 2 支、中叶 2 支、下叶 3 支)。任何一支有充盈缺损或缺失均计 1 分,因此右侧最多 9 分,左侧 7 分。如果肺动脉近端有充盈缺损或缺失则计其远端所有分支的总分,这样如果右下肺动脉充盈缺损计 4 分,而右主肺动脉充盈缺损则计 9 分。肺动脉阻塞程度的最大分值为 16 分。另外,肺动脉栓塞对血流的影响:将每侧肺分为上、中、下三个肺野,每个肺野血流缺失计 3 分,血流严重减少计 2 分,血流轻度减少计 1 分,血流正常计 0 分,每侧最大 9 分、共 18 分。肺动脉阻塞程度和灌注程度总计最大 34 分。

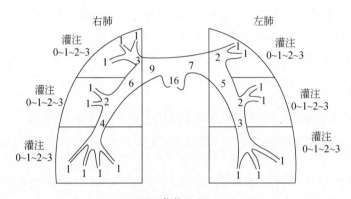

图 11-4 Miller 指数示意图

另一种评分方法是 Mastora 评分,其将肺动脉分为 5 支纵隔区动脉,包括肺动脉干、左右主肺动脉及左右叶间动脉;6 支叶动脉,包括右前动脉干、左上叶上支动脉、右中叶动脉、左上叶下支(舌支)动脉、左右下叶动脉;20 支段肺动脉,包括左右上叶动脉分支各 3 支,右中和左舌叶动脉分支各 2 支,左右下叶动脉分支各 5 支。根据受累区域占血管的截面积分为 1~5 级(1,<25%;2,25%~49%;3,50%~74%;4,75%~99%;5,100%)。5 支纵隔区动脉(范围 0~25)、6 支叶动脉(范围 0~30)、20 支段肺动脉(范围 0~100)最高合计 155 分。因为 Mastora 评分需要判断血管截面积受累情况,更适合 CT 评分(图 11-5)。

虽然很多数据证实了经导管溶栓的安全性和有效性,但没有证据证明经导管直接溶栓优于经静脉系统溶栓。Akin 等应用 14 例经导管直接溶栓,其中 6 例有静脉溶栓禁忌证。大面积肺栓塞 rtPA 用量平均 44mg,次大面积肺栓塞平均 25mg,所有患者术后平均肺动脉压下降,下降幅度 37%,其中 12 例右心功能减退并右心室扩张的患者,10 例恢复正常,2 例改善,仅 1 例出现穿刺部位出血并发症。而一项多中心研究对照了经静脉和经肺动脉

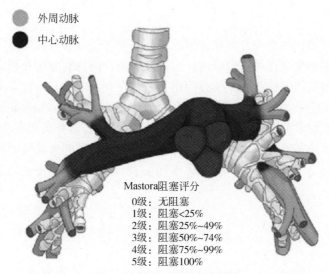

图 11-5 Mastora 评分示意图

给予 rtPA 的溶栓效果,未发现经肺动脉给药优于静脉给药。有作者进行动物实验将肺动脉导管靠近血栓,并注入可视化药物,发现药物从导管内流出后会在肺动脉内形成涡流,药物并没有对血栓进行直接冲击,而是很快流入未栓塞的血管和对侧血管,很好地解释了肺动脉内给药并不优于静脉给药的现象。故此认为经导管肺动脉内局部注入 rtPA(低剂量)未显示比外周静脉溶栓有任何优势。这种给药方式可增加穿刺部位出血的风险,因此应尽量避免。然而,适合的溶栓方法也可以增加经导管溶栓的疗效。有报道认为虽然导管位于远离栓子的肺动脉近端,其溶栓不充分,但如果导管插入血栓内部则可将药理学作用最大化并有机械裂解血栓的作用,即超选择插管溶栓(superselective thrombolysis)(图 11-6)。

导管插入血栓可以增加血栓与药物接触的表面积,进而增加溶栓的有效性并可减少溶栓药物剂量。另外,因为 tPA 需要血栓边缘的纤溶酶原激活纤溶酶,所以导管直接插入血栓可以增加疗效。脉冲注射溶栓治疗(pulse-spray thrombolysis)是用机械冲击注射溶栓药物治疗血栓,常用方法为:①尿激酶 250 000 IU/h 混合肝素 2000 IU 灌注 2h,随后尿激酶 100 000 IU/h 灌注 12~24h。②rtPA 用量为 10mg 弹丸注入随后 20mg/h 超过 2h 或 100mg 超过 7h。同时,术中、术后应持续肝素抗凝,1000 IU/h,保持凝血酶原时间为正常高限的 1.5~2.5 倍。同时需要每 4~6h 监测纤维蛋白原,如果纤维蛋白原水平低于初始值的 30%~40%,则需要停止或减少溶栓药物。

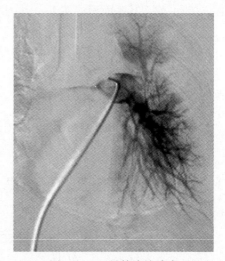

图 11-6 经导管溶栓治疗

三、并发症

出血是经导管溶栓的潜在并发症,但没有证据表明经导管直接溶栓出血风险高于系统溶栓。高浓度的药物集中作用在血栓内,可以减少溶栓药物的应用并相应减少出血风险。

目前,经导管直接溶栓已很少单独应用,主要在介入取栓、碎栓等手术中低剂量局部联合应用,也称药物-机械偶联经导管治疗(pharmacomechanical catheter-directed therapy)。药物-机械偶联经导管治疗对于有溶栓禁忌或者溶栓失败的急性肺栓塞的治疗有良好前景。虽然单纯经导管血栓清除对有溶栓绝对禁忌证的患者是一种较好的选择,但药物-机械偶联经导管治疗的临床成功率明显高于单纯经导管血栓清除(91.2% 比 82.8%,$P=0.01$)。

第三节 肺栓塞的经导管碎栓治疗

经导管碎栓可以将较大栓子裂解成较小的栓子,便于经导管吸出。另外,血栓裂解后,表面积增大,可以更多地接触溶栓药物,增加疗效。血栓裂解后,还可以暴露更多的新鲜血栓,进而激活内源性尿激酶,促进血栓溶解。更重要的机制是,即使不立即吸出这些小的血栓,这些小血栓也会向肺动脉远端分支移动,进而减轻临床后果。因为远端血管的截面积是中心血管的4倍,远端血管的体积是中心血管的2倍,所以即使血栓的体积并没有减少,简单的碎栓术仍能使位于中心的血栓到达远端,进而改善肺的灌注并减低右心负荷(图11-7)。但是,也有一种观点认为,理论上一个 $1cm^3$ 的球体,裂解成1000个 $1mm^3$ 的小球,其截面积将从 $1cm^2$ 增加到 $10cm^2$,虽然栓塞部位进入远端,但阻塞面积要大得多,并增加血流动力学潜在风险。然而,经导管碎栓术还是经过很多学者的尝试应用并产生了较好的临床效果。笔者在实际工作中注意到,肺栓塞通常并非像示意图中所示的完全阻塞(包括主干和分支),而通常是部分阻塞(图11-8),肺动脉远端缺血但有血流,此时单纯应用碎栓术会适得其反,这就要求尽量使用血栓清除装置或结合溶栓治疗。

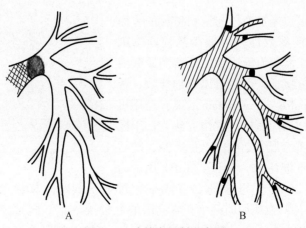

图11-7 碎栓术机制示意图

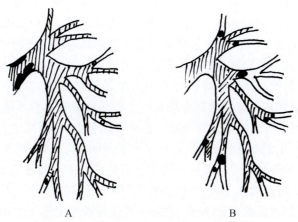

图 11-8 主干非完全阻塞碎栓术机制相反

一、球囊导管碎栓术

球囊导管碎栓术利用血管成形球囊挤碎血栓,快速恢复肺动脉血流,增加心排血量并降低肺动脉压(图 11-9 和图 11-10)。球囊碎栓可以使血栓快速地裂解成小栓子并流向远端。对于新鲜血栓,也可以用乳胶球囊进行碎栓。球囊碎栓常用直径 6～16mm 的血管成形球囊,并联合经导管直接溶栓(尿激酶 80 000～100 000 IU/h,8～12h),血管快速开通率可达 87.5%。球囊血管碎栓术操作简单,对于弹性较大的新鲜血栓可能由于血栓的弹性回缩导致碎栓失败。

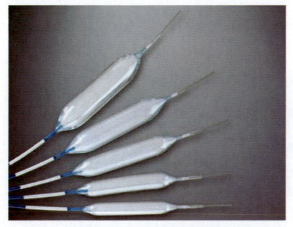

图 11-9 常用血管成形球囊

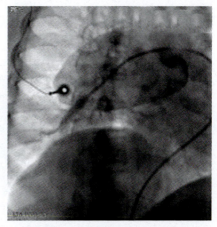

图 11-10 右下肺动脉球囊碎栓

二、猪尾导管碎栓术

Brady 等在 1991 年首先利用动脉造影导管成功地对 3 例大面积肺栓塞伴低血压休克的患者进行碎栓治疗,其中 2 例应用多功能导管,1 例应用普通猪尾导管,均快速获得肺动脉灌注增加,血压升高,血氧分压升高。许多临床报告应用这种方法碎栓,使肺栓塞阻塞分级和血流动力学改善。旋转猪尾导管进行碎栓更为常见。将5F猪尾导管的第2个弯曲部的侧孔（或直型猪尾导管的侧孔）用18G穿刺针扩张后穿入0.035in导丝，形成自制的导管导丝组合（图11-11）。先将8F长导管鞘置于肺动脉近端，进而将导管导丝组合一起经鞘管插入肺动脉，到达肺动脉血栓后，双向旋转猪尾导管使之以导丝为轴旋转，类似螺旋桨一样推进，搅碎血栓。标准的碎栓导管为可旋转猪尾导管，这种115cm长（经颈静脉为105cm）的5F导管在猪尾弯曲部近端有一个卵圆形侧孔并有不透X线标记，可通过0.035in导丝以便猪尾导管以导丝为轴旋转。猪尾近端有10个侧孔便于注入药物或进行造影检查（图11-12）。可旋转猪尾导管经连接Y阀的90cm长5.5F柔软导管鞘进入肺动脉，当导丝超越血栓后，导管尾端可接低速电机进行旋转碎栓，而大多情况下则手动双向旋转导管并进行前后推拉进行碎栓，因为手动旋转已经足以裂解血栓。可旋转猪尾导管主要用于较大的新鲜血栓，猪尾部的直径不同，12mm直径导管主要用于主肺动脉的碎栓，8mm直径导管则用于叶肺动脉，对更远端的栓子可用多功能导管碎栓，甚至用"J"形头导丝进行碎栓。

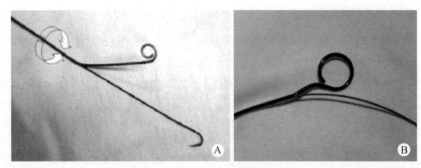

图11-11 自制旋转猪尾导管
A. 双曲猪尾导管导丝组合；B. 直型猪尾导管导丝组合

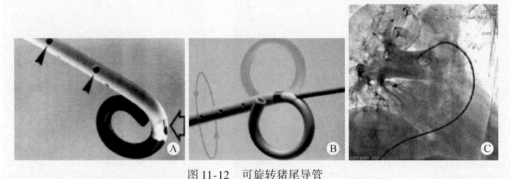

图11-12 可旋转猪尾导管
A. 箭头示卵圆形侧孔和灌注侧孔；B. 可旋转猪尾导管以导丝为轴旋转；C. 猪尾导管碎栓

旋转猪尾导管碎栓是肺栓塞介入治疗中最常用的方法，据报道占全球所有肺栓塞介入治疗的69%，其中53%为单独使用，16%结合其他介入治疗方法。旋转猪尾导管碎栓的优势是便于与其他介入方法联合应用，且非常便宜，并发症少。1998年Schmitz-Rode应用于10例患者，成功率70%，并有临床改善和肺动脉压降低作用。在一组20例休克指数（心率/收缩压）≥1、栓塞面积≥50%的大面积肺栓塞患者中，单纯应用猪尾导管碎栓术的血管再通率达32.9%，如果联合溶栓治疗则为36.4%。这组患者中，3例因右心功能衰竭于碎栓后死亡（平均死亡时间57min），2例脑死亡，其中1例术后14天死于多脏器功能衰竭，总体死亡率为20%。猪尾导管碎栓最大的缺点是原先位于中心肺动脉但没有完全阻塞的大块血栓破碎后使远端原本通畅的较大分支完全阻塞或将远端血栓压实，造成肺动脉压升高，这时需要其他方法去除血栓。故此，此方法现多联合血栓抽吸术和（或）溶栓术应用（图11-13）。

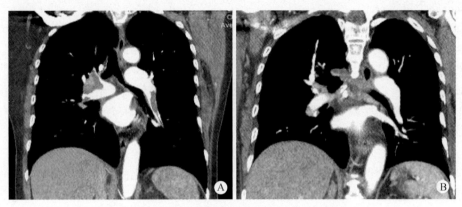

图11-13　肺动脉猪尾导管碎栓联合溶栓治疗
A. 双侧肺动脉栓塞；B. 猪尾导管碎栓联合尿激酶500 000 IU溶栓后1个月复查

三、网篮导管碎栓术

Impeller Basket Device是一种快速经皮碎栓系统。由柔软导丝头端连接可高速旋转的叶轮并装置在7F导管内，释放后在叶轮外有自膨式金属网篮。应用时外接电动马达，叶轮转速可达10 000r/min。叶轮高速旋转产生涡流，将血栓吸入叶轮达到碎栓的目的，网篮的设计则是为了保护血管壁不被叶轮损伤（图11-14）。此种装置为肺栓塞设计并用于动物实验和极少数未报告的临床试验，可在10s内将大块血栓裂解成非常细小的血栓，并且没有血管壁损伤的并发症，碎栓后游离血浆血红蛋白也未见增高，缺点是比较僵硬不便操作，另外在动物实验中发现主肺动脉碎栓后造成多发亚段的肺动脉栓塞。

Thrombolizer是一种同轴导管设计，可经导丝引导，由一根8F的聚四氟乙烯外导管和一根5F的可旋转内导管组成。外导管头端有裂缝并可自膨胀至10mm直径，内部的可旋转导管打开网篮至5mm直径，内管独自旋转，转速可达10 000r/min，产生强大的涡流吸入并裂解血栓（图11-15）。

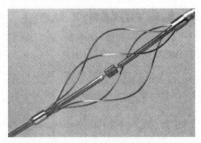
图11-14　Impeller Basket Device

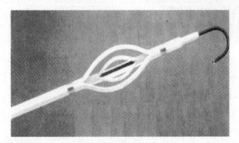
图11-15　Thrombolizer

Modified Impeller Device 的设计与 Thrombolizer 有些类似,同样可经导丝引导,由 8F 外管和 5F 内管组成,内管类似网篮,由马达提供动力,转速同样可达到 10 000r/min,内管高速旋转将血栓吸入网篮并裂解。需要注意的是,这个网篮是为裂解血栓设计的,并不是为了保护血管壁,相反其可能刮擦血管壁并造成损伤(图 11-16)。动物实验证实这两种导管均可裂解血栓并降低肺动脉压,但 Thrombolizer 导管有断裂的少量报告,同时也有经组织学证实的操作部位动脉和支气管出血。尚未见到用于人体的临床试验报道,对临床应用时机尚不清楚。

Arrow-Trerotola Device 是一种低速可旋转自膨式网篮碎栓装置,转速为 3000r/min。它可以刮擦血管壁并裂解血栓。其头端为硅树脂制成,可以保护血管壁,减少穿孔。改良后的装置为 5F、120cm 长,可以应用 0.035in 导丝并配合 8F 导引导管使用,网篮为镍钛合金制成,直径 9~15mm(图 11-17)。组织学发现操作部位血管有中度损伤,但没有发现穿孔。有 1 例动物实验发现网篮变形缠绕,所有动物实验都有轻度出血,但全部位于小的分支动脉,长期随访未发现瘢痕形成。仅见 1 例临床报告应用于大面积肺栓塞,使用 80cm 长改良型装置,作者认为该装置很难进入分支进行碎栓治疗,虽然临床体征改善,但大部分血栓未能裂解,肺动脉压没有改善。其在陈旧或机化血栓中应用可能较其他装置有优势,但在人体血管中应用的安全性未经证实。

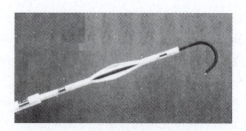

图 11-16 Modified Impeller Device

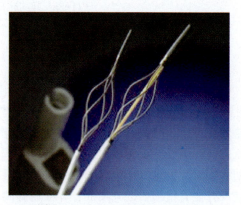

图 11-17 Arrow-Trerotola Device

四、Kensey 机械碎栓术

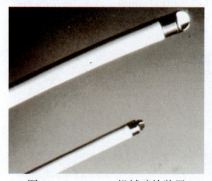

图 11-18 Kensey 机械碎栓装置

Kensey 机械碎栓装置是第一种带有旋转马达的可弯曲的碎栓装置,导管部分为聚氨酯材料。该装置头端可在电机的驱动下以 5000~10 000r/min 的速度高速旋转,有 5F 和 7F 两种规格。改进后的 Kensey 机械碎栓装置可以由导丝引导。该碎栓装置可用于新鲜和机化血栓,但并发症较多,主要有血管穿孔、血管内膜剥脱、造影剂外溢等。此装置最初设计用来动脉粥样硬化的旋磨,并进行了肺栓塞碎栓的动物实验,但未有临床报道(图 11-18)。

第四节 肺栓塞的经导管血栓清除术

经导管碎栓可以将较大栓子裂解成较小的栓子,虽可改善肺循环血流,但并没有减轻血栓负荷。应用介入技术将肺动脉内血栓取出,则可减轻肺动脉的血栓负荷,增加肺动脉循环血量,减少肺循环阻力,进而改善右心功能。血栓清除装置分为真空吸引和流体力学装置,很多取栓器械都是在将血栓碎裂的基础上再取出。

一、经指引导管血栓清除术

经指引导管血栓清除术是最简便的取栓方法。应用 6~10F 的指引导管经股静脉或颈静脉入路插入肺动脉靠近血栓位置,并抵住血栓近端,然后用 20ml 或 50ml 注射器直接抽吸血栓。因指引导管壁薄,相应内腔较大,故可较容易抽出血栓(图 11-19)。但指引导管抽吸也有其自身的缺陷:①指引导管壁薄,在经过三尖瓣、主肺动脉、叶肺动脉等多个转弯(特别是左下肺动脉)后,管壁容易塌陷而致取栓失败。②指引导管头端必须抵住血栓方能将血栓抽出,在肺动脉远端导管不好操控。③血栓部分抽入导管后,必须将导管移出体外,将血栓推出后重新插管,如此反复,比较耗时。如连续抽吸,则会造成较大量的失血。

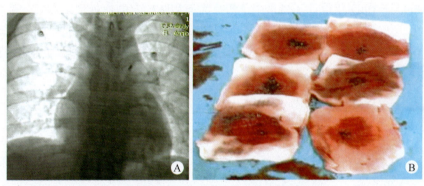

图 11-19 肺栓塞经导管血栓抽吸
A. 应用9F 指引导管肺动脉内血栓抽吸;B. 抽吸出的血栓

二、经抽吸导管血栓清除术

血栓抽吸导管种类较多,如 Eliminate、ASPREY、Thrombuster、Rebirth、ThromCat 等,一般为 4~6F 直径的大腔导管,结构类似,头端部分有一段导丝腔,用于快速交换。一般用于 1.0~1.5mm 直径的血管,如冠状动脉等。抽吸管腔直径所限,很少用于肺动脉进行局部血栓清除,仅在慢性肺栓塞机化碎栓后,明确血栓流向远端肺动脉时偶有应用(图 11-20)。

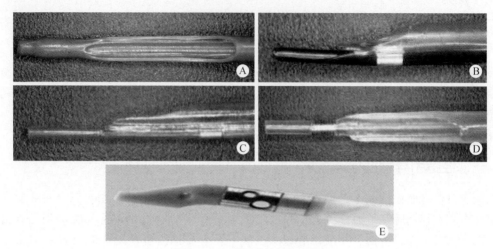

图11-20 常用血栓抽吸导管
A. Eliminate 血栓抽吸导管；B. Thrombuster 血栓抽吸导管；C. Rebirth 血栓抽吸导管；D. ASPREY 血栓抽吸导管；E. ThromCat 血栓抽吸导管

三、Greenfield 血栓清除术

Greenfield 于 1969 年设计了最早用于治疗大面积肺栓塞的血栓清除装置，并应用比格犬进行了动物实验。Greenfield 血栓清除装置是应用 306 不锈钢制作的头端为 27mm 长、7mm 直径的杯口状装置，后端连接 8.5F 的双腔球囊导管，杯口状头端与输送导管成 30°角，需经静脉切开引入体内。到达血栓部位后，充盈球囊导管阻断肺动脉血流，用大的注射器进行血栓抽吸。实验证实该装置能够快速地清除血栓，使肺动脉压下降（图 11-21）。

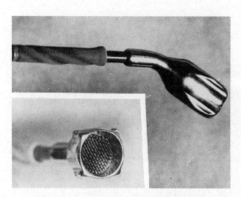

图 11-21 Greenfield 血栓清除装置

Greenfield 血栓清除装置后经过改进，设计成可塑性的杯口状装置，直径 5~7mm，可通过 10F 的导管，可经股静脉或颈静脉插入。该装置可清除新鲜血栓，但不能清除陈旧性机化血栓（图 11-22）。Greenfield 本人应用该装置可清除 76% 的肺动脉血栓，使肺动脉压下降、心排血量增加，但 30 天死亡率仍高达 30% 以上。然而，同样的器械，其他人应用却达不到同样的效果。同时，该装置需要反复多次进入肺动脉清除血栓，血栓碎裂后造成远端栓塞等问题仍使该方法难以推广。

四、AngioVac 导管血栓清除术

AngioVac 血栓清除装置类似于 Greenfield 血栓清除装置的进一步改进，其导管头端可用球囊撑开形成杯口状，用于抽吸血栓。该装置还有一套类似于体外循环的过滤装置，包括漏斗过滤器、离心泵和标准的转流装置。在泵的作用下，杯口抽吸血栓并过滤后经另一路径回输至外周静脉。由于该装置很粗且头端的杯口设计，只能以静脉切开的方式置入，

并在导丝的引导下进入肺动脉（图 11-23）。

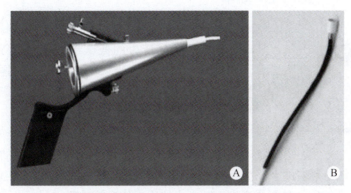

图 11-22　改进后的 Greenfield 血栓清除装置

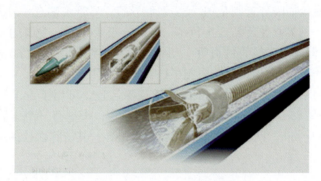

图 11-23　AngioVac 血栓清除装置

五、Rotarex 导管血栓清除术

Rotarex 导管由三部分组成：导管、电机和电子控制单元。在 8F 导管内有一个不锈钢制成的螺旋叶片固定在导丝上，导管头端为同轴的两个圆筒状结构，每个圆筒上均开有两个较大的窗口。外侧圆筒固定有螺旋状叶片，内侧圆筒固定在导丝上，两个圆筒相对旋转造成负压，使血栓进入窗口，并由螺旋状结构将吸入的血栓导管近端推出，可用于新鲜血栓和机化血栓（图 11-24）。动物实验证实该装置可用于 8mm 以上的血管，临床仅用于外周动脉，用于肺动脉还需较大的改进。

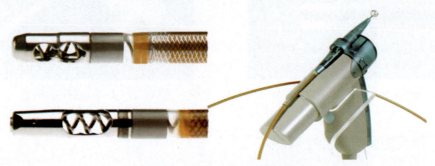

图 11-24　Rotarex 血栓清除装置

六、Aspirex 导管血栓清除术

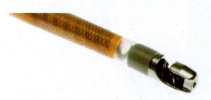

图 11-25　Aspirex 血栓清除装置

Aspirex 导管是利用电机驱动的螺旋在导管腔内旋转，旋转产生的低压将血栓吸入导管侧孔，且其螺旋状结构能将吸入的血栓向导管尾端输送并进入连接的回收装置（图 11-25）。

七、Amplatz 血栓清除术

Amplatz 血栓清除装置是 8F 的聚氨酯导管，120cm 长，带有 3 个开窗的金属头。头端有高速旋转的涡轮，涡轮利用压缩空气或氮气驱动，转速可达 150 000r/min，并产生 50lb/in^2 的压力使血栓抽吸入导管。操作中要不断注入生理盐水给驱动系统降温。在肺动脉应用时，需要 10F 95cm 的指引导管引导。

Amplatz 浸软血栓抽吸导管则是 9F 硬质双腔导管，导管头端有一较大的窗口，其内为 5000r/min 的网篮，网篮高速旋转产生负压，将血栓吸入导管，主要用于新鲜血栓。该装置可经导丝引导，但仅限于较直的血管。动物实验中该装置可清除 60% 的肺栓塞，在肺动脉内不便操控和窗口方向不易定位限制了该器械的应用。

Helix 血栓清除导管则类似于 Amplatz 血栓清除装置，可用于人工瓣膜和透析动静脉瘘的部位，该装置是 75～120cm 长、7F 的聚氨酯导管，头端有一个金属的叶轮并连接驱动轴，转速 140 000r/min。同样需要 10F 指引导管引导，其清除血栓的主要并发症为溶血（图 11-26）。

八、Lang 经皮血栓清除术

Lang 血栓清除装置是由市售的导管组装而成，包括导引钢丝，其外套 93cm 长、6F 的导管，导管外套 90cm 长、14F 的抽吸导管及 14F 的可撕脱鞘，经 40cm、16F 的直鞘引入，导丝和 6F 导管均为了将 14F 的抽吸导管引入血栓部位，用大注射器抽吸血栓。该方法取栓需要多次反复插管，并且肺动脉远端无法清除。临床应用显示，该方法可快速降低肺动脉压、改善右心功能，但部分血栓进入肺动脉远端并机化（图 11-27）。

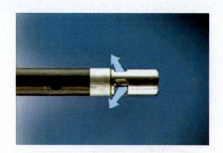

图 11-26　Helix 血栓清除装置

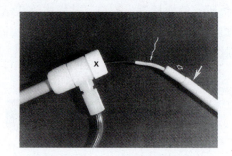

图 11-27　Lang 血栓清除装置

九、流变溶解导管血栓清除术

流变溶解导管有较多种设计，但均是利用"文图里效应"（Venturi effect）。文图里效

应指的是当管道中流动的气体或液体途中遇到突然收径的狭窄处时,流速会急剧加快,内部压力减小。所以文图里效应又称为"狭窄效应"或"漏斗效应"。

AngioJet 导管是一种 4~6F 的双腔导管,头端有三个喷射高压水流的喷口,向导管回收腔内喷射高压生理盐水时产生压力梯度,使血栓发生碎裂并吸入回收腔(图 11-28)。

Hydrolyser 导管也是一种双腔导管,7F 65 cm 或 80 cm 长,为直头导管。虽相对柔软,但通过三尖瓣和进入右肺动脉时仍较困难,可通过 0.025in 导丝引导。小的管腔以 180°的方向向大的管腔喷射高压水流,并在导管侧孔的部位形成局部低压,使血栓裂解。大的管腔吸入裂解的血栓并用于其后的管腔冲洗。Hydrolyser 导管是为直径 5~9mm 的血管设计的,用在较粗的肺动脉时经常会在血栓中打出一个隧道,故此多用于肺动脉的分支(图 11-29)。应用时要旋转导管使侧孔朝向血栓的方向。受导管长度限制,在肺动脉应用时常经颈静脉途径。

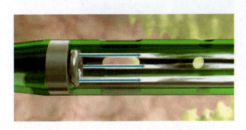

图 11-28 AngioJet 血栓清除装置

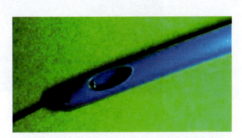

图 11-29 Hydrolyser 血栓清除装置

Oasis 导管为三腔导管,一个用于通过导丝引导,一个用于喷射高压生理盐水,最大的管腔用于吸入低压造成的血栓碎片。Oasis 导管较短而且比较细,很少用于肺动脉血栓清除(图 11-30)。

AngioJet 导管、Hydrolyser 导管、Oasis 导管虽然结构稍有不同,但都是根据文图里效应设计的,因为喷射高压生理盐水的管腔需用耐高压的金属材料,此类导管一般比较细,适用于管腔较小的血管内的新鲜血栓。应用此类导管的问题,一是手术时间比较长,再有就是大量的生理盐水和血液混合后被吸出,失血较多。

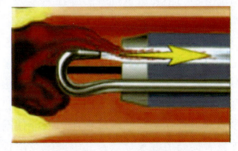

图 11-30 Oasis 血栓清除装置

十、肺栓塞的超声辅助导管溶栓术

肺栓塞的碎栓术、抽吸术等介入治疗均是物理方法的机械治疗,虽能快速使肺栓塞血管血运重建,但肺动脉内的细小栓子仍难以清除,这些残余的细小栓子成为患者远期慢性肺栓塞和慢性肺动脉高压的隐患,肺栓塞的介入治疗后进行溶栓治疗可以溶解肺动脉远端的细小栓子,肺动脉造影显示肺动脉灌注良好,被认为可降低慢性肺栓塞和肺动脉高压的发生率。

超声辅助溶栓可以看作介入导管机械裂解和局部溶栓的联合应用。利用超声的能量可以将血栓产生裂隙并降低血栓的强度,也可以将血栓中的纤维震碎但不使血栓成为碎片。其作用是使溶栓剂较容易地进入血栓,增加溶栓效果并降低溶栓药剂量和缩短溶栓时间。

EkoSonic 血管内超声震荡系统是使用高频 (2.2 GHz)、低能 (0.5W/个传感器) 超声松解血栓斑块并使溶栓药深入血栓内，高频超声还能用于血栓机化的组织。该设备 5.2F 直径，头端可发射超声的导管长度为 6~50cm。可由 0.035in 导丝引导经 6F 鞘管进入血栓所在的管腔。导管的中间灯丝为一串间隔 10mm 的换能器。高频低能超声可降低超声的温热反应及血栓空洞化，导管仍然设计了一个用于注射生理盐水的管腔，以便给超声头端降温，一般应用生理盐水 45ml/h。第三个通道为多侧孔管腔，位于超声能量发射端，用于注入溶栓剂（图 11-31）。

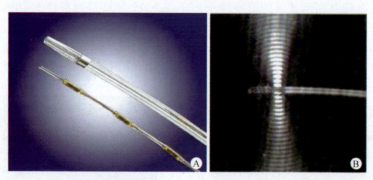

图 11-31　EkoSonic 血管内超声震荡系统

肺动脉的血运重建在高危肺栓塞和中危高风险肺栓塞的治疗中至关重要，大量报道显示及时的肺动脉血运重建可快速地改善右心功能，使血流动力学稳定。然而，系统性溶栓的不良反应事件和死亡率仍有争议。Jaff 等对 13 个随机对照研究进行了 Meta 分析，认为系统溶栓与单纯肝素抗凝的肺栓塞复发率和死亡率无统计学差异，而 Wan 等的 5 个包含高危肺栓塞的研究结果认为，联合溶栓后肺栓塞的复发率和死亡率可从单纯肝素抗凝的 19% 降低至 9.4%，但联合系统性溶栓造成出血的发生率显著增加。经导管介入治疗肺栓塞可以快速重建肺栓塞血运，减轻肺栓塞症状并降低并发症，包括碎栓术和血栓清除术，但介入联合局部溶栓与否的对照研究报道很少。

超声能量可使纤维蛋白的纤维断裂，给溶栓药创造更多的结合位点，进而增加溶栓的疗效；另外，超声的声冲流压力波能使溶栓药更容易进入血栓。研究表明，超声辅助溶栓可显著提高溶栓及疗效，并因此减少溶栓剂的剂量，减少出血并发症的发生。超声辅助溶栓虽有很好的疗效，但仍有很多限制其发展的因素，如操作时间长 (15~24h)，大多数医院没有设备或熟练的人员，费用很高，对于其肺栓塞的复发率、死亡率、慢性肺动脉高压的形成无长期随访数据支持等。

第五节　肺栓塞的支架成形术

抗凝、系统溶栓、经导管碎栓或取栓及外科手术，对危及生命的高危肺栓塞有较好的疗效，但各种方法均有其适应证、禁忌证，仍有部分患者有各种禁忌证或极度生命危险而无法接受治疗。在这种情况下，肺动脉支架置入可以快速地开通栓塞的肺动脉，重建血运，挽救患者生命。

肺动脉支架常用于治疗先天性心脏病（如法洛四联症）及其他肺动脉狭窄，肺栓塞的支架成形术少见报道。Haskal 等对一例主肺动脉骑跨型高危肺栓塞合并肺源性心脏病、严重缺氧的术后患者，在经导管碎栓术联合溶栓治疗失败的情况下在双侧肺动脉干放置了自膨金属网状支架，下肺动脉及时得到血液灌注，临床指标迅速改善。Koizumi 等对一例双侧肺动脉干栓塞的患者进行溶栓治疗 20h 后，因患者持续低血压（90/60mmHg）和肺动脉高压（30mmHg），且肺动脉造影与溶栓前无任何改变，在尝试了介入碎栓和 12F 鞘管抽吸血栓失败后，在肺动脉主干置入 10mm 直径、6cm 长的 Z 形金属支架，下肺动脉分支即时得到灌注，体动脉压升至 170/90mmHg，肺动脉压降至 26mmHg。后续抗凝治疗随访 6 个月，患者无任何呼吸系统症状（图 11-32）。

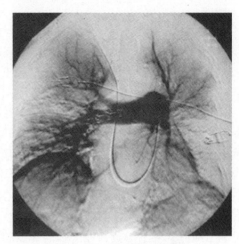

图 11-32 肺动脉 Z 形支架
（Koizumi J，et al. 1998. Cardiovasc Intervent Radiol，21：254-255）

肺动脉支架有许多潜在的并发症，如穿孔、移位、血栓形成和内膜增生等，同时，肺动脉直径变化较大，直筒式的支架很难保证两端都能贴合肺动脉。因此，肺动脉支架均是在其他治疗尝试失败后进行的介入治疗。对于支架的选择，网状支架一般比较柔软，对血管刺激小，理论上释放容易并可减少肺动脉穿孔等并发症。但有作者认为，由于肺动脉支架无法适应急剧变小的直径，故此支架近端与肺动脉一般无法紧密贴合，而 Z 型支架对肺动脉血流的干扰优于网状支架。肺栓塞行肺动脉支架治疗的报道很少，支架的选择也没有定论。

针对肺动脉支架的并发症及肺动脉直径的变化，Schmitz 等自制了直径 20mm、长 10cm 的网状支架，支架的近端膨大并连接一金属丝，可用 9.5F 的鞘管回收。在 9 只绵羊主干型肺栓塞模型上应用，取得了良好的实验效果，动物模型的心率、肺动脉压和体动脉压都有明显改善，但血氧饱和度无统计学意义，此支架未见用于临床的报道（图 11-33）。

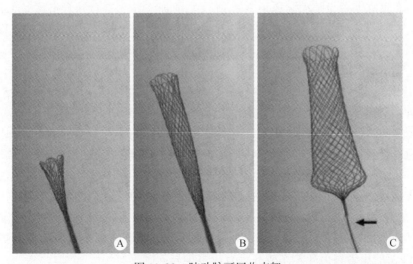

图 11-33 肺动脉可回收支架
[引自 Schmitz-Rode T，et al. 2006. J Am Coll Cardiol，15，48（4）：812-816]

肺动脉支架治疗肺栓塞较其他方法更能快速地开通阻塞血管，恢复血液灌注，但因市场没有专门用于肺动脉的支架，临床应用较少，对其在肺动脉内的长期影响尚不清楚，现仅在高危肺栓塞患者其他血管再通方法禁忌或无效后进行。

（范　勇）

第六节　慢性肺栓塞的介入治疗

慢性肺动脉高压有很多因素引起，较确定的因素有脾切除术后、脑积水的脑室-心房分流术后、骨髓增生症及慢性肠炎等，其发生机制尚不清楚，但与慢性炎症和慢性血管床感染有关。慢性血栓或栓子性肺动脉高压（chronic thromboembolic pulmonary hypertension，CTEPH）定义为慢性肺动脉内血栓或栓子导致的进行性肺循环阻力增加、肺动脉高压、右心衰竭且预后不佳。肺动脉内可造成 CTEPH 的原因很多，如肺动脉肉瘤、瘤细胞栓子、寄生虫、异物和先天性/获得性肺动脉狭窄，下文主要讨论肺动脉血栓栓子。在大多数情况下，肺栓塞并不导致远期的肺动脉高压，血栓栓子在纤溶系统的作用下 3 个月内基本全部溶解。有些情况下，特别是在复发的肺栓塞患者，纤溶系统并没有将所有的血栓栓子清除，包括在脱落造成肺栓塞之前已经在其他血管内机化的栓子。这些残余栓子在肺动脉内机化并与肺动脉管壁穿插融合成为肺动脉血管壁的一部分，形成网带状结构，中心是纤维组织并被复层细胞和疏松结缔组织包绕，最外层是内皮细胞，这些血管内的网带状结构造成肺动脉狭窄，特别是段以下肺动脉狭窄。不管在这些狭窄部位是否有新的血栓形成，CTEPH 都会持续进展。在肺栓塞的患者中，0.1%~9.1% 在 2 年内发展成为慢性肺动脉高压。肺栓塞治疗不彻底导致肺动脉长期炎性纤维狭窄，同时伴有炎性血管重建，血流重新分布，通气血流比值失衡，肺动脉压力增加，右心后负荷增加。CTEPH 如不处理预后很差，常快速出现疲劳、气喘，进而发生右心功能不全及右心衰竭导致死亡。肺动脉压>30mmHg 的患者预后较差，合并右心功能衰竭的患者预后最差，而肺动脉压在 20~28mmHg 的临界范围者与肺动脉压正常者预后无显著差异。右心导管造影是 CTEPH 的诊断金标准，肺动脉主干至亚段肺动脉存在各种慢性机化血栓和栓子的患者，静息状态下右心导管检查平均肺动脉压≥25mmHg，肺动脉楔压≤15mmHg，肺血管阻力>2Wood 单位即可诊断。

CTEPH 的药物治疗包括终身抗凝、强心利尿等，前列腺素、磷酸二酯酶 5 抑制剂等也可用于肺动脉高压的治疗，但效果有限。肺动脉内膜血栓剥脱术（pulmonary thromboendarterectomy，PEA）联合术后抗凝治疗是 CTEPH 的根治手段，一般认为手术时应将血管内膜及机化的血栓一并剥离。然而，由于 CTEPH 病理因素复杂，临床表现各异，缺乏统一的手术共识。手术的适应证是血栓栓子位于主肺动脉或叶肺动脉，而位于远端分支血管内的病变无法手术剥脱，10%~50% 的 CTEPH 患者被认为不适合手术。在手术的患者中，10%~15% 的患者术后仍有肺动脉高压和血管阻力增加，肺再灌注损伤所致肺水肿也是 PEA 常见的并发症，手术死亡率约 4.3%。肺移植或心肺联合移植可用于外周肺动脉栓塞等不适合 PEA 的患者，但死亡率较高且有较多排异问题等。

经皮肺动脉腔内血管成形术（percutaneous transluminal pulmonary angioplasty，PTPA）

是治疗 CTEPH 的微创治疗方法,可用于不适合 PEA 手术的患者。1988 年 Voorburg 等报道 1 例肺栓塞后 5 年的患者,该患者缺氧明显,平均肺动脉压 46mmHg。作者分次对其肺动脉狭窄的分支进行了球囊扩张成形术(balloon pulmonary angioplasty,BPA),扩张时间 30s,压力 4atm(1atm=1.01×10⁵Pa)。扩张后肺动脉远端血流灌注增加,跨狭窄压差缩小。核素扫描证实狭窄远端灌注增加。术后应用肝素及华法林抗凝治疗。1 年随访肺动脉压从 46mmHg 降至 35mmHg,肺动脉循环阻力减小。患者一般临床症状明显减轻,但运动功能改善不明显。并发症方面,球囊扩张 36h 后靶肺段出现肺水肿,有少量咯血症状,因此作者认为 BPA 应分次进行,不宜一次扩张过多的肺段。

BPA 的适应证:肺动脉血栓狭窄位于叶、段或亚段肺动脉,无肺动脉主干血栓狭窄;因年龄或身体因素拒绝 PEA 手术;PEA 不能剥离的血栓狭窄致术后仍有肺动脉高压。

BPA 的禁忌证:精神障碍等不能配合手术操作;活动性感染;严重的肝肾功能障碍;出血倾向;控制不佳的糖尿病和高血压。

BPA 的操作一般用股静脉入路,已放置下腔静脉滤器的患者可经颈静脉入路。术前应用肝素抗凝替代华法林,并在术前 1 日开始应用多巴酚丁胺以免球囊扩张或注入造影剂加重心力衰减。多巴酚丁胺可在术后数日停用。扩张球囊可用双腔球囊或快速交换球囊,球囊直径不超过肺动脉正常部分直径,扩张时间 15~30s。为避免严重的肺动脉再灌注肺水肿,每次手术扩张同一叶的 1~2 个狭窄部位(图 11-34)。

Kataoka 等报道了 29 例 BPA 术,其中 1 例因 BPA 致 PEA 缝合处穿孔 2 日后死亡,死亡率 3.4%。28 例 51 次 BPA 的(6.0±6.9)个月的随访,右房压、肺动脉压和心排血量均有显著改

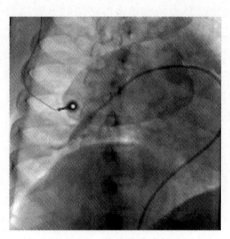

图 11-34 肺动脉球囊扩张

善,但在手术前后即时测量比较,上述血流动力学参数无明显变化。并发症方面,除早期死亡病例外,28 例 51 次 BPA 中,1 例 BPA 后肺动脉内膜撕裂致肺动脉闭塞,血流动力学无改变;另有 1 例出现肺动脉渗血,应用球囊低压压迫后出血停止。无其他操作相关并发症。术后 53% 患者出现肺动脉再灌注肺水肿,其中 70% 发生在第一次 BPA 术后。1 例严重肺水肿应用有创呼吸机 5 天后好转,2 例高频呼吸机正压通气吸氧,3 例术后需要增加氧流量面罩吸氧,其他发生肺水肿的病例需鼻导管吸氧,均发生在第一次 BPA 术后。第二次及以后的肺水肿病例,仅需鼻导管吸氧。

CTEPH 的 BPA 治疗可长期改善患者的血流动力学状况,但肺动脉的再灌注损伤发生率较高,需要用相对的小球囊反复多次进行。

(范 勇)

附 一组争鸣的动物实验研究

第一部分 暂时性肺切除介入治疗急性高危肺栓塞的动物实验研究

问题的提出：右肺动脉主干完全栓塞（3个肺叶、10个肺段）可造成致死性的肺动脉高压和右心衰竭等病理变化，右全肺切除同样结扎了右肺动脉主干，但却是安全的。为什么？

实验假设理论：肺动脉肺栓塞会使肺动脉血管床减少，进而出现肺动脉高压，右心后负荷增加进而造成右心损伤，而右心衰竭则是肺栓塞最重要的致死因素。此种肺栓塞的病理解释见于目前所有的权威肺栓塞诊断治疗指南中。然而，肺动脉高压和右心衰竭的病理变化不会出现在同样结扎了肺动脉的外科肺切除手术中，即便是全部的右肺切除。虽然血栓本身释放的物质也可造成肺血管痉挛继而增加右心阻力，但非血栓性肺栓塞也有同样的病理变化，况且血栓是全身性疾病，右心衰竭并不见于其他血栓性疾病，可见血栓栓子物质本身不是右心衰竭的主要因素。比较肺栓塞和肺切除两者，肺栓塞后相应的支气管存在，肺静脉虽然解剖结构存在，但因肺动脉缺血，肺静脉可能形成缺血无效腔；肺切除时，肺动脉、肺静脉、支气管同时切除，其中最主要的区别是支气管是否存在，也就是此部分肺的通气血流比值是否正常。

一、材料与方法

（一）材料

1. 实验对象及分组：健康绵羊18例（天津市津南区实验动物饲养站提供），均为雌性，羊龄（9±3）个月，身长（头部至尾根部）（88±8）cm，体重（38±8）kg。按随机数字表法分为3组，血栓栓塞组、球囊栓塞组、空白对照组，每组6只。

2. 实验药品

（1）盐酸异丙嗪注射液25mg，1ml（天津药业集团新郑股份有限公司）；

（2）盐酸氯胺酮注射液0.1g，2ml（江苏恒瑞医药股份有限公司）

（3）注射用地西泮10mg，2ml（北京双鹤药业股份有限公司）

（4）硫酸阿托品注射液0.5mg，1ml（北京双鹤药业股份有限公司）

（5）醋酸地塞米松注射液5mg，1ml（吉林长白山药业集团股份有限公司）

（6）硫化钠粉剂（青岛东风化工有限公司）

（7）优维显300mg I，50ml［先灵（广州）药业有限公司］

3. 实验仪器

（1）血气分析仪（NOVA公司 M型）。

（2）纤维支气管镜（Olympus公司，P40型）。

（3）心电监护仪、压力传感器（GE公司）。

（4）5~12F动静脉鞘、5F猪尾管、单弯导管、3F同轴微导管等。

（5）自制可脱球囊。

(二) 方法

1. 绵羊肺栓塞模型的建立

(1) 实验动物的准备：实验动物术前禁食48h。实验前动物应用5%戊巴比妥钠 (0.2ml/kg)、异丙嗪 (0.2mg/kg)、氯胺酮 (7.5 mg/kg)、地西泮 (0.25 mg/kg)、阿托品 (0.5mg) 和地塞米松 (10mg) 腹腔注射。基础麻醉后固定于介入手术台上，静脉持续滴注地西泮、异丙嗪和氯胺酮维持麻醉。使羊左侧卧于手术台上，纤维支气管镜引导下经鼻插入7.5～8.0号单腔气管插管。以8%硫化钠溶液双侧腹股沟区、心前区及耳部脱毛。建立心电监护及无创血氧饱和度监测。腹股沟区常规碘伏消毒、铺巾后分别穿刺左侧股动脉1支、静脉1支，右股静脉2支，左侧均引入5F鞘，右股静脉一支引入5F鞘，另一支引入10～12F鞘。并用手术线固定动静脉鞘，在X线影像引导下，将5F猪尾导管依次通过绵羊右股静脉、下腔静脉、右心房、右心室、主肺动脉，压力组件与心电监护仪连接，压力传感器固定于绵羊心脏同一水平，调定压力零点，右股静脉5F猪尾导管至上腔静脉，5F导管用肝素生理盐水封闭后与左股动脉鞘分别与压力传感器连接，依次出现肺动脉压、中心静脉压、有创外周动脉压。10～12F薄壁指引导管置于右肺动脉，以备注入血栓。

(2) 自体血栓组：麻醉后自下肢静脉取血50ml，注入无菌不锈钢器皿，静置1h，形成自体血凝块备用。10～12F导管经右侧股静脉置于右肺动脉近端，经猪尾导管行肺动脉造影，明确肺动脉走行情况，造影后稳定10min。取20ml无菌空针1个，去针芯后将自体血凝块置入，经10～12F导管注入自体血栓 (1ml/kg)，立即重复右肺动脉造影，评价栓塞情况（附图11-1）。

(3) 球囊栓塞组：将自制可脱落球囊经导管引入，充盈球囊，栓塞一侧肺动脉，同时行肺动脉造影，栓塞肺动脉远端无造影剂显像，提示一侧肺动脉完全阻塞后释放球囊，此时肺栓塞动物模型已建立（附图11-2）。

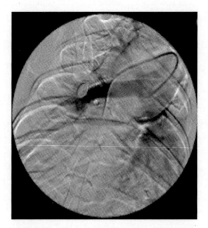

附图11-1 右下肺动脉血栓栓塞

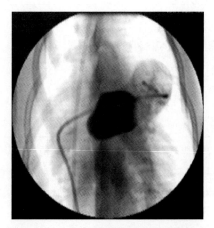

附图11-2 右下肺动脉可脱落球囊栓塞

2. 实验数据收集 分别测定动物注入自体血栓前、注入自体血栓肺栓塞模型建立前、之后0.5h、1h、2h、4h、6h、8h监测平均动脉压 (MAP)、平均肺动脉压 (MPAP)、心率

(HR)、呼吸频率（RR）及外周血氧饱和度（SaO_2）。并取动脉进行血气分析，检测动脉血氧分压（PaO_2）、动脉血二氧化碳分压（$PaCO_2$）和肺泡-动脉血氧分压差［P（A-a）O_2］。P（A-a）O_2根据以下公式计算：P（A-a）O_2（mmHg）= 150-1.25×$PaCO_2$-PaO_2。

3. 实验动物肺组织的获取及病理检查 于制模后8h给予静脉注射10% KCl 30ml处死动物，并立即取出全肺，置入15%甲醛溶液中固定待检，沿肺动脉垂直方向取材，观察肺动脉断面可否见到栓子。取血栓栓塞及球囊栓塞处肺血管、肺组织进行比较，并与空白对照组比较。

4. 统计方法 所有指标均用$\bar{x} \pm s$表示，采用SPSS13.0统计软件。组间比较用方差分析，以$P<0.05$为统计学差异。

二、结果

（一）一般情况

各组实验绵羊全部纳入分析，每组6只。2组建立大面积肺栓塞模型的绵羊均在注入自体血栓或球囊充气后出现心率、呼吸频率加快，经肺动脉造影证实为右侧肺栓塞。6例血栓组绵羊在注栓后0.5h内SaO_2下降25%以上，PA增高，HR增快。6例右肺动脉球囊阻塞的绵羊在球囊打气瞬间出现SaO_2下降及PA上升，但SaO_2下降均不足25%，生命体征无明显异常，SaO_2和PA逐渐恢复正常。

（二）监测及统计结果

见附表11-1～附表11-8

附表11-1 肺栓塞后平均肺动脉压的变化（$\bar{x} \pm s$，mmHg）

组别	时间						
	制模前	0.5h	1h	2h	4h	6h	8h
血栓组	17.0 ±1.8	31.8 ±8.4#	28.2 ±7.2#	27.5 ±8.5#	26.0 ±9.1#	25.0 ±9.2#	24.2±8.1#
球囊组	16.4 ±2.4	28.5 ±9.2#	24.0±8.5#	17.0±3.0*	17.1±2.2*	16.9±3.2*	16.8±3.0*
空白组	15.7 ±2.6	16.5 ±1.9	15.7 ±2.9	15.8 ±3.2	16.0 ±3.4	16.0±3.0	16.2 ±3.1
F 值	1.05	4.45	3.98	4.64	4.05	3.66	3.54
P 值	>0.05	<0.05	<0.05	< 0.05	<0.05	<0.05	<0.05

注：球囊组与血栓组比较，*表示$P< 0.05$；球囊组、血栓组与空白组比较，#表示$P < 0.05$。

血栓组和球囊组肺动脉压均在栓塞后0.5h达高峰，与空白组比较有统计学意义，球囊组在栓塞后2h恢复正常，而血栓组肺动脉压在0.5h后逐渐下降至实验结束仍高于正常。

附表 11-2　肺栓塞后中心静脉压的变化（$\bar{x} \pm s$，mmHg）

组别	时间						
	制模前	0.5h	1h	2h	4h	6h	8h
血栓组	2.0±0.5	2.6±0.3	5.5±0.3[#]	5.1±0.7[#]	4.6±0.5[#]	3.9±0.2[#]	2.0±0.4
球囊组	2.3±0.2	2.4±0.2	2.3±0.4[*]	2.1±0.4[*]	2.3±0.3[*]	2.3±0.2	2.1±0.2
空白组	2.1±0.2	2.3±0.2	2.2±0.5	2.1±0.6	2.0±0.2	2.2±0.2	1.9±0.4
F 值	1.67	1.77	1.65	1.89	1.55	1.70	1.80
P 值	>0.05	>0.05	<0.05	<0.05	<0.05	>0.05	>0.05

注：球囊组与血栓组比较，*表示 $P < 0.05$；球囊组、血栓组与空白组比较，#表示 $P < 0.05$。

血栓组中心静脉压在栓塞后 1h 达高峰，与空白组比较有统计学意义，至实验结束时恢复正常。球囊组中心静脉压在栓塞后与空白组比较无显著变化。

附表 11-3　肺栓塞后平均动脉压的变化（$\bar{x} \pm s$，mmHg）

组别	时间						
	制模前	0.5h	1h	2h	4h	6h	8h
血栓组	138.2±13.7	144.3±10.5	138.5±11.6	141.6±16.2	137.8±11.7	141.2±12.9	142.1±12.3
球囊组	141.0±13.2	143.0±12.1	139.4±12.3	139.6±13.5	137±11.9	136±13.3	137±14.8
空白组	143.0±13.3	144.5±11.8	142.8±13.5	139.1±16.1	137±14.2	137.5±22.1	139±18.7
F 值	2.88	2.64	2.86	2.79	2.83	2.97	2.76
P 值	>0.05	>0.05	>0.05	>0.05	>0.05	>0.05	>0.05

注：球囊组与血栓组比较，*表示 $P < 0.05$；球囊组、血栓组与空白组比较，#表示 $P < 0.05$。

栓塞后两实验组动物平均动脉压与空白组比较均无统计学意义。

附表 11-4　肺栓塞后 PaO_2 的变化（$\bar{x} \pm s$，mmHg）

组别	时间						
	制模前	0.5h	1h	2h	4h	6h	8h
血栓组	99.1±5.7	66.8±15.3[#]	66.9±12.9[#]	67.6±16.2[#]	72.2±9.9[#]	71.5±19.0[#]	73.0±13.2[#]
球囊组	99.3±4.8	65.4±6.9[#]	76.1±4.9[#]	88.2±10.5[*]	92.0±9.7[*]	92.2±8.8[*]	90.3±9.6[*]
空白组	98.1±4.7	100.3±7.8	94.5±2.6	94.6±1.1	92.7±3.4	93.9±3.5	93.2±4.3
F 值	2.76	5.66	5.57	5.28	4.49	4.34	4.37
P 值	>0.05	<0.05	<0.05	<0.05	<0.05	<0.05	<0.05

注：球囊组与血栓组比较，*表示 $P < 0.05$；球囊组、血栓组与空白组比较，#表示 $P < 0.05$。

血栓组和球囊组动脉氧分压在栓塞后 0.5h 均降至最低，与空白组比较有统计学意义，至实验结束时血栓组仍未恢复正常，而球囊组在 2h 即恢复，与空白组比较无统计学差异。

附表 11-5　肺栓塞后 SaO_2 的变化（$\bar{x} \pm s$,%）

组别	时间						
	制模前	0.5h	1h	2h	4h	6h	8h
血栓组	90.0±2.0	63.2±3.4#	65.0±6.5#	70.9±6.6#	75.5±5.7#	78.5±4.8#	77.9±5.0#
球囊组	88.7±3.8	70.1±4.2#	78.1±5.1#	85.2±4.1*	87.9±4.4*	88.7±6.5*	88.1±5.8*
空白组	90.5±3.3	92.8±4.5	89.5±2.6	90.9±5.3	91.2±3.8	90.7±5.1	90.9±4.9
F 值	0.07	4.16	5.28	3.95	3.66	3.31	3.45
P 值	>0.05	<0.05	<0.05	<0.05	<0.05	<0.05	<0.05

注：球囊组与血栓组比较，*表示 $P < 0.05$；球囊组、血栓组与空白组比较，#表示 $P < 0.05$。

血栓组和球囊组血氧饱和度在栓塞后 0.5h 均降至最低，与空白组比较有统计学意义，至实验结束时血栓组仍未恢复正常，而球囊组在 2h 即恢复，与空白组比较无统计学差异。

附表 11-6　肺栓塞后 $PaCO_2$ 的变化（$\bar{x} \pm s$, mmHg）

组别	时间						
	制模前	0.5h	1h	2h	4h	6h	8h
血栓组	39.3±3.4	37.1±9.6	35.4±8.7	35.9±7.0	40.1±8.1	45.2±7.5	45.6±8.2
球囊组	40.2±3.5	36.1±3.7	33.2±4.4	42.1±3.7	44.1±3.3	45.1±3.7	44.1±3.7
空白组	40.1±3.7	41.3±4.8	41.2±3.1	40.1±2.4	40.2±5.4	41.0±3.3	43.3±4.2
F 值	2.57	3.23	3.20	3.19	3.07	3.01	3.11
P 值	>0.05	>0.05	>0.05	>0.05	>0.05	>0.05	>0.05

注：球囊组与血栓组比较，*表示 $P < 0.05$；球囊组、血栓组与空白组比较，#表示 $P < 0.05$。

栓塞后两实验组动物动脉二氧化碳分压与空白组比较均无统计学意义。

附表 11-7　肺栓塞后 Pa（A-a）O_2 的变化（$\bar{x} \pm s$, mmHg）

组别	时间						
	制模前	0.5h	1h	2h	4h	6h	8h
血栓组	20.1±5.1	39.1±4.3#	43.1±6.1#	49.1±5.8#	48.1±4.7#	49.2±5.5#	47.1±4.8#
球囊组	20.4±3.8	30.5±5.0#	35.8±5.1#	30.1±4.4*	32.3±3.5*	28.1±4.7*	24.1±5.6*
空白组	22.1±3.1	20.1±5.1	19.6±5.7	20.8±4.3	21.3±3.7	20.8±3.3	21.1±4.5
F 值	1.62	5.58	5.65	5.82	5.42	5.94	5.77
P 值	>0.05	<0.05	<0.05	<0.05	<0.05	<0.05	<0.05

注：球囊组与血栓组比较，*表示 $P < 0.05$；球囊组、血栓组与空白组比较，#表示 $P < 0.05$。

血栓组和球囊组肺泡动脉氧压差在栓塞后 0.5h 均降至最低，与空白组比较有统计学意义，至实验结束时血栓组仍未恢复正常，而球囊组在 2h 即恢复，与空白组比较无统计学差异。

附表 11-8 肺栓塞后心率的变化（$\bar{x} \pm s$，次/分）

组别	时间						
	制模前	0.5h	1h	2h	4h	6h	8h
血栓组	137.4±5.4	160.3±5.8#	158.4±3.9#	162.5±8.1#	157.0±5.1#	152.0±5.41#	149±4.7#
球囊组	138.9±3.7	167.8±5.4#	161.5±3.3#	149.5±7.7*	145.9±6.9*	140.0±5.7*	137.7±3.1*
空白组	136.5±5.5	140.0±8.6	135.6±5.2	141.8±4.4	138.6±7.9	137.7±6.4	136.5±7.2
F 值	1.67	5.44	5.42	5.63	3.82	3.21	3.51
P 值	>0.05	<0.05	<0.05	<0.05	<0.05	<0.05	<0.05

注：球囊组与血栓组比较，*表示 $P < 0.05$；球囊组、血栓组与空白组比较，#表示 $P < 0.05$。

血栓组和球囊组心率在栓塞后 0.5h 均升至最高，与空白组比较有统计学意义，至实验结束时血栓组仍未恢复正常，而球囊组在 2h 即恢复，与空白组比较无统计学差异。

（三）病理

1. 大体标本 血栓组栓塞区右肺第一叶气肿，下叶表面可见近三角形深褐色区域其远端肺组织略气肿，下叶肺组织呈深褐色、斑点状，似淤血沿支气管打开，肺门气管旁血管中可见血栓样物阻塞（附图 11-3）。

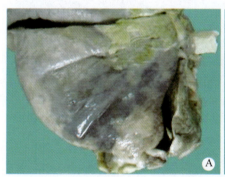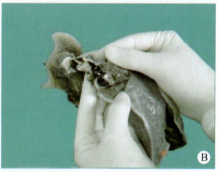

附图 11-3 血栓栓塞肺动脉栓塞模型大体病理
A. 下叶表面可见近三角形深褐色区域；B. 血管中可见血栓样物阻塞

球囊组栓塞区与对侧比较未见明显异常。边缘局部气肿，沿支气管打开肺，各级支气管通畅，肺组织未见明显病变，肺门周围血管内可见凝血，凝血远端肺组织中未见明显病变（附图 11-4）。

2. 镜下观察 血栓栓塞组栓塞区肺可见局灶性出血、渗出、水肿，血栓栓子堵塞血管（附图 11-5A），肺间质肺泡间隔增厚，间隔内小血管扩张、充血，内有大量红细胞和白细胞（附图 11-5B）。肺组织及支气管动脉淤血，淤血明显区肺泡正常组织消失（附图 11-5C）。对照组和球囊阻塞组肺组织和血管内皮细胞、管壁均正常（附图 11-5D）。因此从病理结果观察，仅血栓栓塞组成功制成大面积肺栓塞绵羊模型。

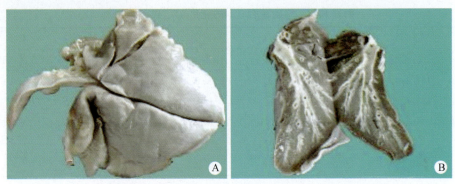

附图 11-4　球囊栓塞肺动脉栓塞模型大体病理

A. 球囊组栓塞区与对侧比较未见明显异常；B. 肺组织未见明显病变，肺门周围血管内可见凝血

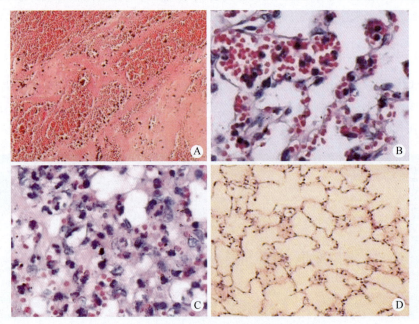

附图 11-5　血栓栓塞肺动脉栓塞模型镜下病理

A. 栓塞区肺可见局灶性出血、渗出；B. 肺间质肺泡间隔增厚，间隔内水肿，血栓栓子堵塞血管小血管扩张充血，内有大量红细胞和白细胞；C. 肺组织及支气管动脉淤血；D. 血管内皮细胞、管壁均正常，淤血明显区肺泡正常组织消失

第二部分　球囊导管气道介入治疗急性肺栓塞的动物实验

肺栓塞是内源性或外源性栓子堵塞肺动脉或其分支引起肺循环障碍的临床和病理生理综合征。肺栓塞后的重要临床表现为低氧、呼吸困难，主要原因是通气血流比（V/Q）失调。肺栓塞后，栓塞部位出现有通气而无血流灌注，形成无效腔通气，不能进行有效的气体交换，故肺泡无效腔增加。未栓塞部位的血流相对增加，发生肺内分流，致肺通气灌注比严重失衡，产生低氧。较大的肺栓塞可引起反射性支气管痉挛，同时由于血栓释放的 5-羟色胺、缓激肽、组胺、血小板活化因子等也可引起气管收缩。肺泡性低碳酸血症也促使气道收缩，以及肺不张、肺顺应性下降均可引起通气减少。这是减少无效腔通气的自身稳定机制，在血气各项指标的变化中可以得到体现。

本研究球囊导管气道介入治疗急性肺栓塞的动物实验，是通过微创的介入技术，利用球囊导管阻塞急性肺栓塞相应的肺主支气管或叶支气管，使无血液供应的肺达到空气阻断，即所谓"内科切除"无血运肺组织，从而达到纠正空气血流比例失调，降低肺动脉压、血氧饱和度及动脉氧分压上升的治疗效果，稳定动物模型的生命体征。本实验为证实球囊导管的阻塞效果进行了绵羊急性巨块型肺栓塞模型实验的初步应用研究。

一、材料与方法

（一）实验动物

健康绵羊 27 例（天津市津南区实验动物饲养站提供），均为雌性，羊龄 6 个月，体重 20~30kg。

（二）方法

1. 18 例制作肺栓塞动物模型成功后放置球囊干预，5 例制作肺栓塞动物模型成功后未予处理对照观察，4 例制作肺栓塞动物模型后未达到干预指标。

2. 肺栓塞动物模型建立　腹腔注射 5% 戊巴比妥钠（0.2ml/kg）、氯胺酮（7.5 mg/kg，福建古田药业有限公司）和地西泮（0.25 mg/kg，天津金耀氨基酸有限公司）进行基础麻醉，静脉滴注地西泮和氯胺酮维持麻醉。绵羊仰卧位于手术台上，建立心电监护，监测血氧饱和度，纤维支气管镜（olympus，P40 型）引导下经鼻气管插管（单腔，7.5~8 号）。

（1）自体血栓栓塞模型：麻醉后自下肢静脉取血 50ml，注入无菌不锈钢器皿，静置 1h，形成自体血凝块备用。经股静脉放置 5F 单弯导管至靶肺动脉，5F 猪尾导管置于肺动脉主干用于肺动脉有创压力检测和肺动脉造影，5F 鞘管经股动脉置入髂总动脉或腹主动脉远端用于体动脉压监测及动脉血气分析取血。5F 猪尾导管行肺动脉造影，明确右肺动脉走行情况，造影后稳定 10min。取 20ml 无菌空针 1 个，去针芯后将自体血凝块置入，经 5F 单弯导管在靶肺肺动脉注入自体血栓（1.2~1.5ml/kg），立即重复右肺动脉造影，评价栓塞情况，直至右下肺动脉完全阻塞（附图 11-6）。

（2）自制可脱球囊栓塞组：肺动脉造影明确肺动脉走行情况，造影后稳定 10min。换入 12F 鞘，经鞘管引入可脱球囊，至靶肺动脉后充盈球囊并释放，行肺动脉造影，球囊远端肺动脉无造影剂显像，提示靶肺动脉完全堵塞，此时肺栓塞动物模型已建立（附图 11-7）。

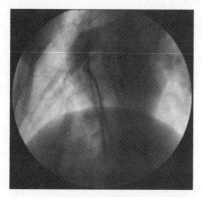

附图 11-6　右下肺动脉主干血栓栓塞

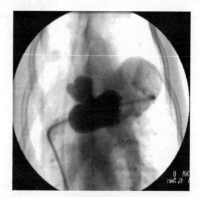

附图 11-7　右下肺动脉主干可脱球囊栓塞

(3) 干预

1) 干预指标：肺动脉栓塞模型建立后，监测动物模型的血氧饱和度，当血氧饱和度较术前下降≥20%或下降幅度≥10%/min时实验组进行干预，对照组开始计时对照，血氧饱和度未达上述指标视为动物模型制作失败。

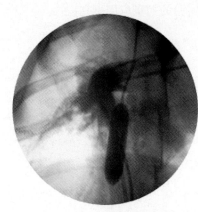

附图11-8 球囊阻塞肺栓塞相应部位气道

2) 干预方式：经气管插管在X线监视下应用0.035in超滑导丝引导，将12mm×4mm球囊导管置入肺栓塞相应部位主支气管或叶支气管，应用造影剂充盈球囊阻塞相应的支气管通气（附图11-8）。

3. 监测指标

(1) 观察肺栓塞模型过程中和球囊干预后动物一般情况的改变。

(2) 影像学检查：动物模型建立前、血栓/球囊栓塞后均行肺动脉造影检查。

(3) 观察模型制作的成功率，设定干预指标，未达干预指标列为模型制作失败。

(4) 动态监测动物模型的血氧饱和度、心率、肺动脉压、体动脉压。

(5) 血气分析：在术前、肺栓塞模型制作后、血氧饱和度达到干预标准时及其后3min、6min、10min、15min、20min、30min、45min、60min取髂外动脉或腹主动脉血1ml，经血气分析仪测定PO_2、PCO_2。

4. 统计方法 所有计量资料以$\bar{x} \pm s$表示，干预组内时间效应采用重复测量资料的方差分析，组间对照采用t检验分析。采用SPSS 13.0统计软件包进行统计学处理。

(三) 结果

(1) 以是否达到干预标准为依据，27例绵羊中23例成功建立了急性肺栓塞模型，18例进行了实验干预，5例对照。实验组18例均完成实验，对照组3例完成实验，2例于血氧饱和度达干预指标后20min内死亡。

(2) 统计学结果：见附表11-9～附表11-14、附图11-9～附图11-14。

附表11-9 组间主动脉平均压变化　　　　　　（单位：mmHg）

组别		干预组		对照组		t	P
		均值	标准差	均值	标准差		
	术前	100.17	24.39	115.60	10.71	1.36	0.188
	造模	105.00	18.27	120.20	6.38	1.803	0.086
	干预前	114.50[a]	27.97				
3	干预后	109.71	21.35	112.60	10.06	0.29	0.775
6	干预后	108.71[a]	24.83	105.20	11.19	0.303	0.765
10	干预后	103.11	25.98	112.00	14.58	0.653	0.521

续表

组别		干预组		对照组		t	P
		均值	标准差	均值	标准差		
15	干预后	99.47[c]	23.42	130.50	15.42	2.499	0.022
20	干预后	99.94	21.23	101.00	14.00		
30	干预后	104.65	21.62	100.00	15.56		
45	干预后	98.94[c]	21.84	109.00	12.77		
60	干预后	95.50[c]	28.31	102.67	10.07		

注：干预组时间效应检验 $F=2.646$，$P<0.05$；a 表示与术前相比 $P<0.05$；b 表示与造模相比 $P<0.05$；c 表示与干预前相比 $P<0.05$。

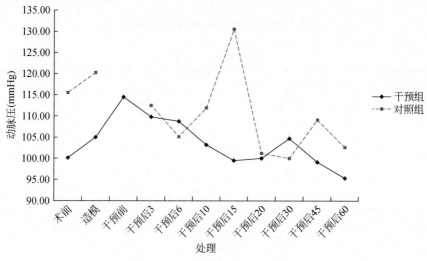

附图 11-9　两组主动脉平均压变化

附表 11-10　肺动脉平均压　　　　　　　　　　（单位：mmHg）

组别		干预组		对照组		t	P
		均值	标准差	均值	标准差		
	术前	21.78	5.54	17.80	4.66	1.462	0.158
	造模	38.61[a]	16.21	34.00	17.61	0.553	0.586
	干预前	41.17[a]	15.75				
3	干预后	36.94[a]	12.69	32.00	6.38	0.744	0.467
6	干预后	34.53[ac]	11.41	27.60	7.44	1.269	0.219
10	干预后	35.56[ac]	11.37	27.33	6.66	1.202	0.244
15	干预后	35.35[ac]	11.13	30.25	13.50	0.796	0.436
20	干预后	33.89[ac]	12.93	31.67	13.87		
30	干预后	33.76[abc]	11.95	18.50	2.12		
45	干预后	32.44[abc]	10.14	27.67	15.14		
60	干预后	33.28[abc]	10.73	18.50	4.95		

注：干预组时间效应检验 $F=10.329$，$P<0.05$；a 表示与术前相比 $P<0.05$；b 表示与造模相比 $P<0.05$；c 表示与干预前相比 $P<0.05$。

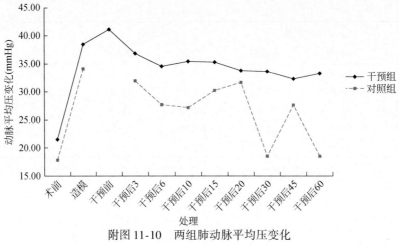

附图 11-10　两组肺动脉平均压变化

附表 11-11　心率　　　　　　　　　　　（单位：次/分）

组别		干预组		对照组		t	P
		均值	标准差	均值	标准差		
	术前	122.22	20.34	125.40	30.92	0.276	0.785
	造模	133.22[a]	26.64	136.60	33.89	0.237	0.815
	干预前	144.17[a]	15.73				
3	干预后	151.00[a]	28.60	165.20	48.08	0.824	0.42
6	干预后	138.59	25.93	144.40	37.06	0.401	0.693
10	干预后	134.50	20.61	143.80	31.06	0.801	0.432
15	干预后	142.59	21.82	145.80	23.64	0.284	0.779
20	干预后	136.56[c]	25.09	128.33	23.76		
30	干预后	130.82[c]	21.56	120.00	26.87		
45	干预后	134.28	17.83	131.33	16.50		
60	干预后	141.44	28.24	138.33	28.04		

注：干预组时间效应检验 $F=1.659$，$P>0.05$；a 表示与术前相比 $P<0.05$；c 表示与干预前相比 $P<0.05$。

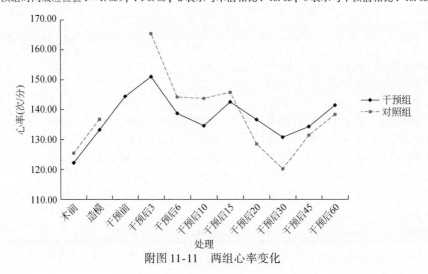

附图 11-11　两组心率变化

附表 11-12　血氧饱和度　　　　　　　（单位：%）

组别		干预组		对照组		t	P
		均值	标准差	均值	标准差		
	术前	93.94	3.15	94.60	1.95	0.438	0.666
	造模	83.56[a]	9.02	84.80	7.40	0.282	0.781
	干预前	62.83[ab]	10.48				
3	干预后	68.06[ab]	11.23	66.00	18.93	0.308	0.761
6	干预后	67.59[ab]	12.16	68.80	11.30	0.199	0.845
10	干预后	66.67[ab]	12.33	63.40	12.74	0.521	0.608
15	干预后	71.71[abc]	11.07	50.80	8.32	3.884	0.001
20	干预后	73.33[abc]	13.54	52.00	12.12		
30	干预后	75.76[ac]	11.07	53.50	14.85		
45	干预后	81.00[ac]	7.36	51.67	17.62		
60	干预后	82.50[ac]	11.62	53.00	18.52		

注：干预组时间效应检验 $F=10.294$，$P<0.05$；a 表示与术前相比 $P<0.05$；b 表示与造模相比 $P<0.05$；c 表示与干预前相比 $P<0.05$。

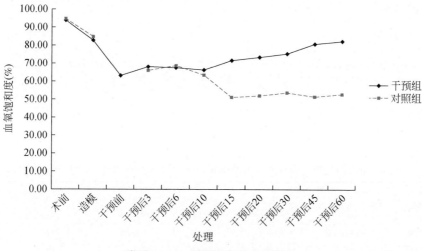

附图 11-12　两组血氧饱和度变化

附表 11-13　PaO_2　（干预组删除缺失值太多的例数，$n=12$）（单位：mmHg）

组别		干预组		对照组		t	P
		均值	标准差	均值	标准差		
	术前	77.28	13.03	81.96	7.85	0.74	0.471
	造模	62.09[a]	11.38	56.04	1.52	1.163	0.263
	干预前	54.28[ab]	15.12				
3	干预后	60.91[a]	23.07	55.95	12.86	0.403	0.693
6	干预后	59.92[a]	24.81	53.40	13.56	0.547	0.592

续表

组别		干预组		对照组		t	P
		均值	标准差	均值	标准差		
10	干预后	60.98[a]	18.77	47.70	9.35	1.338	0.202
15	干预后	62.91[a]	20.19	48.40	14.94	1.310	0.211
20	干预后	64.28[ac]	18.79	43.53	6.29		
30	干预后	65.70[ac]	21.92	44.30	16.83		
45	干预后	60.85[a]	20.56	31.17	19.15		
60	干预后	61.54[a]	19.90	32.30	8.86		

注：干预组时间效应检验 $F=2.666$，$P<0.05$；a 表示与术前相比 $P<0.05$；b 表示与造模相比 $P<0.05$；c 表示与干预前相比 $P<0.05$。

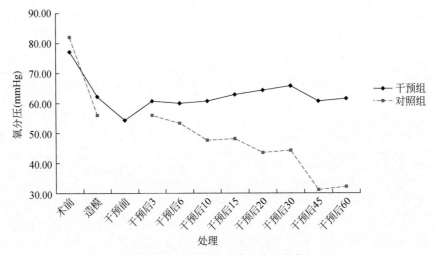

附图 11-13　两组动脉氧分压变化

附表 11-14　$PaCO_2$（干预组删除缺失值太多的例数，$n=12$）（单位：mmHg）

	组别	干预组		对照组		t	P
		均值	标准差	均值	标准差		
	术前	45.64	7.51	39.48	1.20	1.792	0.93
	造模	47.20	6.48	38.84	7.19	2.352	0.033
	干预前	52.07[a]	8.58				
3	干预后	46.75	8.01	44.88	12.61	0.397	0.697
6	干预后	48.69	6.04	45.80	10.91	0.71	0.489
10	干预后	51.19	8.05	42.78	3.24	2.244	0.04
15	干预后	51.47	8.17	46.13	8.18	1.271	0.223
20	干预后	52.22	9.83	51.10	7.90		
30	干预后	51.81	10.83	57.35	8.41		
45	干预后	53.24	8.06	61.37	6.57		
60	干预后	47.63	4.97	60.50	12.78		

注：干预组时间效应检验 $F=1.864$，$P>0.05$；a 表示与术前相比 $P<0.05$。

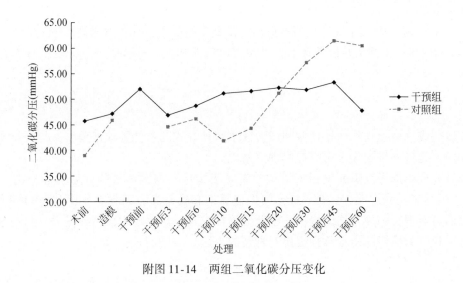

附图 11-14　两组二氧化碳分压变化

(四) 讨论

(1) 急性大面积肺栓塞动物模型的建立：既往动物模型的制备方法可分为两种，即体内血栓形成法和体外血栓形成法，前者在血管内原位形成血栓，包括颈静脉、股动脉、股静脉、冠状动脉，血栓形成后通过血流在肺动脉阻塞血管，形成栓塞。体外血栓形成法是在体外制备血凝块，然后将血凝块注入体内，形成肺栓塞的模型。既往外周静脉注栓法位置不确定，栓子散落于双肺，课题组采取了预先设定栓塞部位，于相应肺动脉直接注入自体栓或将球囊充盈，增加了造模的准确性并且更加迅速，增强了实验的可控性。

影像学检查显示栓塞部位≥2个肺叶或≥7个肺段可诊断为大面积肺栓塞，根据绵羊的肺结构，本实验中采取不同方法阻塞绵羊右肺动脉，累及右侧两个肺叶，因此符合大面积肺栓塞诊断。此模型的成功建立为今后大面积肺栓塞的研究提供了帮助，并且为不同方法的选择提供线索。本研究通过制备急性大面积肺栓塞动物模型，应用自体血凝块模拟肺栓塞急性血栓形成，应用自制可脱球囊模拟巨块型血栓脱落的急性肺栓塞机械性阻塞。

(2) 本研究根据肺栓塞的病理生理基础，采用局部限制通气的方法纠正急性肺栓塞早期的最重要因素——通气血流比值。干预组实验动物模型均能安全度过死亡率最高的第1个小时。同时，统计学表明，球囊导管介入治疗肺栓塞可以使动物模型的 PA 回落，$SatO_2$、PO_2 升高，从而为其后的溶栓、介入和手术治疗争取了时间。

该研究方法虽微创、快捷，但临床主要依赖首诊医生团队的快速反应，可应用于院内发生的急性巨块型肺栓塞的抢救，如长期卧床的患者，对院外发生的急性巨块性肺栓塞受条件限制。

(五) 小结

(1) 本研究成功应用自体血凝块肺动脉注入模拟急性肺栓塞血栓形成，应用自制可脱球囊模拟急性巨块型血栓脱落肺栓塞。

(2) 两种肺栓塞模型均可出现血流动力学及血气变化明显，部分动物模型血氧饱和度下降不明显。

（3）对照组 5 例未经救治的肺栓塞动物模型 2 例死亡，死亡率极高。

（4）干预组 18 例均急性期存活，干预后血氧饱和度、动脉血气氧分压上升均有统计学差异。

（六）结论

本研究成功地建立了血栓栓塞和球囊栓塞两种方式的急性肺栓塞模型，与人类的发病特点相似，为进一步的临床研究提供理论基础。

本研究应用选择性阻断气道的方法改善呼吸指标，与国内外肺栓塞诊疗指南"方式相反"。但得出了利用此方法是肺栓塞模型血氧饱和度升高、动脉氧分压升高的结论。成果鉴定后可对现行肺栓塞指南提供一种新的治疗方式，具有重大的指导意义。对临床常见的急性巨块型肺栓塞的急救治疗提供一种新的方法。

（刘　杨　范　勇）

参 考 文 献

范勇，刘杨，吴琦，等.2009.暂时介入性肺切除治疗急性大面积肺栓塞的实验研究.介入放射学杂志，18（12）：916-919.

路军良，杨宁，杨建平，等.2008.犬急性大块肺动脉栓塞动物模型的建立.介入放射学杂志，17（3）：204～207.

罗慰慈.肺栓塞的诊治进展.中华老年医学杂志，2001，20：165-167.

孙灵跃，蔡宗烨，沈节艳.2014.经皮肺动脉球囊成形术治疗反复发作性血栓栓塞性肺动脉高压 1 例.内科理论与实践，9（4）：285-287.

吴雅峰，胡大一，徐琳，等.2001.多普勒超声心动图对急性肺动脉栓塞的诊断特点及分析.中华超声影像学杂志，10（6）：341-344.

中华医学会呼吸病学分会.2001.肺血栓栓塞症的诊断与治疗指南（草案）.中华结核和呼吸杂志，24（5）：259-264.

Akiba Y, Nakano H, Osanai S, et al. 1995. Role of nitric oxide in vasoreactivity caused by experimental pulmonary microembolism. Nihon Kyobu Shikkan Gakkai Zasshi, 33 (12): 1248.

Akin H, Al-Jabouri M, Assi Z, et al. 2006. Catheter-directed thrombolysis for patients with massive and submassive pulmonary embolism. Journal of Vascular Surgery, 1: 169.

Auger WR, Kim NH, Trow TK. 2010. Chronic thromboembolic pulmonary hypertension. Clin Chest Med, 31: 741-758.

Bounameaux H. 2010. Contemporary management of pulmonary embolism: the answers to ten questions. J Intern Med, 268 (3): 218-231.

Brady AJB, Crake T, Oakley CM. 1991. Percutaneous catheter fragmentation and distal dispersion of proximal pulmonary embolus. Lancet, 338: 1186-1189.

Brown DB, Cardella JF, Wilson RP, et al. 1999. Evaluation of amodified arrow-trerotola percutaneous thrombolytic device for treatmentof acute pulmonary embolus in a canine model. J Vasc Interv Radiol, 10: 733-740.

Butler SP, Kader KL, Owen J, et al. 1991. Rapid localization of indium labeled inhibited recombinant tissue plasminogen activator in a rabbit thrombosis model. J Nucl Med, 32 (3): 4612-4671.

Carlos B, Mantilla, Terese T, et al. 2002. Frequency of myocardial infarction, pulmonary embolism, deep venous thrombosis, and death following primary hip or knee arthroplasty. Anesthesiology, 96 (5): 1140-1146.

Cela MC, Amplatz K. 1994. Nonsurgical pulmonary embolectomy. In: Cope C, et al. Current Techniques in Interventional Radiology. Philadelphia: Current Medicine, 12: 2-8.

Chamsuddin A, Nazza IL, Kang B, et al. 2008. Catheter-directed thrombolysis with theendowave system in the treatment of acute massive pulmonary embolism: a retrospective multicenter case series. J Vasc Interv Radiol, 19: 372-376.

Collen D, Stassen J, Verstrate M. 1983. Thrombolysis with human extrinsic (tissue 2 type) plasminogen activator in rabbits with experimental jugular vein thrombosis. Effect of molecular form and dose of activator, age of the thrombus, and route of administration, J Clin Invest, 71 (2): 368-376.

Coon WW. 1976. The spectrum of pulmonary embolism: twenty years later. Arch Surg, 111: 398-402.

Daniel KR, Courtney DM, Kline JA. 2001. Assessment of cardiac stress from massive pulmonary embolism with 12-lead ECG. Chest, 120: 474-481.

de Gregorio MA, Gimeno MJ, Mainar A, et al. 2002. Mechanical and enzymatic thrombolysis for massive pulmonary embolism. J VascInterv Radiol, 13: 163-169.

Donato AA, Scheirer JJ, Atwell MS, et al. 2003. Clinical outcomes in patients with suspected acute pulmonary embolism and negative helical computed tomographic results in whom anticoagulation was with held. Arch Intern Med, 163 (17): 2033-2038.

Elliott CG, Goldhaber SZ, Visani L, et al. 2000. Chest radiographs in acute pulmonary embolism. Chest, 118 (1): 33-38.

Fan Y, Liu Y, Oklu R, et al. 2012. Balloon occlusion of the right main bronchus in an ovine model provides sufficient time for emergent interventions in massive pulmonary embolism. Diagn Interv Radiol, 18: 127-131.

Fava M, Loyola S, Flores P, et al. 1997. Mechanical fragmentation and pharmacologic thrombolysis in massive-pulmonary embolism. J Vasc Interv Radiol, 8: 261-266.

Fukahori M, Murata T, Mohammed MU, et al. 1997. Early reperfusion inducesalveolar injury in pulmonary embolism. Chest, 111 (1): 198-203.

Galie N, Humbert M, Vachiery JL, et al. 2015. 2015 ESC/ERS Guidelines for the diagnosis and treatment of pulmonary hypertension. Eur Respir J, 46 (4): 903-975.

Girard P, Simonneau G. 1999. Catheter fragmentation of pulmonary emboli. Chest, 115 (6): 1759.

Goldhaber SZ, Elliott CG. 2003. Acute pulmonary embolism. Part I: epidemiology, pathophysiology, and diagnosis. Circulation, 108 (22): 2726-2729.

Goldhaber SZ, Visani L, de Rosa M. 1999. Acute pulmonary embolism: clinical outcomes in the International Cooperative Pulmonary Embolism Registry (ICOPER). Lancet, 353: 1386-1389.

Goldhaber SZ. 2002. Echocardiography in the management of pulmonary embolism. Ann Intern Med, 136: 691-700.

Goldhaber SZ. 2004. Pulmonary embolism. Lancet, 363: 1295-1305.

Goldhaber SZ. 2007. Percutaneous mechanical thrombectomy for acute pulmonary embolism: a double-edged sword. Chest, 132 (2): 363-365.

Goldhaber SZ. 2009. Advanced treatment strategies for acute pulmonary embolism, including thrombolysis and embolectomy. Journal of Thrombosis and Haemostasis, 7 (1): 322-327.

Greenfield LJ, Kimmell GO, Mccurdy WC. 1990. Transvenous removal of pulmonary emboli by vacuum-cup catheter technique. Journal of Surgical Research, 9 (6): 347-352.

Greenfield LJ, Proctor MC, Williams DM, et al. 1993. Long- term experience with transvenous catheter pulmonary embolectomy. J Vasc Surg, 18: 450-458.

Handa K, Sasaki Y, Kiyonaga A, et al. 1988. Acute pulmonary thromboembolism treated successfully by balloon angioplasty: a case report. Angiology, 8: 775-778.

Haskal ZJ, Soulen MC, Huetti EA, et al. 1994. Life- threatening pulmonary emboli and cor pulmonale: Treatment with percutaneous pulmonary artery stent placement. Radiology, 191: 473-475.

Heit J, Silverstein M, Mohr D, et al. 2000. Risk factors for deep vein thrombosis and pulmonary embolism: a population-based case-control study. Archives of Internal Medicine, 160: 809-815.

Heit JA. 2008. The epidemiology of venous thromboembolism in the community. Arteriosclerosis Thromb Vasc Biol, 28: 370-372.

Humbert M. 2010. Pulmonary arterial hypertension and chronic thromboembolic pulmonary hypertension: pathophysiology. Eur Respir Rev, 19: 59-63.

Inami T, Kataoka M, Shimura N, et al. 2013. Pulmonary edema predictive scoring index (PEPSI), a new index to predict risk of reperfusion pulmonary edema and improvement of hemodynamics in percutaneous transluminal pulmonary angioplasty. JACC Cardiovasc Interv, 6: 725-736.

Jaff MR, McMurtry MS, Archer SL, et al. 2011. Management of massive and submassive pulmonary embolism, iliofemoral deep vein thrombosis, and chronic thromboembolic pulmonary hypertension: a scientific statement from the American Heart Association. Circulation, 123: 1788-1830.

Jahn Uli R, Waurick René. 2001. Thoracic, but not lumbar, epidural anesthesia improves cardiopulmonary function in ovine pulmonary embolism. International Anesthesia Research Society. 93 (6): 1460-1465.

Joffe HV, Goldhaber SZ. 2002. Upper-extremity deep vein thrombosis. Circulation, 106: 1874-1880.

Kasper W, Konstantinides S, Geibel A, et al. 1997. Management strategies and determinants of outcome in acute major pulmonary embolism: results of a multicenter registry. J Am Coll Cardiol, 30: 1165-1171.

Kataoka M, Inami T, Hayashida K, et al. 2012. Percutaneous transluminal pulmonary angioplasty for the treatment of chronic thromboembolic pulmonary hypertension. Circ Cardiovasc Interv, 5: 756-762.

Kearon C, Kahn SR, Agnelli G, et al. 2008. Antithrombotic therapy for venous thromboembolic disease: American College of Chest Physicians Evidence-Based Clinical Practice Guidelines. Chest, 133: 454S-545S.

Koizumi J, Kusano S, Akima T, et al. 1998. Emergent Z stent placement for treatment of cor pulmonale due to pulmonary emboli after failed lytic treatment: Technical considerations. Cardiovasc Intervent Radiol, 21: 254-255.

Konstantinides SV, Torbicki A, Agnelli G, et al. 2014. 2014 ESC Guidelines on the diagnosis and management of acute pulmonary embolism. European Heart Journal, 35: 3033-3080.

Kucher N, Goldhaber SZ. 2003. Cardiac biomarkers for risk stratification of patients with acute pulmonary embolism. Circulation, 108 (18): 2191-2194.

Kucher N. 2007. Catheter embolectomy for acute pulmonary embolism. Chest, 132: 657-663.

Kuo WT, Gould MK, Louie JD, et al. 2009. Catheter-directed therapy for the treatment of massive pulmonary embolism: systematic review and meta-analysis of modern techniques. J Vasc Interv Radiol, 20: 1431-1440.

Kuo WT, van den Bosch MA, Hofmann LV. 2007. Catheter-directed embolectomy, fragmentation, and thrombolysis for the treatment of massive pulmonary embolism after failure of systemic thrombolysis. Chest, 132: 663S.

Lang IM, Pesavento R, Bonderman D, et al. 2013. Risk factors and basic mechanisms of chronic thromboembolic pulmonary hypertension: a current understanding. Eur Respir J, 41: 462-468.

Le Gal G, Righini M, Sanchez O, et al. 2006. A positive compression ultrasonography of the lower limb veins is highly predictive of pulmonary embolism on computed tomography in suspected patients. Thromb Haemost, 95 (6): 963-966.

Lelcuk S, Klausner JM, Merhav A. 1987. Effect of OKY 046, a thromboxane synthase inhibitor, on lung vascular permeability after pulmonary embolism in sheep. Thorax, 42: 676-680.

Madani MM, Auger WR, Pretorius V, et al. 2012. Pulmonary endarterectomy: recent changes in a single institution's experience of more than 2,700 patients. Ann Thorac Surg, 94: 97-103, discussion 103.

Marine JE, Goldhaber SZ. 1997. Pulmonary embolism presenting as seizures. Chest, 112 (3): 840-841.

Mastora I, Remy-Jardin M, Masson P, et al. 2003. Severity of acute pulmonary embolism: evaluation of a new spiral CT angiographic score in correlation with echocardiographic data. Eur Radiol, 13 (1): 29-35.

Melanson SE, Laposata M, Camargo CA Jr, et al. 2006. Combination of D-dimer and amino-terminal pro-B-type natriuretic peptide testing for the evaluation of dyspneic patients with and without acute pulmonary embolism. Arch Pathol Lab Med, 130 (9): 1326-1329.

Miller GA, Sutton GC, Kerr IH, et al. 1971. Comparison of streptokinase and heparin in treatment of isolated acute massive pulmonary embolism. Br Med J, 2: 681-684.

Mitchell AM, Kline JA. 2007. Contrast nephropathy following computed tomography angiography of the chest for pulmonary embolism in the emergency department. J Thromb Haemost, 5 (1): 50-54.

Mizoguchi H, Ogawa A, Munemasa M, et al. 2012. Refined balloon pulmonary angioplasty for inoperable patients with chronic thromboembolic pulmonary hypertension. Circ Cardiovasc Interv, 5: 748-755.

Mohan B, Chhabra ST, Aslam N, et al. 2013. Mechanical breakdown and thrombolysis in subacute massive pulmonary embolism: a prospective trial. World J Cardiol, 26, 5 (5): 141-147.

Morrell MT, Dunnill MS. 1968. The post-mortem incidence of pulmonary embolism in a hospital population. Br J Surg, 55: 347-352.

Moser KM, Cantor J P, Olman M, et al. 1991. Chronic pulmonary thromboembolism in dogs treated with tranexamic acid, Circulation, 83 (4): 1371.

Naess IA, Christiansen SC, Romundstad P, et al. 2007. Incidence and mortality of venous thrombosis: a population-based study. J Thromb Haemost, 5: 692-699.

Nong Z, Hoylaerts M, van Pelt N, et al. 1997. Nitric oxide inhalation inhibits platelet aggregation and platelet mediated pulmonary thrombosis in rats, Circ Res, 81 (5): 8652~8691.

Nordstrom M, Lindblad B, Bergqvist D, et al. 1992. A prospective study of the incidence of deep-vein thrombosis within a defined urban population. J Intern Med, 232: 155-160.

Pepke-Zaba J, Jansa P, Kim NH, et al. 2013. Chronic thromboembolic pulmonary hypertension: role of medical therapy. Eur Respir J, 41: 985-990.

Piazza G, Goldhaber SZ. 2011. Chronic thromboembolic pulmonary hypertension. N Engl J Med, 364: 351-360.

Pistolesi M, Miniati M. 2002. Imaging techniques in treatment algorithms of pulmonary embolism. Eur Respir J, 19: 28s-39s.

Prewitt RM. 1991. Principles of thrombolysis in pulmonary embolism, Chest, 9 (4): 157S.

Pruszczyk P, Pacho R, Ciurzynski M, et al. 2003. Short term clinical outcome ofacute saddle pulmonary embolism. Heart, 89: 335-336.

Pruszczyk P, Torbicki A, Pacho R, et al. 1997. Noninvasive diagnosis of suspected severe pulmonary embolism: transesophageal chocardiography vs spiral CT. Chest, 112 (3): 722-728.

Richman PB, Courtney DM, Friese J, et al. 2004. Prevalence and significance of nonthromboembolic findings on chest computed tomography angiography performed to rule out pulmonary embolism: a multicenter study of

1,025 emergency department patients. Acad Emerg Med, 11 (6): 642-647.

Rocek M, Peregrin J, Velimsky T. 1998. Mechanical thrombectomy of massive pulmonary embolism using an Arrow Trerotola percutaneous thrombolyticdevice. Eur Radiol, 8: 1683-1685.

Rodger M, Wells PS. 2001. Diagnosis of pulmonary embolism. Thromb Res, 103 (6): V225-V238.

Rodger MA, Carrier M, Jones GN, et al. 2000. Diagnostic value of arterial blood gas measurement in suspected pulmonary embolism. Am J Respir Crit Care Med, 162 (6): 2105.

Runyon MS, Beam DM, King MC, et al. 2008. Comparison of the Simplify D-dimer assay performed at the bedside with a laboratory-based quantitative D-dimer assay for the diagnosis of pulmonary embolism in a low prevalence emergency department population. Emerg Med J, 25 (2): 70-75.

Saad N. 2012. Aggressive management of pulmonary embolis. Semin Intervent Radiol, 29: 52-56.

Samama M-M. An epidemiologic study of risk factors for deep vein thrombosis in medical outpatients. Arch of Internal Medicine, 2000, 160: 3415-3420.

Schmitt H-E, Jäger KA, Jacob AL, et al. 1999. A new rotational thrombectomy catheter: system design and first clinical experiences. Cardiovasc Intervent Radiol, 22: 504-509.

Schmitz-Rode T, Adam G, Kilbingr M, et al. 1996. Fragmentation of pulmonary emboli: in vivo experimental evaluation of 2 high-speed rotating catheters. Cardiovasc Intervent Radiol, 19: 165-169.

Schmitz-Rode T, Günther RW. 1991. New device for percutaneous fragmentation of pulmonary emboli. Radiology, 180: 135-137.

Schmitz-Rode T, Janssen U, Duda SH, et al. 2000. Massive pulmonary embolism: percutaneous emergency treatment by pigtailrotation catheter. J Am Coll Cardiol, 36: 375-380.

Schmitz-Rode T, Janssens U, Hanrath P, et al. 2001. Fragmentation of massive pulmonary embolism using a pigtailrotation catheter: possible complication. Eur Radiol, 11: 2047-2049.

Schmitz-Rode T, Janssens U, Schild HH, et al. 1998. Fragmentation of massive pulmonary embolism using a pigtailrotation catheter. Chest, 114: 1427-1436.

Schmitz-Rode T, Kilbinger M, Genther RW. 1998. Simulated flow pattern in massive pulmonary embolism: significance for selective intrapulmonary thrombolysis. Cardiovasc Intervent Radiol, 21: 199-204.

Schmitz-Rode T, Verma R, Pfeffer JG, et al. 2006. Temporary pulmonary stent placement as emergency treatment of pulmonary embolism: first experimental evaluation. J Am Coll Cardiol, 48 (4): 812-816.

Schmitz-Rode T, Vorwerk D, Günther RW, et al. 1993. Percutaneous fragmentation of pulmonary emboli in dogs with the impeller basket catheter. Cardiovasc Intervent Radiol, 16: 234-242.

Sharafuddin MIA, Hicks ME. 1998. Current status of percutaneous mechanical thrombectomy. Part II: devices and mechanisms of action. J Vasc Interv Radiol, 9: 15-31.

Sostman HD, Stein PD, Gottschalk A, et al. 2008. Acute pulmonary embolism: sensitivity and specificity of ventilation-perfusion scintigraphy in PIOPED II study. Radiology, 246 (3): 941-946.

Stein PD, Alnas M, Beemath A, et al. 2007. Outcome of pulmonary embolectomy. Am J Cardiol, 99: 421-423.

Stein PD, Chenevert TL, Fowler SE, et al. 2010. Gadolinium enhanced magnetic resonance angiography for acute pulmonary embolism: a multicenter prospective study (PIOPED III). Ann Intern Med, 152 (7): 434-443.

Stein PD, Fowler SE, Goodman LR, et al. 2006. Multidetector computed tomography for acute pulmonary embolism. N Engl J Med, 354 (22): 2317-2327.

Stein PD, Goldhaber SZ, Henry JW. 1995. Alveolar-arterial oxygen gradient in the assessment of acute pulmonary embolism. Chest, 107: 139-143.

Stein PD, Hull RD, Patel KC, et al. 2003. Venous thromboembolic disease: comparison of the diagnostic process in blacks and whites. Arch Intern Med, 163: 1843-1848.

Stein PD, Kayali F, Olson RE, et al. 2004. Pulmonary thromboembolism in American Indians and Alaskan natives. Arch Intern Med, 164: 1804-1806.

Stein PD, Kayali F, Olson RE, et al. 2004. Pulmonary thromboembolism in Asian-Pacific islanders in the United States: analysis of ATA from the National Hospital discharge survey and the United States Bureau of the census. Am J Med, 116: 435-442.

Stein PD, Kayali F, Olson RE. 2004. Analysis of occurrence of venous thromboembolic disease in the four seasons. Am J Cardiol, 93: 511-513.

Stein PD, Kayali F, Olson RE. 2004. Regional differences in rates of diagnosis and mortality of pulmonary thromboembolism. Am J Cardiol, 93: 1194-1197.

Stein PD, Matta F. 2010. Acute pulmonary embolism. Curr Probl Cardiol, 35: 314-376.

Stein PD, Sabbah HN, Basha MA, et al. 1990. Mechanical disruption of pulmonary emboli in dogs with a flexible rotatingtip catheter (Kensey catheter). Chest, 98: 994-998.

Stratmann G, Gregory GA. 2003. Neurogenic and humoral vasoconstrictionin acute pulmonary thromboembolism. Anesth Analg, 97: 341-354.

Sugimura K, Fukumoto Y, Satoh K, et al. 2012. Percutaneous transluminal pulmonary angioplasty markedly improves pulmonary hemodynamics and long-term prognosis in patients with chronic thromboembolic pulmonary hypertension. Circ J, 76: 485-488.

Tajima H, Kumazaki T, Kawamata H, et al. 2001. Development of rotational digital angiography system—clinical value in acute pulmonary thromboembolism. Computer Methods and Program in Biomedicine, 66: 111-114.

Tajima H, Murakami R, KAwamata H, et al. 1995. Superselective local infusion therapy with tissue-plasminogen activator for acute massive pulmonary thromboembolism: preliminary clinical experience. Nippon Acta Radiologica, 55: 423-424.

Takach S, Lapner C Kearon. 2013. Diagnosis and management of pulmonary embolism. BMJ, 346: f757.

Tapson VF, Gurbel PA, Witty LA, et al. 1994. Pharmacomechanical thrombolysis of experimental pulmonary emboli: rapid low-dose intraembolic therapy. Chest, 106: 1558-1562.

The task force for the diagnosis and management of acute pulmonary embolism of the European society of cardiology (ESC). 2008. Guidelines on the diagnosis and management of acute pulmonary embolism. European Heart Journal, 29: 2276-2315.

Todoran TM, Sobieszczyk P. 2010. Catheter-based therapies for massive pulmonary embolism. Progress in Cardiovascular Diseases, 52: 429-437.

Uflacker R. 2001. Interventional therapy for pulmonary embolism. J Vasc Interv Radiol, 12 (2): 147-164.

Valenzuela TD. 1988. Pulmonary embolism. Annals of Emergency Medicine, 17: 209-212.

Verstraete M, Miller GA, Bounameaux H, et al. 1988. Intravenous and intrapulmonary recombinanttissue-type plasminogen activator in the treatment of acute massive pulmonary embolism. Circulation, 77: 353-360.

Voorburg JA, Cats VM, Buis B, et al. 1988. Balloon angioplasty in the treatment of pulmonary hypertension caused by pulmonary embolism. Chest, 94: 1249-1253.

Wan S, Quinlan DJ, Agnelli G, et al. 2004. Thrombolysis compared with heparin for the initial treatment of pulmonary embolism: a meta-analysis of the randomized controlled trials. Circulation, 110: 744-749.

White RH. 2003. The epidemiology of venous thromboembolism. Circulation, 107: I4-I8.

Yamada N. 2004. The efficacy of pharmacomechanical thrombolysis in the treatment of acute pulmonary thromboembolism and deep venous thrombosis. In: Shirato K, ed. Venous Thromboembolism: Prevention and Treatment. Tokyo: Springer, 23-31.

Yoshida M, Inoue I, Kawagoe T, et al. 2006. Novel percutaneous catheter thrombectomy in acute massive pulmonary embolism: rotational bidirectional thrombectomy (ROBOT). Catheter Cardiovasc Interv, 68 (1): 112-117.

Yvo M. Smulders. 2000. Pathophysiology and treatment of haemodynamic instability in acute pulmonary embolism: the piotal role of pulmonary vasoconstriction. Cardiovas Res, 48: 23-33.

Zeni PT Jr, Blank BG, Peeler DW. 2003. Use of rheolytic thrombectomy in treatment of acute massive pulmonary embolism. J Vasc Interv Radiol, 14 (12): 1511-1515.

第十二章　肺动静脉畸形的介入治疗

第一节　肺动静脉畸形的临床

一、概述

肺动静脉畸形（pulmonary arteriovenous malformations，PAVMs）是指肺动脉和静脉不经过毛细血管床而直接通过扩张的异常血管通道相连。以往也被命名为肺动静脉瘘、肺动静脉曲张和肺海绵状血管瘤等。PAVMs 大多数为遗传性出血性毛细血管扩张症（hereditary hemorrhagic telangiectasia，HHT）的系列表现之一，以往 HHT 曾以人名命名为 Rendu-Osler-Weber 综合征。获得性 PAVMs 少见，通常由肝硬化（肝肺综合征）引起，少数与一些慢性侵蚀性感染、创伤和富血供转移瘤等有关。PAVMs 因右向左分流和潜在破裂风险，需要积极干预。目前经血管内栓塞术（endovascular embolization，EVE）是治疗 PAVMs 最主要手段。

二、HHT 简介

HHT 是一种常染色体显性遗传性疾病，导致脉管发育和血管壁结构异常，可多系统器官受累。临床上符合以下标准 3 项以上者可确诊：①自发性反复的鼻出血；②多发毛细血管扩张病灶；③内脏器官的动静脉畸形；④一级亲属有 HHT 家族史。符合 2 项者可考虑可能，少于 2 项者可基本排除诊断。HHT 患者分布于世界各地，发病率约 1:10 000。男女发病率无明显差异。

HHT 在基因学上分 3 个亚型：HHT-1 由染色体 9q34 上的 endoglin 突变引起；HHT-2 由染色体 12q 上的 active receptor like kinase 1 突变引起；HHT-3 相关的基因突变是染色体 18q21.1 上的 *MADH4*（*SMAD4*），*SMAD4* 也是家族性青少年息肉病的两个致病基因之一。

HHT-1 的 PAVMs 和脑血管畸形的发病率更高，PAVMs 发病率为 29.2%~41%；HHT-2 与 HHT-1 比较，其鼻出血、胃肠道出血和症状性肝病发生率几乎相同，HHT-2 与肺动脉高压部分相关。HHT-3 和家族性青少年息肉病密切相关。HHT-2 和 HHT-3 的 PAVMs 发病率为 2.9%~14%。

三、病理

PAVMs 的异常血管部分表现为薄壁的缺乏外周结缔组织的内皮细胞管腔；可表现为显微镜水平的微小畸形，也可大到几厘米的畸形管腔。病灶 80% 以上累及胸膜或胸膜下，多发病灶约占 58%，双侧病灶约占 42%，55%~84% 的病灶位于肺下叶。PAVMs 分为单纯型和复杂型两种。单纯型（大于 80%）为由一肺段动脉供血，而不考虑这一肺段是否分为多支亚段动脉供血。复杂型（10%～15%）由多支肺段动脉供血。多发性 PAVMs 患者可同时有单纯型和复杂型两种。

四、诊断

PAMVs 导致高流量、低阻力的右向左分流、血管破裂和其他部位的血栓、菌栓的异位栓塞。临床表现和体征可包括呼吸困难、乏力、杵状指、血管杂音、发绀、咯血、血胸和脑脓肿等，HHT 者可伴有鼻出血、皮肤血管痣和胃肠道出血等。诊断包括两个大方面：①鉴定右向左的病理生理效应，包括无创氧饱和度、动脉血气分析的氧分压、分流分数和造影对比心脏超声；②直接获得病灶图像，如胸部 X 线平片、CT、MRI 和肺动脉造影。

无创氧饱和度测定为≤96%或由卧位到直立位后下降≥2%。动脉血气分析的氧分压为<90%～92%。放射性核素分流分数>3.5%。造影对比心脏超声是最佳的普查方法。方法是静脉内注入震荡后含气泡的生理盐水或其他对比剂。正常情况下这些气泡被肺循环清除，而存在右向左分流者气泡回声可见于右心向左心移动。心内分流者气泡回声出现在 1 个心动周期内，PAVMs 者气泡回声出现在 3～5 个心动周期内。形态学检查目前最主要为 CT，尤其是螺旋 CT 检查，甚至非增强的螺旋 CT 扫描即可获得充分的病灶信息。胸部 X 线平片和 MRI 对于 PAVMs 诊断只是辅助作用。肺动脉造影只在进行栓塞治疗时采用，同时可以进行右心导管术评估肺动脉压力情况。

五、治疗原则

PAVMs 治疗目的是减轻低氧血症和预防异位栓塞和出血引起的严重并发症。供血动脉直径大于 3mm 的病灶诱发异位栓塞的概率较大，有无低氧血症均需及时进行治疗。数量较多的小病灶导致严重的低氧血症，也需要及时治疗。所有 PAVMs 患者在各种有创性操作前均给予预防性抗生素治疗。外科手术为 PAVMs 的早期传统治疗手段，目前 EVE 已经完全代替外科手术。除了对一些极少的难治性弥漫性 PAVMs 患者进行肺移植手术。

第二节　肺动静脉畸形栓塞术

一、概述

Porstmann 在 1977 年首先报道了成功应用 EVE 治疗 PAVMs，此后大量的经验证实了 EVE 的优越性并代替了外科手术治疗。EVE 的主要优点是微创、痛苦小、恢复快、并发症少、最大限度保留正常肺组织和更适合同时治疗多发病灶及重复治疗。随着栓塞材料和方法的不断发展，目前 EVE 治疗 PAVMs 更加安全、有效。PAVMs 的栓塞材料包括各型弹簧圈、可脱性球囊、Amplatzer 封堵器、国产双伞封堵器和 Amplatzer 血管塞（Amplatzer vascular plug, AVP）等。目前应用最广泛、新的为金属弹簧圈和 AVP，弹簧圈包括普通不锈钢、铂金和电解式弹簧圈；AVP 有四代，目前国内已有前两代（图 12-1）。本章主要介绍应用弹簧圈和 AVP 栓塞 PAVMs。

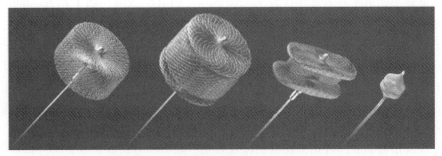

图 12-1　AVP 家族，从左到右为第 1~4 代

二、EVE 适应证

（1）供血动脉直径大于 3mm 的病灶。

（2）供血动脉直径小于 3mm 的多发病灶，有低氧血症者。

（3）供血动脉直径小于 3mm 的病灶，但曾有异位栓塞病史者。

三、EVE 禁忌证

（1）血管插管、造影禁忌者：如严重凝血功能不全、碘对比剂过敏和严重肾功能不全者等。

（2）血管栓塞禁忌者：如靶血管选择性插管失败和 PA 插管出现严重心律失常等。

（3）合并严重的肺动脉高压者。

四、介入术前准备

（1）完善检查：凝血指标、血常规、血生化和超声估测肺动脉压等。

（2）术前予抗凝和抗感染处理，有明显红细胞增多症者予放血治疗。

（3）做好术前临床和影像学评估：根据临床和影像学检查，评估畸形类型、供血动脉直径和支数等，并制定相应的手术方式。

（4）术前准备：备皮、心电监护、吸氧和开放静脉通道（建议应用空气滤过器）等。

（5）根据手术方式，签署相应的知情同意书。

五、介入手术操作程序

（一）弹簧圈栓塞术

1. 入路选择　一般经股静脉入路，置入合适的血管鞘进行栓塞术。如遇下腔静脉滤器置入后、右心房异常增大和下肢静脉血栓等特殊情况，也可选择肘静脉、颈静脉和锁骨下静脉入路。

2. 导管选择　一般情况下，可先置入 5~6F/80~90cm 血管长鞘或各型导引导管至肺动脉（pulmonary artery，PA）干或主 PA；便于保证栓塞导管的稳定和避免反复进出右心导致的各种严重并发症。首先应用 PIG（猪尾巴）导管行双侧 PA 或单侧 PA 造影。选择一般以弧度较小的单弧和多弧导管为主，如 MPA、VERT、NIH、JB 1 和 Headhunter 1 等。

3. 栓塞方法　弹簧圈包括普通不锈钢、铂金和电解式弹簧圈。前两者多为不可控但带有纤毛，少数可控但价格高昂；可控者，一般用于高流量 PAVMs 的栓塞前保护性栓塞。目前 Cook 公司的鸟巢铂金弹簧圈长度为 14cm，柔软、X 线可视性较佳被广泛应用于 PAVMs 的栓塞。Boston 公司的各型长铂金弹簧圈（包括可控和不可控）也被应用 PAVMs 的栓塞，但价格高昂。弹簧圈栓塞原理为弹簧圈纤毛诱导急性血栓致血管闭塞。最理想的是将栓塞用导管尽量插管至供血动脉远端，避开正常分支进行栓塞（图 12-2）。一般情况下，只要栓塞供血动脉即可达到良好的栓塞效果，除非供血动脉太短无法行栓塞则必须行瘤囊栓塞。目前也有学者认为累及胸膜的 PAVMs 尽量行瘤囊和供血血管栓塞以避免体循环侧支增生导致再通（图 12-3）。

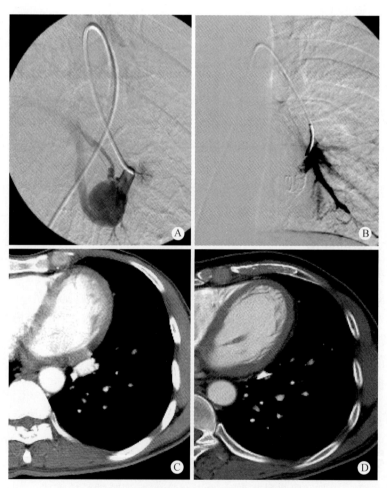

图 12-2　左下肺动静脉畸形的弹簧圈栓塞

A. 选择性左肺下叶内基底段肺动脉造影示 PAVMs；B. 应用多枚不锈钢弹簧圈栓塞供血血管后；C. 栓塞前增强 CT 示一椭圆形瘤囊；D. 栓塞后 3 年增强 CT 示瘤囊消失和供血动脉内弹簧圈

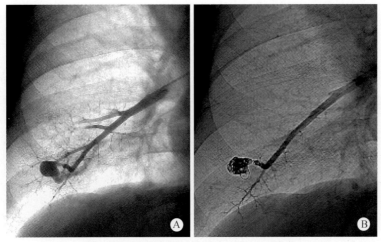

图 12-3　右下肺动静脉畸形的弹簧圈栓塞
A. 右肺中叶外周一 PAVMs；B. 应用多枚铂金弹簧圈栓塞瘤囊和供血血管后

弹簧圈栓塞 PAVMs 的最严重并发症为异位栓塞。应用带纤毛不可控弹簧圈进行供血动脉栓塞时，选择大于供血动脉直径 15%~20% 的弹簧圈进行直接致密栓塞。不锈钢弹簧圈刚性大，径向力强，较难进行致密栓塞。但在高流量供血动脉移位率较低，可用 1~3 枚进行高流量保护性栓塞，内加更柔软的铂金圈进行致密栓塞。前端固定技术是一种预防弹簧圈脱落的基本方法，即将弹簧圈一部分置入影响不大的正常小分支后将其他部分释放于供血动脉内（图 12-4）。对于高流量、短的供血动脉也可以应用球囊导管封堵供血动脉后进行栓塞。如不成功则可用多个电解式弹簧圈置入瘤囊后进行保护性栓塞，然后在瘤囊内致密填塞带纤毛弹簧圈完成栓塞。对于弹簧圈栓塞后再通患者，尽量在原弹簧圈内和（或）后进行栓塞，可应用各型微弹簧圈（图 12-5）。

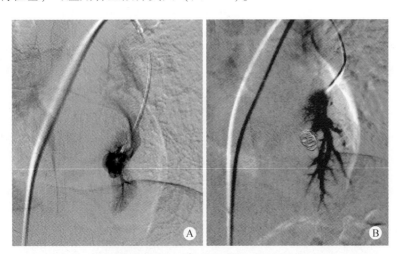

图 12-4　左下肺动静脉畸形的弹簧圈栓塞
A. 左肺下叶一 PAVMs 并边缘一小分支；B. 应用弹簧圈前端固定技术栓塞后

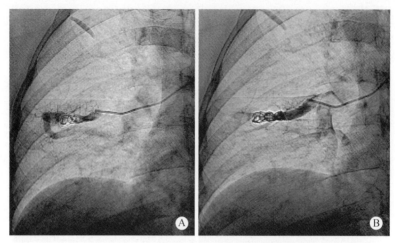

图 12-5　右下肺动静脉畸形的弹簧圈栓塞
A. 弹簧圈栓塞 PAVMs 3 年后再通；B. 再次在原弹簧圈内及后方置入数枚弹簧圈栓塞后

（二）AVP 栓塞术

1. 入路选择　同弹簧圈栓塞术。

2. 导引导管和长鞘选择　可根据术前 CT 评估图像，根据拟定直径的 AVP 输送要求直接选择相应的导引导管和长鞘。也可常规进行肺动脉造影，根据栓塞用直径的 AVP 输送要求，应用交换导丝交换入相应的导引导管和长鞘。释放用导引导管可选择各型 100cm 长度的弧度较小的单弧和多弧导管，如 MPA、JB1 和 JR 等。释放用长鞘可选择各型 100cm 直头和单弧形。

3. 栓塞方法　AVP 是近年来新型栓塞材料，其各项性能优势得以广泛应用于 PAVMs 的栓塞治疗，特别是供血血管大于 6mm 的中高流量供血动脉（图 12-6）。应用 AVP 栓塞 PAVMs 较其他材料的优势有：①单次释放达到栓塞效果，减少医生、患者 X 线受照时间，缩短手术时间；②可控性释放，位置不佳可回收重新定位释放；③血管贴合性较好，低移位率，特别适用于中高流量的畸形；④单个 AVP 较多枚弹簧圈更加经济；⑤MR 兼容性。

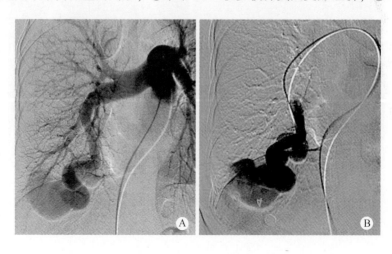

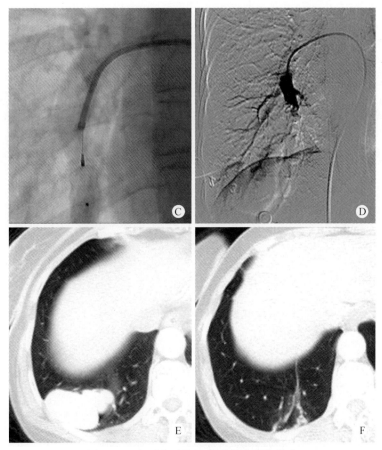

图 12-6　右下肺动静脉畸形的血管塞栓塞

A. 主肺动脉造影证实右下肺一巨大 PAVMs；B. 选择性畸形血管供血血管造影，供血血管直径约 11.5mm；C. 经 8F MPA 导引导管置入直径为 16mm 的 Ⅰ 型 AVP；D. 置入 AVP 后 15 min 造影 PAVMs 完全阻塞；E. 术前 CT 示右肺下叶一巨大 PAVMs 瘤体；F. 栓塞后 1 年 CT 示瘤体消失，残留少许纤维条索灶

目前国内 AVP 有 Ⅰ 型和 Ⅱ 型，呈圆柱形设计，为自膨式镍钛合金编制的网篮结构，栓塞原理为置入血管后内部形成血栓而阻塞血管。Ⅰ 型为单圆柱形，直径 4～16 mm，长度为 7～8 mm；Ⅱ 型为三环状柱形，直径 3～22 mm，长度为 6～18 mm。Ⅱ 型较 Ⅰ 型的优势在于血栓快速形成、更低的移位和再通率，但价格偏高。AVP 输送装置为各型导引导管和长鞘。

根据肺动脉造影图像，先结合导丝和各型导管将输送装置（导引导管和长鞘）尽量置于供血动脉的远端并造影证实。然后，将 AVP（直径大于供血血管直径的 30% 以上）用推送杆推入输送装置，其头端进入血管后回撤输送装置进行释放。释放后立即加压手推造影判定 AVP 的位置；正确后嘱患者平静呼吸、避免剧烈咳嗽，同时固定输送装置和 AVP 推送杆。3～5 min 后用极小的力量手推造影观察 AVP 内血栓形成情况。如血栓形成不佳，则每隔 2～3 min 反复轻推造影进行观察。当 AVP 内血栓完全形成，再等待 2～3 min，行低压、低流速造影。造影证实栓塞效果后在透视下逆时针旋转推送杆将 AVP 分离、释放（图 12-7）。

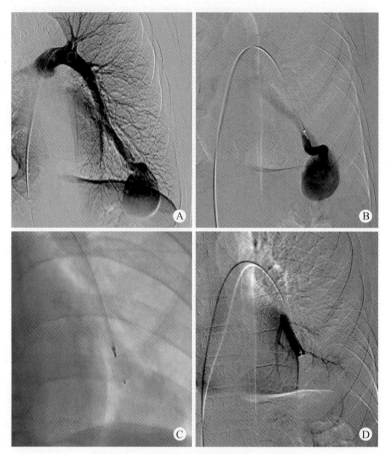

图 12-7 左下肺动静脉畸形的血管栓塞

A. 左肺动脉造影证实左下肺一巨大 PAVMs；B. 选择性畸形血管供血血管造影，供血血管直径约 8.8 mm；
C. 经 6F 长鞘置入直径为 12 mm 的 I 型 AVP；D. 置入 AVP 后 7 min 造影 PAVMs 完全阻塞

最近报道了一组 69 例大样本单用 I 型 AVP 栓塞 PAVMs，结果满意，并在随访期间无再通发生。但也有报道可发生 5%~8% 的再通率，因此有学者认为在 AVP 的后方加栓几枚弹簧圈可预防再通。也有学者用可电解式弹簧圈栓塞瘤体后加用 AVP 栓塞供血血管，但这种方法过于奢侈。

六、介入手术操作注意事项

（1）术中操作轻柔，避免导管、长鞘和导丝刺激右心室导致严重的心律失常。

（2）通过术前 CT 和术中肺动脉造影，调整球管角度选择最佳的栓塞投影位置（图 12-8）。

（3）对供血血管选择性插管时，导引导丝、导管尽量不要用力顶瘤囊壁避免破裂。

（4）栓塞材料尽量接近瘤囊的供血动脉，尽可能保留正常肺组织并预防再通。

（5）详细了解各种弹簧圈特性，术中必须做到致密栓塞预防再通。

（6）AVP 释放后观察栓塞效果时，用极小的力量手推造影观察；防止血栓形成不全被人为推入体循环。

(7) 术中严格控制空气和血栓进入肺动脉系统。

(8) 对于双侧多发高流量 PAVMs 者，选用多次栓塞术。先行一侧栓塞术，1~2 个月后行另一侧栓塞术。

(9) 对于复杂型 PAVMs，可结合弹簧圈和 AVP 进行栓塞（图 12-9）。

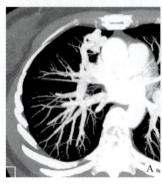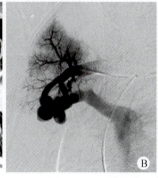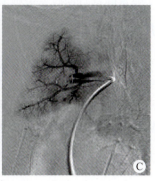

图 12-8　右上肺动静脉畸形的显示及栓塞 1
A. CT 最大密度投影示右肺上叶前段 PAVMs；B. 调整球管角度后造影清晰显示 PAVMs；C. 应用 1 枚 AVP 栓塞后

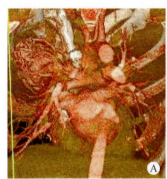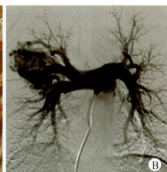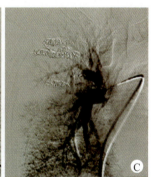

图 12-9　右上肺动静脉畸形的显示及栓塞 2
A. CT 容积成像示右肺上叶复杂型 PAVMs；B. 肺动脉造影证实右肺上叶复杂型 PAVMs；
C. 应用 1 枚 AVP 和数枚弹簧圈栓塞后

七、介入相关并发症及处理

1. 术中空气栓塞　发生率约为 5%，原因为术中导管内空气进入冠状动脉；表现为心绞痛、心动过缓和心电图改变。一般在几分钟内可缓解，严重者给予硝酸甘油、阿托品和吸氧处理。

2. 术中其他意外栓塞　短暂性脑缺血发作、面瘫和脑梗死；极少发生，但可能导致严重后果。主要原因为气栓、血栓的异位栓塞。

3. 术中瘤囊破裂　粗暴操作导致导丝或导管顶破瘤囊，患者出现大咯血、大量血胸和失血性休克；立即行栓塞术补救。

4. 自限性胸膜炎　3%~16% 的患者栓塞术后第 2~4 天内出现低热和胸膜炎症状（胸闷、胸痛），可持续 3~6 天。症状重者给予非甾体抗炎、抗感染和镇痛治疗。

5. 术后肺动脉高压和右心衰竭 肺动脉压力因被 PAVMs 的分流和（或）同时并存肝内动静脉畸形导致左向右分流所掩盖。栓塞后出现肺动脉高压和右心衰竭，进行相应的抗心衰处理。同时需要重视观察术前肺动脉、右心形态和术前、术中监测肺动脉压力。

6. 异位栓塞 最严重并发症，由不正确的弹簧圈释放导致。可应用血管内技术对异位栓塞弹簧圈进行回收，失败者同时可能发生潜在的严重并发症者外科手术取出。

八、疗效评价

术后患者的低氧血症临床表现可明显改善，氧饱和度、氧分压和分流分数等指标可发生明显好转。但 60% 以上的患者分流分数仍然达不到正常水平，90% 的患者造影对比心脏超声仍为阳性。这是由于一些造影可见的残留小病灶或显微镜可见的小病灶引起。通过长期随访，各种严重的异位栓塞（特别是脑血管意外）发生率可明显降低。

九、随访及必要的后续（重复）治疗

栓塞术后的随访非常重要。一般应用动脉血气分析和胸部 CT 进行随访。术后 4~6 周即可复查血氧分压指标。术后 6~12 个月复查胸部 CT 血管造影评估病灶栓塞情况，一般可出现瘤囊未灌注且缩小，甚至消失。此后每 3~5 年复查一次胸部 CT，观察栓塞处病灶、残留小病灶和新发病灶等情况。PAVMs 的栓塞后再灌注率可达 6%~57%，如有再灌注、新发病灶和小病灶增大，需再次行栓塞治疗（图 12-10）。一般栓塞治疗方法同上所述即可成功，部分体动脉侧支形成者行相应动脉栓塞术。有文献报道部分难治性再灌注可通过房间隔穿刺逆行栓塞肺静脉达到治疗效果。

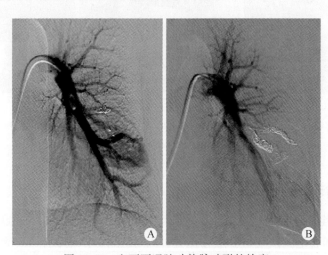

图 12-10　左下再通肺动静脉畸形的栓塞
A. 左肺动脉造影示栓塞后 PAVMs 栓塞后 9 年广泛再通；B. 应用 1 枚 AVP 和数枚弹簧圈栓塞后

（江　森　虞　栋　程永德）

参 考 文 献

鲍姆. 2010. Abrams 介入放射学. 徐克, 滕皋军主译. 第 2 版. 北京：人民卫生出版.
江森, 孙希文, 史景云, 等. 2013. Amplatzer 血管塞在肺动静脉畸形栓塞中的应用初探. 中华放射学杂志，7：659-661.

王茂强，王仲朴，刘凤永，等.2005. 经导管血管内栓塞术治疗肺动静脉畸形. 临床放射学杂志，24：249-252.

徐克，邵海波.2008. 肺动静脉瘘的影像综合诊断和介入治疗. 中国医学计算机成像杂志，14：500-506.

徐亮，徐仲英，蒋世良，等.2009. 应用动脉导管未闭及房间隔缺损封堵器治疗肺动静脉瘘. 介入放射学杂志，18：14-18.

徐仲英，戴汝平，蒋世良.1994. 肺动静脉瘘的栓塞治疗（附六例报告）. 中华放射学杂志，28：303-306.

杨剑，黄连军，蒋世良，等.2004. Amplatzer封堵器栓塞肺血管瘘道畸形. 介入放射学杂志，13：236-238.

张功霖，姜永能，向述天，等.2013. 不同介入方法治疗肺动静脉瘘三例分析. 介入放射学杂志，22：439-440.

Abdel Aal AK, Hamed MF, Biosca RF, et al. 2009. Occlusion time for Amplatzer vascular plug in the management of pulmonary arteriovenous malformations. Am J Roentgenol, 192: 793-799.

Hart JL, Aldin Z, Braude P, et al. 2010. Embolization of pulmonary arteriovenous malformations using the Amplatzer vascular plug: successful treatment of 69 consecutive patients. Eur Radiol, 20: 2663-2670.

Hundt W, Kalinowski M, Kiessling A, et al. 2012. Novel approach to complex pulmonary arteriovenous malformation embolization using detachable coils and Amplatzer vascular plugs. Eur J Radiol, 81: e732-e738.

Khurshid I, Downie GH. 2002. Pulmonary arteriovenous malformation. Postgrad Med J, 78: 191-197.

Mager JJ, Overtoom TT, Blauw H, et al. 2004. Embolotherapy of pulmonary arteriovenous malformations: long-term results in 112 patients. J Vasc Interv Radiol, 15: 451-456.

Taylor BG, Cockerill EM, Manfredi F, et al. 1978. Therapeutic embolization of the pulmonary artery in pulmonary arteriovenous fistula. Am J Med, 64: 360-365.

Trerotola SO, Pyeritz RE. 2010. Does use of coils in addition to Amplatzer vascular plugs prevent recanalization. Am J Roentgenol, 195: 766-771.

Wang W, Li H, Tam MD, et al. 2012. The amplatzer vascular plug: a review of the device and its clinical applications. Cardiovasc Intervent Radiol, 35: 725-740.

第十三章　先天性肺动脉狭窄的介入治疗

先天性肺动脉狭窄（pulmonary stenosis）是右心室流出道梗阻性疾病，根据狭窄的部位可分为肺动脉瓣狭窄、漏斗部狭窄、主肺动脉及其分支狭窄。单纯右心室流出道狭窄以肺动脉瓣狭窄最为多见，占本病的 80%~90%。经皮球囊肺动脉成形术及血管内肺动脉支架术是目前治疗单纯右心室流出道狭窄的首选方法。

第一节　先天性肺动脉瓣狭窄球囊成形术

一、概述

正常肺动脉瓣有三个完全分隔的半月瓣。肺动脉瓣狭窄可见完整的瓣叶及其交界结构，但交界处相互融合，瓣口位于中央或偏于旁侧。年幼时瓣膜柔软，活动度较好，收缩期呈"幕顶状"凸向肺动脉；随年龄增长，瓣膜增厚钙化明显，活动变差。临床上轻症患者可无症状，仅在体检时发现杂音。重症患者新生儿期或婴儿期即可出现症状，表现为不同程度的发绀及右心衰竭。中度以上狭窄患者，随年龄增长而逐渐出现乏力、胸痛、活动受限和轻度发绀。

1982 年 Kan 等首先报道应用球囊扩张狭窄的肺动脉瓣，使瓣叶融合部撕裂，从而解除右心室流出道的梗阻，称为经皮球囊肺动脉瓣成形术（percutaneous balloon pulmonary valvuloplasty，PBPV）。数十年来，通过对患者的随访、临床经验的积累以及对其适应证和方法学深入探讨，PBPV 术已成为治疗单纯性肺动脉狭窄的首选方法。

二、适应证

典型肺动脉瓣狭窄，跨肺动脉瓣压力≥50mmHg 为 PBPV 的绝对适应证；目前认为，跨肺动脉瓣压力≥35mmHg，右心室造影显示肺动脉扩张、出现射流征，心电图提示右心室增大，可为 PBPV 术的相对适应证。

三、介入治疗

（一）术前准备

术前需经体检、心电图、X 线胸片及超声心动等检查，明确诊断，并估测狭窄的程度。化验室检查，符合手术条件。

（二）诊断性右心导管术及右心室造影

经右股静脉穿刺插管，将端孔或端侧孔导管送至右心室、肺动脉，分别测量并记录右心室压力、肺动脉压力及肺动脉至右心室连续压力。

于右心房、右心室、肺动脉分别取血，进行血氧分析，检查是否存在分流。

将猪尾管送至右心室，行坐位或侧位右心室造影，观察肺动脉、瓣膜及瓣环的发育情况及有无继发性右心室流出道狭窄，测量肺动脉瓣环的直径（图13-1）。

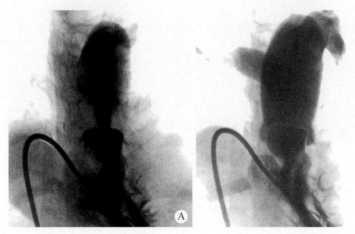

图13-1　右心室正位造影
A. 收缩期射流征；B. 瓣膜增厚、开放受限，呈幕顶状，主肺动脉扩张

（三）球囊的选择

1. 球囊的直径　球囊直径与肺动脉瓣环直径比为（1.2~1.4）：1。

2. 球囊的长度　通常为20mm、30mm和40mm。球囊过长，其近端可能跨在三尖瓣上，扩张时可能损伤三尖瓣。球囊过短，扩张时可能不能很好地固定在狭窄的肺动脉瓣口部，所以要根据患儿的年龄选择适宜长度的球囊。

（四）球囊扩张的时间及次数

1. 时间　以最短的时间充盈球囊，使其腰凹迅速消失后快速吸瘪球囊，一般从扩张至吸瘪球囊时间应在10s以内。

2. 次数　在成功扩张球囊，即有明显的球囊腰凹消失后，再扩张1~2次即可，过多次数的扩张不但无助于疗效的增加，还可能造成心脏的损伤。

（五）治疗过程

（1）将股静脉的血管鞘换成与球囊导管相匹配型号的血管鞘。

（2）将端孔导管送入左肺动脉远端，沿导管送入交换导丝（直径0.035~0.038in，长260cm），撤出端孔导管。

（3）沿交换导丝送入选好的球囊导管，使球囊的腰部位于肺动脉瓣环处。用稀释的对比剂迅速充盈球囊，使其腰部快速消失后，立即吸瘪球囊（图13-2）。通常可反复扩张2~3次，如效果不佳，可更换更大直径的球囊或用双球囊进行扩张。

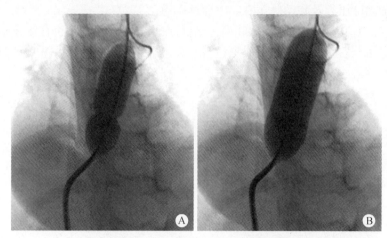

图 13-2 肺动脉瓣狭窄单球囊扩张
A. 稀释对比剂充盈球囊，可见腰征，为狭窄瓣膜部位；B. 球囊加压，腰征消失

（4）球囊扩张后撤出球囊导管，重复右心导管检查及右心室造影，观察即时疗效，以及有无并发症出现。

（5）如患者肺动脉瓣环较大（如肺动脉瓣球直径>20mm），一侧股静脉不能送入适合直径的球囊导管时，可采用双球囊扩张。球囊导管选择的标准通常为两个球囊直径的总和为肺动脉瓣直径的1.5倍或略多。两个球囊导管的直径和长度应大致相同。经双侧股静脉分别送入两个球囊导管，使两个球囊导管处于同一水平，以稀释的对比剂同时扩张两个球囊，方法同单球囊扩张（图13-3）。

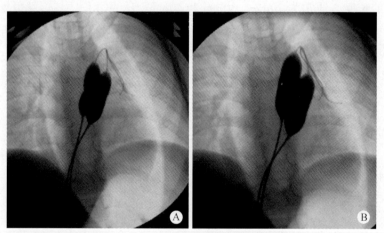

图 13-3 肺动脉瓣狭窄双球囊扩张
A. 稀释对比剂同时充盈两个球囊，可见腰征，为狭窄瓣膜部位；B. 球囊加压，腰征消失

（六）疗效评价

1. 即时疗效 绝大多数患者 PBPV 术后跨肺动脉瓣压力降至 30mmHg 以下，部分患者存在压力差，可能与右心室流出道反应性痉挛有关，常在 6 个月后消失。

2. 长期疗效　PBPV 术即时疗效良好者，85% 远期效果良好，部分患者仍需再次 PBPV 术或外科手术治疗。

四、并发症及其防治

1. 心动过缓　当球囊充盈阻塞肺动脉瓣口时，可出现一过性心动过缓。一般抽瘪球囊后心率即可恢复，必要时可静脉给予阿托品。

2. 一过性右心室流出道痉挛　为扩张球囊时，刺激右心室流出道造成的痉挛，一般无需处理，于术后数天或数月恢复。操作时减少扩张次数，可防止右心室流出道的过度痉挛。如果术后右心室流出道痉挛较明显，可口服普萘洛尔治疗 3～6 个月。

3. 肺动脉瓣关闭不全　国内处各中心报道为 4%～8%，大多数为轻度关闭不全，且无血流动力学意义，无需外科手术治疗。

4. 三尖瓣关闭不全　为操作时损伤三尖瓣腱索所致，主要为球囊导管撤出时伤及三尖瓣及瓣下结构造成三尖瓣中重度关闭不全。

第二节　先天性肺动脉狭窄血管内介入治疗

一、概述

先天性肺动脉狭窄可分为主肺动脉狭窄、左右肺动脉分叉处狭窄、一侧或双侧肺动脉狭窄、肺内动脉及其分支狭窄。严重或多发的肺动脉分支狭窄可造成右心室压力及狭窄近端肺动脉压力增高，病变远端肺灌注血流减少，如不及时治疗，可导致肺动脉分支的完全阻塞。

1983 年 Lock 等首先对肺动脉分支狭窄进行球囊血管成形术治疗。由于这些病变部位外科手术难以到达，目前此类疾病的治疗主要以介入为主，其成功率为 63%～80%。多部位的肺动脉分支及小分支狭窄的解除，也有利于狭窄远端分支发育。

球囊血管成形术虽可改善右心室流出道梗阻和肺动脉分支狭窄，但对长段肺动脉分支狭窄及多发性周围肺动脉狭窄疗效欠佳，同时球囊血管成形术有一定的再狭窄发生，因此于 1989 年第一例血管内支架术成功地应用于肺动脉分支狭窄的患儿，目前血管内支架术已成为球囊血管成形术疗效不明显的最好的补充治疗方法。

二、适应证

（1）肺动脉分支狭窄直径 ≤8mm，并合并以下任意一项者：右心室收缩压/主动脉收缩压 ≥50%；右心室收缩压 ≥50mmHg；肺核素扫描示肺灌注减少。

（2）跨狭窄压差 >20mmHg。

（3）球囊扩张后效果不佳或再狭窄患者，可行内支架置入术。

三、介入治疗

（一）术前准备

包括病史、体检及所有的辅助检查。球囊扩张前可通过肺放射性核素扫描观察肺血流灌注情况。

(二) 诊断性右心导管术及肺动脉造影

经右股动、静脉分别插管测定右心房、右心室压力，肺动脉压/主动脉压比值，记录跨狭窄压差。

行选择性肺动脉造影，确定狭窄部位，测量狭窄的长度及直径。

(三) 球囊导管或支架的选择

球囊的选择：球囊直径一般为狭窄直径的 3~4 倍（婴幼儿可选用 4 倍于狭窄直径的球囊，年长儿或成人可选用 3 倍于狭窄直径的球囊），但需小于 2 倍正常远端肺动脉的直径。球囊长度需根据病变的位置和长度决定，一般为 20~40mm。

目前使用的为 Palmaz 球扩支架。常用两种规格：中型支架，未扩张时直径为 2.5mm，长度分别为 10mm、15mm 和 20mm，最大扩张直径可达 12mm。大型支架，未扩张时直径为 3.4mm，长度分别为 12mm、18mm 和 30mm，最大扩张直径为 18mm。前者用于期望扩张直径 10mm 以内的病变，后者用于期望扩张直径 10mm 以上的病变。

(四) 治疗过程

(1) 通过端孔导管使交换导丝通过狭窄部位，到达肺动脉远端，进入下叶肺最大的肺动脉分支。

(2) 沿交换导丝送入适宜的球囊导管，使球囊导管的中部到达血管狭窄部位。

用稀释对比剂充盈球囊进行扩张至球囊的腰凹消失。一般压力为 3~9atm，扩张持续时间视病变部位而不同。对于近端病变，应尽量缩短扩张时间，一般为 5~10s，远端病变可适当延长扩张时间，以改善疗效。

对于一侧多发肺动脉分支狭窄者，一次手术可扩张多处狭窄，扩张顺序为先远后近。对于双侧肺动脉狭窄者，为预防肺水肿的发生，一次手术只扩张一侧肺动脉的分支。

(3) 如需置入支架，则将适宜的支架沿交换导丝送至狭窄部位，定位准确后充盈球囊使支架扩张，固定于狭窄部位，然后吸瘪并撤出球囊。

(4) 球囊扩张或支架置入术后，行右心导管检查及选择性肺动脉造影，评价手术效果。

(五) 支架置入后的抗凝治疗

支架置入术后需静脉给予肝素 24h，剂量为 20U/(kg·h)（每小时最大量不超过 1000U）。以后口服阿司匹林 6 个月，剂量为 3~5mg/(kg·d)。

(六) 疗效评价

Zeevi 等对肺动脉分支狭窄球囊血管成形术成功的评价标准为：狭窄部位直径术后较术前增加≥50%；或跨狭窄部收缩压较术前降低≥50%。Worms 等认为手术的成功标准为：狭窄部位直径术后较术前增加≥40%；跨狭窄段压差和右心室压/主动脉压下降≥20%；右心室压≤50mmHg；核素扫描肺血流灌注明显增加 20% 以上。依照以上标准，球囊扩张55%能获得成功。

与单纯球囊血管成形术相比,支架置入术成功率可高达90%以上。Fogelman等报道,支架置入术后,狭窄段内径平均增加109%±79%,跨狭窄段压差平均下降74%±26%。右心室压/主动脉压平均下降25%±18.9%。目前缺乏较多样本的中远期随访。有研究显示血管内支架再狭窄的发生主要与手术导致的血管内皮损伤、血管内皮过度增生、抗凝药物使用不当等因素有关。另外,由于儿童的生长发育,可造成支架的相对性狭窄,同时,研究也显示支架的再扩张是安全有效的。

四、并发症及其防治

(一) 球囊血管成形术

(1) 主要并发症为肺动脉分支的撕裂或破裂、动脉瘤、心律失常、肺水肿等,其中肺血管的并发症是致死的主要原因。

(2) 为减少血管并发症,操作要轻柔严密;选择球囊要适宜,直径应小于狭窄远端正常动脉直径的2.5倍;交换导丝应尽可能伸入狭窄远端最大的肺动脉分支;同侧多发肺动脉分支狭窄时,避免球囊导管再次进入扩张后的动脉。术后一般要监护12h。

(二) 血管内支架置入术

(1) 可能出现支架断裂、支架移位、血管的再狭窄、血栓及动脉瘤的形成、肺动脉破裂、肺水肿等并发症。

(2) 为减少并发症,应仔细了解狭窄周围的结构,综合分析选择合适的支架。扩张球囊时,避免采用过高的压力过度扩张。术后合理应用抗凝剂,大大减少并发症的发生。

(刘 杨)

参 考 文 献

凌坚,谢若兰,徐立,等.2003.经皮肺动脉瓣球囊成形术经验及中远期疗效分析.中华心血管病,31:323-325.

周爱卿.1997.心导管术——先天性心脏病的诊断与治疗.济南:山东科学技术出版社.

Chau AK, Leung MP. 1997. Management of branch pulmonary artery stenosis: balloon angioplasty of endovascular stenting. Clin Exp Pharmacol Physiol, 24 (12): 960-962.

Duke C, Rosenthal E, Qureshi SA. 2003. The efficacy and safety of stent redilatation in congenital heart disease. Heart, 89 (8): 905-912.

Gupta D, Saxena A, Kothari SS, et al. 2001. Factors influencing latge course of residula valvular and infundibular gradients following pulmonary valve balloon dilatation. Int J Cardiol, 79 (2-3): 143-149.

Jarrar M, Bethout F, Farhat MB, et al. 1999. Long-term invasive and noninvasive results of percutaneous balloon pulmonary valvuloplasty in children, adolescents, and adults. Am Heart J, 138: 950-954.

Lee ML, Wang JK. 2004. Percutaneous transluminal pulmonary valvuloplasty for severe to cirtical valvular pulmonary stenosis in neonates and infants. Acta Paediatr Taiwan, 45 (4): 224-228.

Nagm AM, Moore JW. 2003. Balloon sizing of pulmonary branch stenosis: a useful method to guide stent implantation. J Invasive Cardiol, 15 (8): 437-438.

Rao PS, Galal O, Patnana M, et al. 1998. Results of three to 10 year follow up of balloon dilatation of the pulmonary valve. Heart, 80: 591-595.

Rome JJ. 1998. Balloon pulmonary valvuloplasty. Pediatric Cardiology, 19: 18-24.

Rosales AM, Lock JE, Perry SB, et al. 2002. Interventional catheterization management of perioperative peripheral pulmonary stenosis: balloon angioplasty or endovascular stenting. Catheter Cardivovasc Interv, 56 (2): 272-277.

Schneider MB, Zartner P, Duveneck K, et al. 2002. Various reasons for repeat dilatation of stented pulmonary arteries in paediatric patients. Heart, 88 (5): 505-509.

Sharieff S, Shah-e-Zaman K, Faruqui AM. 2003. Short- and intermediate-term follow-up results of percutaneous transluminal balloon valvuloplasty in adolescents and young adults with congenital pulmonary valve stenosis. J Invasive Cardiol, 15 (9): 484-487.

Sugiyama H, Veldtman GR, Norgard G, et al. 2004. Bladed balloon angioplasty for peripheral pulmonary artery stenosis. Catheter Cardiovasc Interv, 62 (1): 71-77.

Trivedi KR, Benson LN. Interventional strategies in the management of peripheral pulmonary artery stenosis. J Interv Cardiol, 2003, 16 (2): 171-188.

Zeevi B, Berant M, Blieden LG. 1997. Midterm clinical impact versus procedural success of balloon angioplasty for pulmonary artery stenosis. Pediatr Cardiol, 18 (2): 101-106.

第十四章 乳糜胸的介入治疗

第一节 乳糜胸的临床

一、乳糜胸的病因及病理生理

乳糜胸是因为原发或继发的淋巴系统病变,导致富含脂质的淋巴液漏出到胸腔内产生的乳糜状胸水。与全身血液循环系统一样,淋巴系统也是一套遍布全身组织(脑和脊髓组织除外)的网状液体循环系统。淋巴系统是由淋巴管道、淋巴器官、淋巴液组成。淋巴管道是由毛细淋巴管、淋巴管、淋巴干和淋巴导管组成。毛细淋巴管是淋巴管道的起始部,以膨大的盲端起始于组织间隙,收集多余的液体。其管壁由单层内皮细胞构成,内皮细胞间的间隙较大,无基膜和外周细胞,有纤维细丝牵拉,使毛细淋巴管处于扩张状态。因此毛细淋巴管壁的通透性较大,一些不易透过毛细血管的大分子物质,如蛋白质、细菌、异物、癌细胞等较易进入毛细淋巴管。淋巴管由毛细淋巴管汇合而成,管壁内面有丰富的瓣膜,可分为浅、深淋巴管两组。浅淋巴管位于浅筋膜内,与浅静脉伴行;深淋巴管位于深筋膜深面,多与深部的血管、神经等伴行。淋巴干由淋巴管汇合而成。全身各部的浅、深淋巴管汇合成9条淋巴干:收集头颈部淋巴的左、右颈干,收集上肢淋巴的左、右锁骨下干,收集胸部淋巴的左、右支气管纵隔干,收集下肢、盆部及腹部成对脏器淋巴的左、右腰干,收集腹部不成对脏器淋巴的肠干。9条淋巴干汇集成2条淋巴导管,即胸导管和右淋巴管,分别注入左右静脉角(图14-1)。淋巴器官有淋巴结、脾、胸腺和腭扁桃体等。淋巴结一般成群存在于较隐蔽的部位和胸、腹腔大血管附近。淋巴结的主要功能是滤过淋巴、产生淋巴细胞和参与免疫反应。脾是最大的淋巴器官,脾能过滤血液,除去衰老的红细胞,平时作为一个血库储备多余的血液。

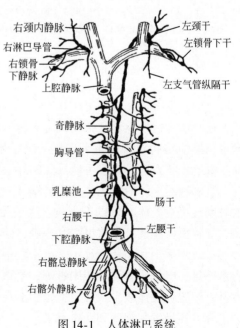

图14-1 人体淋巴系统

淋巴系统有两大方面的重要功能:①参与免疫反应,清除体内病原体、异物等有害物质;②参与脂质、蛋白质等大分子物质的吸收、运输和循环。由于脂质大分子不能直接通过胃肠道的静脉进入血循环系统,腹腔内的毛细淋巴管吸收胃肠道内的脂质大分子后经过淋巴管-肠干汇入乳糜池，而收集下肢、盆部及腹部成对脏器淋巴的左、右腰干也在此汇入乳糜池，此时的淋巴液由于含有大量脂质成分，因此成为不透明的乳糜色，也被称为淋巴乳糜液。乳糜池位于第1腰椎或第2腰椎前方，主要由肠干和左右腰干汇入，而汇出的淋巴管道就是胸导管。淋巴乳糜液进入乳糜池后，继续沿胸导管穿过膈的主动脉裂孔进入胸腔，在食管后脊柱前行走于主动脉与奇静脉之间，在第4胸椎或第5胸椎水平转至椎体左侧再向上汇入左颈内或左锁骨下静脉。胸导管在解剖上可以有不同的变异，根据尸体解剖研究，乳糜池和胸导管在临床解剖中主要有5种结构（图14-2）。由于各种原因流经胸导管回流的淋巴乳糜液外漏并积存于胸膜腔内称为乳糜胸。

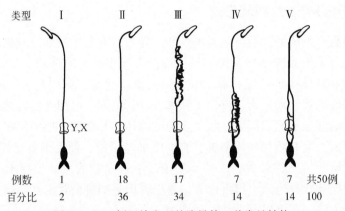

图14-2 50例尸检发现的胸导管5种常见结构

[引自 Chen E，Itkin M. 2011. Thoracic duct embolization for chylous leaks. Semin Intervent Radiol，28（1）：63-74]

乳糜胸的发生与胸导管损伤或闭塞有关。手术中医源性损伤胸导管是产生乳糜胸的最常见原因。由于胸导管与食管在解剖结构上相近，因此食管癌手术最容易损伤胸导管而产生乳糜胸，据报道发生率可达0.4%~2.6%。肺癌手术中，由于扩大切除和广泛淋巴结清扫，使肺癌术后发生乳糜胸的概率有所增加，可达0.1%~1.5%。此外纵隔手术、心脏手术也可能损伤胸导管产生乳糜胸。除手术外，外伤（如胸椎骨折）、纵隔肿瘤、淋巴肿瘤、淋巴系统发育异常也可能导致胸导管损伤或堵塞，从而产生乳糜胸。

乳糜胸对人体的影响主要由乳糜液的漏出量、漏出速度和漏出持续时间决定的。大量的乳糜液可对人体产生以下影响：①大量的乳糜液可压迫肺组织，产生肺通气和换气障碍，导致机体缺氧；压迫纵隔和心脏，使心脏大血管移位、心脏大血管舒张功能不全，导致心排血量减少和循环不足；②由于大量的脂质和蛋白成分漏出，可产生低蛋白血症、血容量不足、电解质紊乱、酸中毒等，严重可诱发肾功能不全；③由于大量淋巴液丢失可导致淋巴细胞和抗体减少，加之低蛋白血症，患者术后的创伤和基础病的影响，使患者免疫力下降，容易发生细菌和病毒感染。

二、乳糜胸的诊断

乳糜胸的诊断并不困难，通过手术或外伤史、典型外观和特征性的实验室检查大多能够明确定性诊断，但定位诊断较为困难。患者如果有胸部手术史，或胸部外伤（尤其是后纵隔和胸椎外伤）后，出现胸腔积液引流量增多或持续时间较长，均应该怀疑有乳糜胸的产生。若患者为禁食状态，乳糜液的外观可为淡红色或淡黄色，若患者饮食，尤其含脂质成分较高的食物，积液可呈乳糜色。除上述外，化验室检查是诊断乳糜胸的重要依据。对引流液进行乳糜定性试验、三酰甘油定量检查和苏丹Ⅲ染色对确诊具有重要意义。乳糜定性试验（+）、三酰甘油定量>1.24mmol/L（或110mg/dl）和苏丹Ⅲ染色（+），是诊断乳糜胸的重要依据。此外，影像学检查包括淋巴管造影和核素现象，因为操作复杂，费用较高，一般不作为首选的诊断方法。淋巴管造影能够显示胸导管破裂或阻塞的部位，可作为胸导管受损的"金标准"，但操作较为复杂（图14-3）。核素淋巴显像也可以诊断乳糜胸、腹水，并且部分患者可以大致进行定位，此项检查操作较淋巴管造影简单，但受设备等限制，只有部分医院能够开展。近几年来，磁共振乳糜池及胸导管成像技术逐渐在临床应用并且受到重视，重T_2加权像（MRCP成像方式）对乳糜池的显示能够达到90%以上，并且能够显示胸导管损伤的部位。

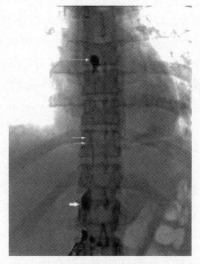

图14-3 淋巴造影显示乳糜池（粗箭头）、胸导管（双箭头）和胸导管漏出部位（单箭头）

[引自 Kurklinsky AK, et al. 2011. Bilateral traumatic chylothorax treated by thoracic duct embolization: a rare treatment for an uncommon problem. Vasc Med, 16 (4): 284-287]

三、乳糜胸治疗原则

乳糜胸的治疗主要根据乳糜胸胸腔积液漏出的量和漏出的速度而选择方案，对于胸腔积液引流量<500ml/d，一般保守治疗能够好转；对于引流量为500~1000ml/d者，可先行保守治疗，若引流液5~7天仍无减少，可胸腔内喷注滑石粉行胸膜固定术治疗。对于引流量>1000ml/d，应当积极行外科或介入干预。介入治疗是治疗乳糜胸安全有效的方法，以往受限于传统淋巴造影的复杂性而开展较少，近年由于高场强磁共振的普及、高质量数字减影血管造影机的使用，术前磁共振成像定位联合透视引导下直接穿刺乳糜池行淋巴管造影+栓塞治疗成为重要的治疗方法。

第二节 乳糜胸的介入治疗

一、概述

乳糜性胸腔积液最常见的原因是胸腹手术后胸导管损伤，据报道普通胸部手术后发生率可达0.42%，食管手术后可达3.9%。其他少见原因可包括淋巴系统阻塞，如淋巴瘤、淋巴管瘤病、结节病、先天性畸形、特发性原因等。乳糜胸的每日漏出量若超过1000ml，内科保守治疗不能控制时，就会对生命产生威胁。国外有文献报道乳糜胸的内科保守治疗总有效率小于50%，对于高渗出性的有效率更低，往往要进行积极的外科或介入干预。外科开胸或胸腔镜下胸导管结扎是治疗乳糜胸的传统外科方法，但创伤和失败率较高。

1998年，Cope等首次报道了经皮胸导管栓塞术的成功。此后又陆续有类似报道，并且显示出此种方法的安全性和有效性。但由于其操作的复杂性，这种方法仍然没有普及。Cope和Kaiser报道此方法的成功率为71%，并且对于部分手术失败的患者，仍能够成功栓塞。最近报道的一项包括105例患者的临床研究显示，经皮胸导管栓塞术（thoracic duct embolization，TDE）和胸导管破坏术（thoracic duct disruption，TDD），两项技术的总技术成功率为79%。结合国内外文献，乳糜胸的介入治疗方法主要包括TDE、TDD、经静脉逆行胸导管栓塞术（transvenous retrograde embolization，TRE）。

TDE作为使用最多的介入治疗方法，手术前最重要的环节是乳糜池的影像学评估。早期的报道中，患者在行TDE前要先进行淋巴造影，显示乳糜池形态和位置。然而，由于此项检查的操作复杂，且淋巴造影的影响因素较多，传统的淋巴造影对乳糜池的显示率较低，这大大影响了TDE治疗的成功率。近年报道了使用MRI评估乳糜池代替淋巴造影。对于乳糜池显示不佳的患者，可使用TDD、TRE作为补充，这提高了介入治疗的成功率。近年介入治疗乳糜胸的报道越来越多，已经开始受到临床的重视。

二、适应证和禁忌证

1. 适应证　对于胸导管栓塞的适应证目前未见统一共识，如下情况可以考虑行胸导管栓塞术。

（1）乳糜液漏出量较大，每日>1000ml，经保守治疗1周无效。

（2）患者在保守治疗期间出现明显低蛋白血症、电解质及代谢紊乱、血容量不足危及生命者。

（3）保守治疗无效且手术风险较大或不接受手术者。

（4）手术后乳糜液漏出量无明显减少者。

2. 禁忌证　乳糜胸介入治疗的禁忌证与其他腹部穿刺性操作类似，无绝对禁忌证，如下情况可作为相对禁忌证。

（1）有碘剂过敏史。

（2）严重凝血功能障碍。

（3）经淋巴管造影或重T_2加权MRI不能显示乳糜池和（或）胸导管。

（4）不适合进行经皮穿刺的其他情况，如不能穿刺到位、脓肿等。

三、术前准备

术前相关化验检查包括血常规、凝血功能、肝肾功能、电解质等。

术前相关的影像学检查中，最重要的是对乳糜池和胸导管的显示和评估。对于乳糜池和胸导管的显示，可使用淋巴造影和（或）MRI检查。

1. 淋巴造影方法　常规碘剂过敏试验后，消毒皮肤。自第1、2趾间蹼皮下注入亚甲蓝与1%利多卡因混合液0.5ml作为引导。注1%利多卡因局部麻醉后，解剖分离淋巴管长约1cm，尽量去除淋巴管周组织并预置固定线和牵引线以利于穿刺。轻轻牵拉牵引线并按摩引导注射点处皮肤使淋巴管暂时扩张，取23号头皮针连接注射器，内预置2ml生理盐水，使穿刺针与淋巴管保持平行进针，进入淋巴管0.5cm后，推注少量生理盐水，见淋巴管扩张，证明穿刺成功。固定淋巴管与穿刺针。穿刺针连接到恒速注射泵上，以

0.13ml/min 流率恒速注入 40% 碘化油对比剂，单侧注入约 8ml。注射对比剂时，在透视下动态观察对比剂的流动和淋巴管与胸导管的显影情况并摄片。至胸导管完全显影后，停止注射对比剂。造影后 24h 及 72h 再次摄胸部正位平片，以协助诊断。胸导管造影可显示下列异常：①胸导管破裂，造影剂外溢；②胸导管梗阻、中断或狭窄；③胸导管的变异或畸形。结合临床病史，可以对病变做出明确诊断。

2. MRI 检查方法　MRI 显示乳糜池要使用类似于磁共振胆管成像（MRCP）检查的重 T_2 加权像（三维，自由呼吸，重 T_2，单次触发快速自旋回波序列 SSFE）。一般乳糜池在 MRI 上的影像学表现为：位于胸 12～腰 1 范围内椎体前缘或前侧缘的囊状高信号影，而胸导管则表现为椎体前缘偏左的管状高信号影（图 14-4）。与传统淋巴造影相比较，重 T_2 加权像显示胸导管和乳糜池的优点包括：①避免了侵袭性的淋巴管造影及其带来的并发症；②对胸导管、乳糜池和淋巴道更高的显示率，Erden 等报道重 T_2 加权像对腹部淋巴干和乳糜池的显示率可达

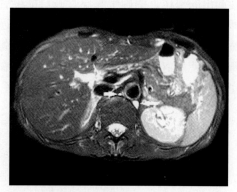

图 14-4　乳糜池的 MR 表现

T_2WI 显示椎体左前方、主动脉后方可见较大乳糜池（长箭头），还可见一小的乳糜池位于椎体正前方、主动脉右侧（短箭头）（引自 Praveen A, et al. 2012. Technical Note: Thoracic duct embolization for treatment of chylothorax: A novel guidance technique for puncture using combined MRI and fluoroscopy. Indian J Radiol Imaging, 22: 89-92.）

96%，而传统的淋巴造影显示率只有 53%，而 CT 扫描只有 1.7%；③能够三维显示；④快速获取解剖信息。缺点是：①与淋巴管造影相比，其成像的空间分辨率较低；②不能实时显示乳糜池和淋巴管走行。

3. 核素淋巴显像　通过自双足第 1、2 趾间皮下分别注入示踪剂 ^{99m}Tc-硫化锑或 ^{99m}Tc-右旋糖酐 37MBq，体积小于 110ml。注射后活动 15～30min 行全身或局部显像，然后根据病情在 24h 内采集延迟静态图像若干。胸（腹）腔内见异常放射性示踪剂分布者为阳性，诊断为乳糜胸（腹）水；反之为阴性。漏出部位按下列标准判断：①直接征象见示踪剂由该处漏出；②间接征象见淋巴结构异常。核素淋巴造影对诊断乳糜性胸腹水有较高的特异性，但由于其空间分辨率低，对指导经皮穿刺乳糜池或胸导管行介入治疗指导价值不大。

四、介入操作

（1）进行单足或双足淋巴管置管行淋巴造影，显示乳糜池和胸导管。近年来有文献报道在术前行重 T_2WI 淋巴管成像能够清晰显示乳糜池和胸导管，也可作乳糜池穿刺定位用。

（2）乳糜池穿刺-胸导管栓塞术：这是国际上大部分文献描述的栓塞方法。使用外径 21G 或 22G、长 15～20cm 的 Chiba 针在透视引导下穿刺，已行淋巴造影的患者可在造影引导下实时穿刺，术前行 MRI 乳糜池成像的患者要根据术前乳糜池的解剖位置穿刺，穿刺到位后可注射对比剂证实。穿刺时要注意调整角度，避免穿刺到腹主动脉。穿刺成功后，可沿穿刺针置入微导丝（一般选择 0.018in 微导丝较好）上行进入胸导管，然后使用

交换技术置入微导管。微导管置入胸导管后，即可行胸导管造影。胸导管造影时要注意注射剂量不要过大，注射速度不要过快，使用1ml或2.5ml注射器即可。注射后可显示淋巴液漏出的部位。明确了胸导管破口部位后，即可对胸导管进行栓塞。一般栓塞破裂口近端即可，若微导管能超选择插管到破裂口远端，亦可对远端进行栓塞。栓塞材料可使用微弹簧圈、NBCA、Glubran或ONYX胶，或弹簧圈+胶联合栓塞。ONYX可选择18-或34-的型号。使用NBCA栓塞时，由于NBCA在胸导管内的凝固时间相对于血液中长，Chen等建议使用1∶1浓度的NBCA胶进行栓塞（图14-5）。

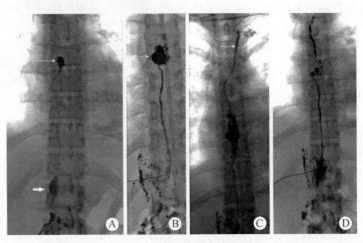

图14-5 胸导管造影及栓塞

A. 淋巴造影显示乳糜池、胸导管和胸导管局部膨大，远端未显影；B. 透视下穿刺乳糜池并置入微导管，造影显示局部对比剂外溢；C. 微导管超选择插管至胸导管漏出远端，造影显示胸导管远端显影正常；D. 使用弹簧圈栓塞胸导管破裂部位近、远端，栓塞后再次造影显示原病变部位无对比剂外溢［引自Kurklinsky AK, et al. 2011. Bilateral traumatic chylothorax treated by thoracic duct embolization: a rare treatment for an uncommon problem. 16（4）: 284-287］

（3）颈左侧锁骨下静脉胸导管逆行插管栓塞术：除乳糜池穿刺插管技术外，还有少数文献报道经左侧锁骨下静脉行胸导管逆行插管栓塞术。当患者乳糜池发育不明显时，或者患者有凝血功能障碍，使用经肝或经胃肠道穿刺有大出血风险时，经静脉逆行插管胸导管栓塞是可以选择的一种方式。可选择左侧肱静脉为穿刺血管。穿刺成功后，可引入4～5F Cobra或Hunthead导管在左侧颈静脉角处寻找胸导管开口。当胸导管开口插管成功后，使用对比剂造影证实。然后可通过微导管超选择插管至胸导管内，如果微导管内抽出清亮黄色液体可证实微导管进入胸导管。微导管内超选择性造影能够进一步明确胸导管破裂的部位，微导管要超过胸导管的破口进行栓塞，栓塞材料可选择微弹簧圈或NBCA（图14-6）。以后的操作与经乳糜池穿刺-胸导管栓塞术类似。

五、介入手术操作注意事项

淋巴管造影需要耐心和精细的操作，才能提高淋巴管穿刺的成功率。若使用MRI引导，在行乳糜池成像时要使用类似MRCP的重T_2加权像，要在L_{1-2}的椎体前部仔细观察，寻找乳糜池。要寻找合适的穿刺点和穿刺路径，尽量避开重要脏器和大血管。与普通血管相比较，乳糜管和胸导管管壁相对较薄弱，因此在插管时要使用微导管，操作轻柔。在行胸导管造影时推注对比剂应轻柔，避免引起胸导管更大的损伤或其原来的破口进一步增大。

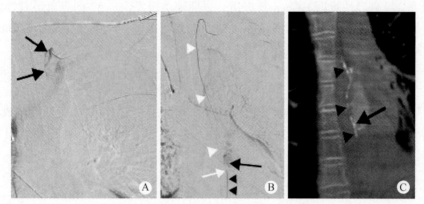

图 14-6　经静脉入路胸导管栓塞

A. 左侧肱静脉静脉穿刺置管，使用5F导管寻找胸导管开口（短箭头）；B. 微导管超选择插管至胸导管内，回抽出淡黄色液体，造影显示胸导管及对比剂外溢（长箭头）；C. 使用NBCA胶栓塞后CT扫描显示胸导管内栓塞剂覆盖漏出部位（箭头）[引自 Koike Y, et al. 2013. J Vasc Interv Radiol, 24（1）: 135-137]

六、介入术后常规处理

（1）术后心电监护、吸氧、卧床休息，酌情使用止血药物。由于穿刺经过肝脏或腹腔脏器，可能损伤大血管。因此术后要严密监测患者血压、心率，以便及早发现可能的腹腔或腹膜后出血。

（2）术后继续胸腔引流，注意观察引流液的量有无减少。一般胸导管成功栓塞后，乳糜性胸腔积液的分泌会明显减少，当胸腔积液减少至<100ml/d时，可拔出胸腔引流管。

（3）术后要继续内科保守治疗：低脂饮食或全胃肠外营养；纠正低蛋白血症；使用生长抑素。

七、介入相关并发症及其处理

1. 近期并发症

（1）穿刺针经腹穿刺时可能伤及肝、胃肠道、大血管等，可导致腹腔出血、胃肠道穿孔、腹膜炎等。认真仔细的术前影像学评估和安全的进针路线设计能够减少此类并发症的发生，术后密切观察生命体征能够及早发现此类可能的并发症。

（2）肺动脉栓塞：在注射液态栓塞剂时，栓塞剂可通过胸导管进入静脉系统，进而栓塞肺动脉。由于胸导管栓塞使用的栓塞剂总量较少，因此一般来讲不太可能出现有临床症状的肺栓塞。

（3）穿刺部位出现乳糜液漏：一般来讲，胸导管栓塞后直接拔出穿刺针或导管并不会导致明显乳糜液漏，但在文献中有观察到此类现象发生。因此有学者认为穿刺乳糜池下部或腰干能够减少此类情况的发生。

2. 远期并发症

（1）下肢慢性淋巴性水肿：由于胸导管被栓塞，若淋巴侧支代偿不佳，可能会导致双下肢淋巴性水肿。Chen 等报道，远期随访中发现有 4/57 的患者发生慢性下肢水肿。

（2）慢性腹泻：胸导管栓塞可能会影响肠淋巴干的回流，引起肠道对脂质等大分子的吸收障碍，导致慢性腹泻。Chen 等报道，远期随访中发现 7/57 的患者诉有慢性腹泻。

（3）腹胀：栓塞后可因淋巴回流障碍导致胃肠道水肿，产生腹胀症状。Chen 等报道中，远期随访发现 3/57 的患者诉有慢性腹泻。

八、疗效评价

评价疗效最重要和直接的指标是乳糜性胸腔积液引流量的减少。一般栓塞成功后，胸腔积液引流量会迅速减少，5~7 天可以拔出引流管。患者血浆蛋白水平逐渐升高，体重逐渐增加，胸闷、气急缓解均能反映出临床有效。

（周　兵　程永德）

参 考 文 献

Binkert CA, YucelEK, Davison BD, et al. 2005. Percutaneous treatment of high-outputchylothorax with embolization or needle disruption technique. J Vasc Interv Radiol, 16（9）：1257-1262.

Cerfolio RJ, Allen MS, Deschamps C, et al. 1996. Postoperative chylothorax. J Thorac Cardiovasc Surg, 112：1361-1366.

Chen El, Itkin M. 2011. Thoracic duct embolization for chylous leaks. Semin Intervent Radiol, 28（1）：63-74.

Christodoulou M, Ris HB, Pezzetta E. 2006. Video-assisted right supradiaphragmatic thoracic duct ligation for non-traumatic recurrent chylothorax. Eur J Cardiothorac Surg, 29（5）：810-814.

Cope C, Kaiser LR. 2002. Management of unremitting chylothorax by percutaneous embolization and blockage of retroperitoneal lymphatic vessels in 42 patients. J Vasc Interv Radiol, 13：1139-1148.

Cope C. 1998. Diagnosis and treatment of postoperative chyle leakage via percutaneous transabdominal catheterization of the cisterna chyli：A preliminary study. J Vasc Interv Radiol, 9：727-734.

Doerr CH, Allen MS, Nichols FC, et al. 2005. Etiology of chylothorax in 203 patients. Mayo Clin Proc, 80（7）：867-870.

Erden A, Fitoz S, Yagmurlu B, et al. 2005. Abdominal confluence of lymph trunks：Detectability and morphology on heavily T2-weighted images. Am J Roentgenol, 184：35-40.

Itkin M, Kucharczuk JC, Kwak A, et al. 2010. Nonoperative thoracic duct embolization for traumatic thoracic duct leak：experience in 109 patients. J Thorac Cardiovasc Surg, 139（3）：584-589, discussion 589-590.

Itkin M, Kucharczuk JC. 2010. Thoracic duct embolization (TDE) for non-traumatic chylous effusion：Experience in 31 patients. Chest, 138（Suppl 4）：654A.

Koike Y, Hirai C, Nishimura J, et al. 2013. Percutaneous transvenous embolization of the thoracic duct in the treatment of chylothorax in two patients. J Vasc Interv Radiol, 24（1）：135-137.

Kurklinsky AK, McEachen JC, Friese JL. 2011. Bilateral traumatic chylothorax treated by thoracic duct embolization：a rare treatment for an uncommon problem. Vasc Med, 16（4）：284-287.

LoukasM, Wartmann CT, Louis RG Jr, et al. 2007. Cisterna chyli：a detailed anatomic investigation. Clin Anat, 20（6）：683-688.

Maldonado F, Cartin-Ceba R, Hawkins FJ, et al. 2010. Medical and surgical management of chylothorax and associated outcomes. Am J Med Sci, 339：314-318.

Mittleider D, Dykes TA, Cicuto KP, et al. 2008. Retrograde cannulation of the thoracic duct and embolization of the cisterna chyli in the treatment of chylous ascites. J Vasc Interv Radiol, 19: 285rogra.

Praveen A1, Sreekumar KP, Nazar PK, et al. 2012. Technical note: thoracic duct embolization for treatment of chylothorax: A novel guidance technique for puncture using combined MRI and fluoroscopy. Indian J Radiol Imaging, 22: 89-92.

Thompson KJ, Kernstine KH, Grannis FW Jr, et al. 2008. Treatment of chylothorax by robotic thoracic duct ligation. Ann Thorac Surg, 85 (1): 334-336.

Verma SK, Mitchell DG, Bergin D, et al. 2009. Dilated cisternae chyli: a sign of uncompensated cirrhosis at MR imaging. Abdom Imaging, 34 (2): 211-216.

第十五章 其他累及肺动脉疾病血管造影表现及介入治疗

第一节 原发性肺动脉高压

一、概述

原发性肺动脉高压（primary pulmonary hypertension，PPH）是指一种原因不明肺血管阻力增加引起的持续性肺动脉压力升高，是一种少见的疾病。小儿与成人均可发病，偶有家族因素。小儿患者男女无别，但成人女多于男（4∶1）。近年来对原发性肺动脉高压的病因学、流行病学有了进一步了解，诊断和治疗也有了新进展，但本病预后不良，多在症状出现后数年内死亡。

二、病因

原发性肺动脉高压病因尚不完全清楚，但血管床的内皮功障碍和血小板活性增强可能是重要因素。本病患者肺血管的显著特征是内膜明显增生和（或）部分血管完全性堵塞及肺小动脉局部血栓伴内层血凝块沉积。

三、病理

原发性肺动脉高压基本病理特点是肌型小动脉丛样病变，血管腔闭塞，肺动脉压进行性升高，可分为四级。Ⅰ级，肺小动脉肌层肥厚和细胞性肌膜增生，属早期可复性病变；Ⅱ级，内膜纤维性增生形成层板样改变，属中度病变；Ⅲ级，丛样病变形成，小动脉内膜和中层广泛纤维化，血管脆弱易破裂，含铁血黄素沉着，属重度病变；Ⅳ级，伴类纤维坏死的急性坏死性动脉炎，为肺动脉高压的极期表现。

四、病理生理

随着肺动脉压力的升高，全肺阻力增加，右心室后负荷增大。早期右心室收缩力加强，室壁肌肥厚。晚期当右心室失代偿后，则发生右心功能衰竭，右心室腔扩大，进而引发相对三尖瓣关闭不全，右心房扩大，腔静脉回流受阻。

五、临床表现

本病患者早期肺动脉压轻度升高，无明显症状，随着肺动脉压力的升高可出现气促、胸部不适，甚至青紫和晕厥。大多数患者以气促为首发症状，且多为活动后气促。另外，胸闷、胸痛、青紫和水肿也是本病的常见症状。

胸骨左缘第 2~3 肋间可闻及 3 级以下收缩期杂音，肺动脉瓣第二音亢进或伴有分裂。严重肺动脉高压，由于肺动脉明显扩张所致的肺动脉瓣关闭不全，此时胸骨左缘第 2~3 肋间可闻及舒张期杂音，胸骨左缘第 4 肋间可闻及三尖瓣全收缩期反流性杂音。

心电图为重度右心室肥厚，亦可见右心房扩大，右束支传导阻滞，还可出现"肺型 P 波"，Ⅱ、Ⅲ、aVF 及右胸导联 ST-T 改变。

六、诊断

原发性肺动脉高压的诊断证据为肺动脉平均压安静时>25mmHg，运动时>30mmHg，且肺小动脉楔压正常；并排除了其他循环系统、呼吸系统、结缔组织疾病和慢性血栓栓塞性疾病。

七、影像学检查

（一）X 线平片

右心室中至高度增大，常伴右心房增大。肺动脉段突出，双侧肺门血管扩张，双肺中外带血管纹理稀疏、纤细。

（二）超声心动图

二维超声心动图可显示心脏形态及结构的改变，可表现为中心肺动脉的扩张，右心室壁增厚且运动幅度减弱或呈矛盾运动，多数患者右心室增大，同时亦可观察右心房的大小和三尖瓣有无反流及关闭不全的程度。多普勒技术可用于估测肺动脉压。

（三）CT 和 MRI

对比增强 CT 和 MRI 能准确显示主肺动脉和左、右肺动脉的扩张，亦有助于显示继发于肺动脉高压的右心室壁的肥厚和心腔增大。CTA 多平面重建及造影增强 MRA 有助于对肺动脉主干及其分支情况的观察。

（四）心导管检查及肺动脉造影

心导管检查及肺动脉造影是本病最可靠的诊断方法，其可明确诊断及显示病变的程度。

右心导管检查可准确测量肺动脉压力。主肺动脉收缩压/舒张压（平均压）分别大于 30/15（20）mmHg 时，可诊断为肺动脉高压。当肺动脉平均压大于 20mmHg、30mmHg 或 50mmHg 时，可分别诊断为轻度、中度或重度肺动脉高压。还可用肺动脉收缩压/体动脉收缩压的比值表示肺动脉高压的程度，即肺动脉收缩压/体动脉收缩压为 0.25~0.45、0.46~0.75 和 0.75 以上时，分别诊为轻度、中度和重度肺动脉高压。

肺动脉造影表现为主肺动脉及左右肺动脉主干、叶、段动脉扩张，两侧外周肺动脉分支扭曲、纤细（图 15-1）。两肺小动脉对比剂排空延迟及肺实质期充盈延迟。

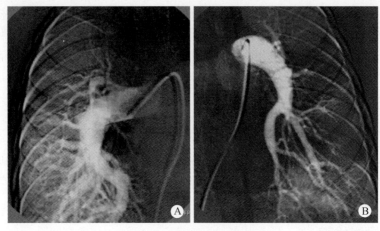

图 15-1 选择性肺动脉造影
A. 选择性右肺动脉造影；B. 选择性左肺动脉造影，左右肺动脉主干及叶、段动脉略显扩张，外围分支纤细、扭曲

八、治疗

本病无法达到病因治疗，其治疗目标为预防肺动脉压进一步上升，治疗并发症。目前临床仍以洋地黄强心、钙通道拮抗剂、利尿剂和前列腺素 E 为主。特别是钙通道拮抗剂和前列腺素 E 的应用，在临床上能明显降低肺血管的阻力、改善心功能。心肺移植为本病最有效的治疗方法，但由于供体有限且手术风险较大，目前未被广泛应用。

（刘　杨）

第二节　肺动脉脉管炎

一、概述

肺动脉脉管炎并不是一类独立的疾病，而是系统性血管炎性病变在肺动脉的表现。在多种血管炎性病变中，最常累及肺动脉的是白塞综合征（Behçet's syndrome，又称贝赫-切特病）和高安血管炎（Takayasu arteritis）。除上述两种疾病外，非特异性肺动脉炎、过敏性肺血管炎、肉芽肿性肺血管炎等均是累及肺血管的少见疾病。

白塞综合征是多系统性的结缔组织疾病，主要表现为反复发作的皮肤、黏膜溃疡和血管炎。此病最早由土耳其皮肤病专家 Hulusi Behcet 发现并提出。白塞综合征在发病率上男性多于女性（男∶女约为 2∶1），地理分布上好发于地中海、中东、远东地区，其中土耳其发病率最高。白塞综合征引起的血管炎可表现为三种形式：①静脉阻塞和静脉曲张；②动脉阻塞和无脉症；③动脉瘤形成。病理上发现在大血管的滋养血管周围可见明显的炎症细胞浸润，在炎症的急性期可见血管中膜和内弹力膜的破坏，慢性期可见血管外膜周围的纤维化性改变。在白塞综合征中，动脉累及较静脉累及少，约占总累及血管的 12%。动脉病变主要见于主动脉和肺动脉的主要分支。在动脉病变中，65% 表现为动脉瘤，35%

表现为动脉狭窄或闭塞。白塞综合征是发生肺动脉瘤的首要原因，1959 年首次报道白塞综合征导致的肺动脉瘤，后来陆续有所报道。白塞综合征患者累及肺部的最常见表现为肺动脉瘤、肺动脉和肺静脉血栓、肺梗死、复发性肺炎、机化性肺炎和胸膜炎。肺部受累是白塞综合征患者死亡的主要原因，合并肺动脉瘤的白塞综合征患者 1 年和 5 年生存率分别为 57% 和 39%。肺动脉瘤主要最常发生于右下肺动脉，其次是右侧和左侧主肺动脉。大部分白塞综合征患者的肺动脉瘤是多发性、双侧性、囊性、内部常合并瘤内血栓。

高安血管炎是另一种常累及肺动脉的全身性自身免疫性疾病，在国内又称为多发性大动脉炎。高安血管炎在亚洲地区比较常见，而西欧国家罕见，多见于年轻女性，男女之比为 1∶3。此病病因不明，可能与链球菌、结核菌、病毒等感染后自身免疫有关，也可能与遗传因素有关。病理变化主要是慢性、进行性、闭塞性炎症，为全层动脉炎，基本病变为弥漫性纤维组织增生伴圆形细胞浸润，而以增生性病变为主。根据受累血管可分为 4 型：①头臂动脉型，主要累及主动脉弓和头臂动脉；②主肾动脉型，病变主要累及胸腹主动脉及其分支；③广泛型，具有上述两型的特征，多数病情较重；④肺动脉型，合并肺动脉受累，晚期可出现肺动脉高压。高安血管炎活动期主要表现为全身症状，如发热、全身不适、食欲缺乏、体重减轻等。缓解期根据受累血管不同可出现相应症状，累及颈动脉可出现脑供血不足症状，累及肾动脉可出现肾性高血压，累及肠系膜动脉可出现肠绞痛症状等。与白塞综合征不同，高安血管炎导致的肺血管损害主要表现为肺动脉的狭窄。

二、适应证

由于目前多排螺旋 CT 的普及，肺动脉疾病的诊断水平有了大幅度的提高，目前肺动脉造影一般不作为肺动脉疾病诊断的首选方法，而是作为介入治疗过程的环节之一。

肺动脉造影的适应证：①怀疑肺动脉疾病但由于特殊原因无法行肺动脉 CTA 检查者；②作为肺动脉介入治疗的术前评估依据。

肺动脉瘤介入治疗的适应证：①急性大咯血需要挽救生命者；②既往发生过咯血或反复发作的咯血，预防致命性大咯血。

肺动脉狭窄介入治疗适应证：肺动脉狭窄导致肺动脉高压、肝大和下肢水肿等右心衰竭的症状或活动后晕厥的患者。

三、禁忌证

因为目前对肺动脉疾病的诊断主要还是依赖增强 CT 检查，肺动脉造影一般不单独用于诊断目的，因此国际上尚无对肺动脉造影的大宗病例研究。由于肺动脉脉管炎发病相对较少，目前对其的介入治疗仍然主要是个案报道和样本量较小的临床报道，因此尚无经循证医学指导的禁忌证。综合国内外文献，认为以下情况可作为相对禁忌证，供参考。

（1）有无法进行有创治疗的临床禁忌，如凝血功能障碍、败血症等。

（2）有对比剂使用禁忌，如对比剂过敏、严重肾功能不全、严重甲状腺功能亢进。

（3）有严重心律失常病史。

四、介入术前准备

1. 术前相关化验检查　如血常规、凝血功能、肝肾功能、电解质、血气等。

2. 术前相关影像学检查 术前检查中，最重要的是肺部增强 CT 和肺动脉血管重建。通过术前肺部增强 CT 和肺动脉血管重建检查可基本了解肺动脉病变的部位、范围和程度，从而使肺动脉造影和介入治疗有的放矢，更具目的性。

3. 术前常规准备 腹股沟区备皮、禁食等。

五、肺动脉造影和介入治疗

1. 肺动脉造影 一般使用 5F 血管鞘。单弯导管在导丝配合下通过右心室进入肺动脉，在这一过程中操作要轻柔，以防诱发恶性心律失常。通过右心室进入肺动脉，根据造影部位选择导管。若在主肺动脉和左右肺动脉主干造影，可选用猪尾巴造影导管。肺动脉造影能够清楚显示肺动脉瘤、肺动脉狭窄等肺动脉炎引起的改变。肺动脉瘤在造影时主要表现为肺动脉主干或分支上局限性的囊性病变，最常发生于右下肺动脉，其次是右侧和左侧主肺动脉，可单发或多发，可伴瘤内血栓。肺动脉狭窄和闭塞是肺血管炎尤其是高安血管炎在肺部的常见表现，表现为肺动脉失去正常轮廓，出现局限性狭窄或闭塞。

2. 肺动脉瘤的介入治疗 肺动脉瘤是白塞综合征常见的肺部表现，是此病导致死亡的主要原因，目前对此类肺动脉瘤的介入治疗国内外有许多报道。目前临床报道中最常使用的介入治疗方法仍然是栓塞治疗（图 15-2）。最常用的栓塞材料是弹簧圈，弹簧圈具有

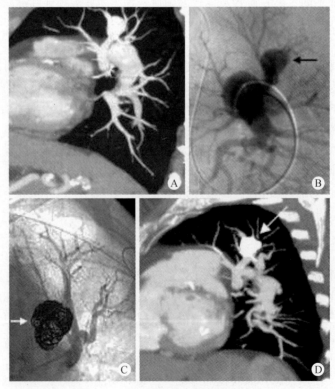

图 15-2 左上肺动脉瘤的造影及栓塞
A. 肺动脉 CTA 显示左上叶肺动脉瘤；B. DSA 造影进一步证实动脉瘤；C. 使用弹簧圈栓塞；D. 术后 CTA 随访显示动脉瘤闭塞无复发 ［引自 Pelage JP, et al. 2005. Radiographics, 25 (6): 1653-1667］

定位精确、安全可靠的特点，但费用较高。有文献报道使用 Amplatzer 封堵器栓塞肺动脉瘤取得良好效果，但此类封堵器体积较大，不适合动脉瘤位于小分支者，可以选择性使用。还有使用组织胶对肺动脉瘤进行栓塞的报道。对于肺动脉二级分支及以下的栓塞，一般不会对心肺系统产生明显影响。

3. 肺动脉狭窄的介入治疗　　肺动脉炎所致的狭窄最常见于高安动脉炎，大约有 20% 的高安动脉炎患者会累及肺动脉，引起的肺动脉改变以狭窄或闭塞为主。对于肺动脉狭窄性病变，可使用球囊扩张成形和支架置入治疗（图 15-3）。肺动脉狭窄介入治疗的时机宜选择血管炎的稳定期，有学者认为在血管炎的急性期实施介入治疗可能会增加术后再狭窄的发生率。在治疗过程中，最好使用加硬导丝，可使球囊的更容易通过右心室，提高手术成功率。在球囊扩张时，由于肺动脉壁较薄，为避免血管损伤，宜缓慢撑开。对于支架的选择，目前国外报道病例以自膨式支架为主，以覆盖狭窄段为宜。另外，在球囊扩张或支架置入前后要进行肺动脉测压，以了解术后肺动脉压改善情况。

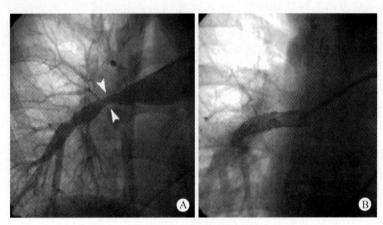

图 15-3　右下肺动脉狭窄的血管成形术
A. 高安动脉炎患者，造影见右下肺动脉狭窄；B. 支架置入后显示狭窄解除
［引自 Qin L, et al. 2009. Clin Cardiol, 32（11）：639-643］

六、介入手术操作注意事项

由于肺动脉在组织结构上与外周动脉有一定的差异，第一肺动脉血管壁较外周动脉血管壁薄；第二肺动脉压较外周动脉压力低；第三肺动脉介入治疗要通过右心房、右心室等心脏部位，容易导致心律失常及瓣膜损伤。这些特殊性要求在行肺动脉造影和介入治疗时，操作要格外轻柔，在通过右心室进入肺动脉时要格外注意心率变化。在行肺动脉造影时，要使用猪尾巴导管以防内膜损伤；在球囊扩张时要缓慢加压，选择球囊不宜超过正常血管内径，以免肺动脉破裂；在支架置入时，由于肺动脉主干短且分支较多，因此不宜选择过长的支架。

七、介入术后常规处理

术后除心电监护、吸氧等术后常规措施外，对于肺动脉瘤伴咯血的患者，术后要监测患者的血气情况、右心功能，观察有无再咯血，注意气道通畅，避免窒息。对于肺动脉狭窄支架置入的患者，根据目前国外文献仍然参照动脉支架置入的管理，术前3天口服波立维75mg/d和阿司匹林100mg/d，术中常规肝素化100U/kg，术后继续服用波立维和阿司匹林3~6个月。另外，要对原发病进行治疗。对于白塞综合征，免疫抑制剂和激素类药物的应用能够控制病变进展；而高安动脉炎的炎症活动期，治疗以糖皮质激素为主。

八、疗效评价

对于肺动脉瘤的介入治疗，疗效评价主要根据是临床咯血是否停止，另外，栓塞前后进行动脉血气检测也是评价疗效的重要指标。对于肺动脉狭窄性病变，疗效评价的主要依据是乏力、呼吸困难、劳累、厌食等右心功能相关症状的改善，测定术前、术后肺动脉压力的变化是疗效评价的客观指标。

九、随访

无论是肺动脉瘤还是肺动脉狭窄，术后都要进行严格的随访，因为原发病的复杂性，肺动脉瘤栓塞后可能复发，也可能出现新生的动脉瘤；而肺动脉狭窄球囊扩张和支架置入术后均有再狭窄的可能，因此严格的随访是必要的。

（周 兵 程永德）

参 考 文 献

刘磊，徐克，肖亮. 2009. 肺动脉血栓栓塞的影像诊断新进展及介入治疗研究. 介入放射学杂志，18（1）：60-62.

刘玉清. 2000. 心血管病影像诊断学. 合肥：安徽科学技术出版社，275-279.

Abman SH, Ivy DO. 2011. Recent progress in understanding pediatric pulmonary hypertension. Curr Opin Pediatr, 23 (3): 298-304.

Cantasdemir M, Kantarci F, Mihmanli I, et al. 2002. Emergency endovascular management of pulmonary artery aneurysms in Behçet's disease: report of two cases and review of the literature. Cardiovasc Intervent Radiol, 25: 533-537.

Ceylan N, Bayraktaroglu S, Erturk SM, et al. 2010. Pulmonary and vascular manifestations of Behçet disease: imaging findings. Am J Roentgenol, 194: W158-W164.

Cil BE, Geyik S, Akmangit I, et al. 2005. Embolization of a giant pulmonary artery aneurysm from Behcet disease with use of cyanoacrylate and the bubble technique. J Vasc Interv Radiol, 16: 1545-1549.

Humber M. Morrell NW, Archer SL, et al. 2004. Cenuler and molecular pathobiology of pulmonary arterial hypertension. J Am Coil Cardiol, 43 (suppls 12): s13-s14

Laganà D, Carrafiello G, Mangini M, et al. 2008. Indications for the use of the Amplatzer vascular plug in interventional radiology. Radiol Med, 113: 707-718.

Malik S1, Khurana S2, Vasudevan V1, et al. 2014. A rare case of underlying pulmonary sequestration in a patient with recently diagnosed medium and large vessel vasculitis. Lung India, 31 (2): 176-178.

Mclaughlin VV, McCoon MD. 2006. Pulmonary arterial hypertension. Circulation, 114 (13): 1417-1431.

Nakajima N, Masuda M, Imamaki M, et al. 2007. A case of pulmonary artery bypass surgery for a patient with isolated Takayasu pulmonary ateritis and a review of literature. Ann Thorac Cardiovasc Surg, 13: 267-271.

Newman JH, Wheeler L, Lane KB, et al. 2001. Mutation in the gene for bone morphogenetic protein receptor II as a cause of primary pulmonary hypertension in large kindred. N Engl Med, 345 (5): 319-324.

Park MR. 2009. 实用小儿心脏病学. 桂永浩, 刘芳译. 第5版. 北京: 人民军医出版社, 492-501.

Pelage JP, El Hajjam M, Lagrange C, et al. 2005. Pulmonary artery interventions: an overview. Radiographics, 25 (6): 1653-1667.

Qin Ll, Hong-Liang Z, Zhi-Hong L, et al. 2009. Percutaneous transluminal angioplasty and stenting for pulmonary stenosis due to Takayasu's arteritis: clinical outcome and four-year follow-up. Clin Cardiol, 32 (11): 639-643.

Rich S, Dantzker DR, Ayres SM, et al. 1987. Primary pulmonary hypertension: a national prospective study. Am Intern Med, 107: 216-223.

Rubin RJ. 1997. Primary pulmonary hypertension. N Engl J Med, 336 (2): 111-117.

Shikata H, Sakamoto S, Ueda Y, et al. 2004. Reconstruction of bilateral branch pulmonary artery stenosis caused by Takayasu's aortitis. Circ J, 68: 791-794.

Strange JW, Wharton J, Phillips PG, et al. 2002. Recent insight into the pathogenesis and therapeutics of pulmonary hypertension. Clin Sci, 102: 253-268.

Tyagi S, Mehta V, Kashyap R, et al. 2004. Endovascular stent implantation for severe pulmonary stenosis in aortoarteritis (Takayasu's arteritis). Catheter Cardiovasc Interv, 61: 281-285.

Uzun O, Erkan L, Akpolat I, et al. 2008. Pulmonary involvement in Behçet's disease. Respiration, 75: 310-321.

Yamazaki I, Ichikawa Y, Ishii M, et al. 2005. Surgical case of isolated pulmonary Takayasu's arteritis. Circ J, 69: 500-502.

第三篇

经气道介入治疗

第十六章　气管支气管应用解剖

呼吸道也称传导气道，以喉的环状软骨下缘为界，分为上呼吸道和下呼吸道。上呼吸道包括鼻、咽和喉，下呼吸道包括气管、左右主支气管、叶支气管、段支气管、亚段支气管及其分支，称为支气管树。

一、气管

气管起自颈部平第 6～7 颈椎水平的环状软骨下缘，沿纵隔中部自前上向后下倾斜下行入胸腔，与体轴平面成 15°～20°角；在平第 4～5 胸椎水平分为左、右主支气管及其分支。气管的长度和直径主要因身高及年龄、性别而异，用气管镜直接测量活体成年人，男性气管平均长度为 13.60cm，横径为 2.01cm；女性气管平均长度为 12.11cm，横径为 1.79cm；小儿气管短而细，位置较深，活动度亦较大。

气管由 12～19 个 C 形透明软骨环以及连接各环之间的结缔组织和平滑肌构成。C 形软骨环缺口朝后，导致气管后壁缺少软骨，由纤维组织膜封闭，因此称为膜部。软骨环起支撑作用，平滑肌控制气管管径的舒缩，吸气时略伸长而变粗，呼气时复原。气管的位置和长度还受到头低位、头后仰及吞咽动作、躯体位置的影响。

根据行程和位置，气管可分为颈、胸两段。颈段短而浅表，于颈前正中走行，在胸骨颈静脉切迹上方可以摸到；前方除舌骨下肌群外，在第 2～4 气管软骨环的前方有甲状腺峡部；两侧邻近颈部大血管和甲状腺侧部；后方贴近食管。胸段较长，前方为胸骨柄、胸腺、左头臂静脉、主动脉弓及其分支、心脏；头臂干自前向右后跨越气管，左颈总动脉自前向左后越过；其后方为食管，后外侧有喉返神经；左侧尚有左迷走神经和锁骨下动脉；右侧有奇静脉弓，右前方有右头臂静脉和上腔静脉。

二、支气管

气管在分叉处分为左、右主支气管，其分叉部的下壁形成隆突，隆突角一般为 65°～80°，平均 70°。其角度大小具有重要的临床意义，角度过大提示隆突下淋巴结肿大，角度过小提示可能因一侧支气管受压移位所致。支气管壁的构造与气管类似，由软骨、平滑肌及结缔组织构成，但支气管软骨环相对较小，膜壁相对较大。

右主支气管短而粗，走行相对较直，与气管中轴延长线之夹角为 25°～30°，通常有 3～4 个软骨环，男性平均长 2.1cm、平均横径 1.5cm；女性平均长 1.9cm、平均横径 1.4cm。

左主支气管细而长，斜行，与气管中轴延长线之夹角为 40°～50°，通常有 7～8 个软骨环，男性平均长 4.8cm、平均横径 1.4cm；女性平均长 4.5cm、平均横径 1.3cm。

三、支气管在肺内的分支

左、右主支气管在肺门处按肺叶分为肺叶支气管，左主支气管分为上、下叶支气管，右主支气管分为上、中、下叶支气管，叶支气管再分为肺段支气管，每侧肺分为 10 个段支气管，肺段支气管再依次分为细支气管、终末支气管，继续向下分支形成呼吸性支气管、肺泡管、肺泡囊。支气管在肺内的分支走行犹如树枝分叉，称为支气管树。左、右两侧具体分支及命名见表 16-1。

表 16-1 支气管命名

右肺		左肺	
上叶支气管	尖段支气管 B^1	上叶支气管上部	尖后段支气管 B^{1+2}
	后段支气管 B^2		前段支气管 B^3
	前段支气管 B^3		
中叶支气管	外侧段支气管 B^4	上叶支气管下部	上舌段支气管 B^4
	内侧段支气管 B^5		下舌段支气管 B^5
下叶支气管	背段支气管 B^6	下叶支气管	背段支气管 B^6
	内侧基底段支气管 B^7		内前段支气管 B^{7+8}
	前基底段支气管 B^8		外侧基底段支气管 B^9
	外侧基底段支气管 B^9		后基底段支气管 B^{10}
	后基底段支气管 B^{10}		

四、气管、支气管的组织结构

气管、支气管的管壁由内向外依次为黏膜、黏膜下层和外膜。

黏膜由上皮和固有层组成。上皮为假复层纤毛柱状上皮，几乎全由纤毛细胞构成，其间散在杯状细胞、基底细胞、K 细胞、Clara 细胞及弥散的神经内分泌细胞。纤毛细胞呈柱状，游离面有纤毛，每个细胞约有 300 根，位于细胞中部，纤毛顶端有黏液毯，纤毛在稀薄的液体中向咽侧快速摆动，将黏液及附于其上的尘粒、细菌等异物推向咽部被咳出，故纤毛细胞有净化吸入空气的重要作用，称为黏液纤毛清除系统。固有层含丰富的弹性纤维、淋巴组织和浆细胞，后者分泌免疫球蛋白，对外来抗原具有免疫防御功能。

黏膜下层为疏松结缔组织，与固有层没有明显的分界线。黏膜下层含有较多的胶原纤维、血管、淋巴管及大量混合性气管腺体。

外膜由透明软骨环和结缔组织构成，软骨环之间以环状韧带相连接。气管的后壁为膜性部，其中有环形平滑肌、较多的气管腺体和弹性纤维组成的韧带。外膜结缔组织中有血管、淋巴管和神经。

第十七章 材料与方法

第一节 介入常用器材

一、导丝

导丝外径以英寸（in）表示，规格有 0.018in、0.035in 和 0.038in，临床常用直径 0.035in 的导丝。导丝长度用厘米（cm）表示，规格有 45cm、150cm、180cm、260cm 等，临床上气管插管常用的是后三种规格的导丝。导丝前部均有一柔软段，该段长 3~10cm，以避免损伤血管或生理管腔。导丝头端可为直形，也可为弯曲的"J"形，后者较为常用。

气道介入治疗常用亲水膜导丝（俗称泥鳅导丝）和加硬导丝。

（一）亲水涂层导丝

亲水涂层导丝也称亲水膜导丝，俗称泥鳅导丝。种类齐全、质量上乘的亲水膜导丝品牌首推 TERUMO，因其外观呈黑色，故被称为黑泥鳅导丝。导丝硬度分为普通型、柔软型（soft）和超硬度型（super stiff）。导丝头端可分为直头型和弯曲的"J"头型，常用的为普通硬度的"J"形导丝。

（二）加强导丝

加强导丝也称加强硬度导丝或加强硬度交换导丝。加强导丝可分为亲水膜涂层结构及普通结构型导丝。

二、导管

导管（catheter）是由塑料如聚乙烯等内加高原子序数物质如钡等以增加 X 线显影性，辅以细丝金属网以增加抗折性，而制成的具有壁薄、腔大、光滑的管状物。

导管外径以 F（French No）表示，即法国制单位，实际为导管的外周长（mm），6F 导管即外周长 6mm，相当于外直径 6mm/π=1.91mm（6/3.14）。导管内腔直径以英寸表示，便于与导丝配合使用，常见 0.035in、0.038in。导管长度以厘米表示，有 80cm、100cm、125cm 等规格。导管质地分为柔软型、普通型和硬型，不同品牌其质地各有特色，Terumo 公司（日本）生产的导管较柔软、COOK 公司（美国）生产的导管质地居中、Cordis 公司（美国）生产的导管较硬。

气道介入治疗使用的导管建议选用 Cordis 公司或者 COOK 公司生产的猎人头导管或者椎动脉导管，因其容易通过弯曲的口咽、喉咽越过声门进入气道。

三、球囊导管

1974 年 Andreas Gruntzig 发明了双腔球囊导管，导管前端四周被球囊包裹，球囊包裹部分的导管管壁上有一小孔与导管的一个管腔相通。导管具有两个腔，一个腔由尾端的侧壁直通前端的球囊，为球囊与外界的通路，用于充盈和扩张球囊；另一个腔由头端至尾端，其两端直接相通，用于通过导丝、注射药物或对比剂等。

虽然不同厂家生产的球囊导管制作材料和制作工艺不尽相同，球囊直径大小呈系列分布，导管内芯直径大小不同，但从结构类型上均属于 Gruntzig 球囊导管。气道介入治疗球囊导管内芯直径常用 0.035in、0.038in，可以通过相应的交换导丝和加强导丝；治疗时需根据气道狭窄的位置、长度和相邻正常段气道的直径，选择合适型号的球囊导管；球囊有效扩张长度两端各有一个不透 X 线的标记，便于扩张狭窄区的准确定位；球囊能够耐受的充盈压相当于 1~20atm，需根据狭窄病变的程度和韧度选用。

四、气道内支架

（一）气管内支架的种类

常用的气管内支架包括金属网眼支架（覆膜或不覆膜）与硅酮管状支架两大类。

金属网眼支架主要采用镍钛合金材料，临床应用得较为广泛的是 Ultraflex 支架、国产镍钛记忆合金支架及其覆膜支架。①Ultraflex 支架：是以镍钛合金为材料的自膨胀式支架，把支架放置于气道狭窄处后，通过拉扯支架前端的尼龙线以释放支架。这种支架的特点是贴壁性好，在受到侧向压力时长度不会改变，可以很好地适应凹凸不平的气道表面，因此可以用于瘢痕性气道狭窄，缺点是容易造成金属疲劳，从而存在导致支架断裂的风险。②国产镍钛记忆合金支架：特点是受到侧向压力时长度会变长，因此不易发生支架断裂。

覆膜气道内支架两端有回收线，易于纤维支气管镜下取出，且取出后支架仍完整，但易潴留分泌物，管状支架易移位，而裸支架易放难取，易致肉芽组织增生和再阻塞，支架取出后多破损。因此，选择短期（<1 个月）放置的金属支架，裸支架或覆膜支架均可，而对需长期（≥2 个月）放置的支架，则以可回收覆膜支架为宜，必要时支架可取出或更换。无论是良性病变还是恶性病变，支架都应能放能取。

硅酮管状支架包括 Montgomery T 形管支架、Dumon 支架，及其一些改良设计，如在 Dumon 支架前侧壁埋入了 C 形金属环的 Dynamic 支架，没有加固的支架后壁位于气管膜部，外压时可以内陷，更符合气管的生理环境。硅酮支架易于取出，组织相容性好，可以长时间留置，再狭窄的发生率较低，缺点是放置困难，需要硬质支气管镜及全身麻醉，对术者的技术要求高，支架贴壁差、易移位，支架管壁较厚，通气道较小，容易造成气道分泌物潴留。

（二）气管内支架的类型选择

目前医疗市场上气道内支架可分为直管状（图 17-1A）、气管主支气管分支型（图 17-1B）、L 形（图 17-1C）和 Y 形（图 17-1D）等。对气管中上段狭窄，宜放置直管状内支架；左右主支气管的狭窄，可以放置气管主支气管分支型；一侧肺全切后隆突区狭窄，适合放置L形气道内支架；隆突附近的狭窄，适合放置Y形气道内支架，其优点是一个支架可以完全解除隆突区的复合性气道狭窄，既克服了多次支架置入带来的麻烦，又解除了气道病变，且更符合解剖学和生理学要求。

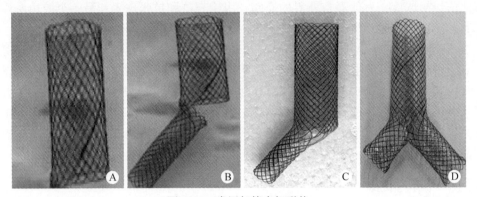

图17-1 常用气管支架形状
A. 管状气管内支架图；B. 分支型气管内支架；C. L形气管内支架图；D. Y形气道内支架

选择气道内支架直径应大于正常气道内径10%~20%，根据病情有时也可以等大。长度应大于病变段10~20 mm，有时可以等长。

第二节 介入常用药物

一、改善心功能类药物

患者心电图常提示有心律失常、供血不足等改变，一般情况较轻，无心悸、胸闷等临床症状，术前3~5天可给予极化液输注，改善心功能，提高手术耐受程度。

对于心功能差者，术前应给予洋地黄毒苷口服，每次0.1mg，每日2次，或毛花苷丙注射液缓慢静脉注射，每次0.2mg，每日2次，以改善心功能。

二、化痰药物

1. 氨溴索注射液 增加呼吸道黏膜浆液腺的分泌，减少黏液腺分泌，从而降低痰液黏度；并可促进肺表面活性物质的分泌，增加支气管纤毛运动，使痰液易于咳出。成人及12岁以上儿童：每天2~3次，每次15mg，严重病例可以增至120~180mg/d。

2. 痰热清注射液 清热解毒类药物，具有清热化痰、抑菌抗感染的作用。痰热清注射液20ml，加入5%葡萄糖注射液500ml静脉滴注，每日1次，滴数控制在每分钟60滴内。

三、抗感染药物

气道狭窄患者排痰不畅，常常合并肺部感染、肺不张，介入治疗气道狭窄围术期常规进行痰液细菌培养和药敏试验，合理选择抗感染药物。至于具体药物的种类及用法不再赘述。

四、介入手术前准备用药

1. 地西泮注射液　即安定，为苯二氮䓬类药物，具有镇静、抗焦虑、催眠、中枢性肌肉松弛和抗惊厥作用。术前患者常有不同程度的紧张和恐惧，术前可常规给予镇静药物消除患者的焦虑、紧张情绪。手术前 30min 肌内注射 10mg。

2. 阿托品注射液　为阻断 M 胆碱受体的抗胆碱药，能解除平滑肌痉挛（包括解除血管痉挛，改善微血管循环）；抑制腺体分泌；解除迷走神经对心脏的抑制，使心跳加快；散大瞳孔，使眼压升高；兴奋呼吸中枢。手术前 30min 皮下注射 0.5mg，可减少介入治疗过程中支气管黏液分泌，预防术后引起肺炎等并发症。

3. 654-2 注射液　为抗胆碱能神经药，作用类似于阿托品，手术前 30min 肌内注射 10mg。

4. 地塞米松注射液　属于肾上腺皮质激素类药，具有抗感染、抗过敏、抗休克的作用。手术前 30min 静脉注射 10~20mg。

五、介入手术中用药

1. 对比剂　以前称为造影剂，是介入治疗中的必需用药，主要用来明确病变位置及空间关系，以便术中决定治疗方案，指导手术操作，并显示和判断治疗效果。对比剂有离子型和非离子型两大类。近年来，鉴于非离子型对比剂的副作用比离子型小得多，大有前者替代后者的趋势。

2. 盐酸肾上腺素注射液　作为局部止血药物，收缩血管以治疗支气管黏膜的表面出血。一般导管进入气管后经导管推注 10ml 生理盐水与 1mg 肾上腺素配制液 3~5ml，必要时重复经导管推注止血。

3. 利多卡因注射液　为局部麻醉药，咽喉部局部麻醉时可予 4~6ml 雾化吸入或 2ml 环甲膜穿刺注射，术中可经导管推注，一般 4~10ml 进行气道黏膜麻醉。成人用量应不超过 8.2mg/kg，如按 70kg 体重计算，2% 利多卡因注射液的用量不能超过 29ml。

第十八章　气道狭窄的介入治疗

第一节　气道狭窄的临床

一、流行病学、病因、病理及病理生理

良性气道狭窄是指气管支气管结核、外伤、手术、气管切开、气管插管、异物、良性肿瘤、淀粉样变等引起的气道占位性或瘢痕挛缩性狭窄，以及复发性多软骨炎、甲状腺囊肿、甲状腺瘤、纵隔脓肿等对气道壁的破坏或压迫导致的气道狭窄。临床上良性气道狭窄常见于气管插管、气管切开、气管内膜结核患者，其病理基础为肉芽组织增生、纤维瘢痕形成。

气管插管或切开患者气道狭窄发生率为10%~20%，但只有1%~2%的患者出现呼吸困难、咳嗽、喘鸣等症状或发展至严重气道狭窄，部分患者临床症状隐匿易误诊。气管插管与气管切开后气道狭窄的发生机制不同。插管后球囊压力影响气道管壁血供，缺血性损伤几小时内即可发生，拔除气管插管后3~6周损伤区域以网状纤维愈合，导致管腔狭窄，瘢痕形成，低压高容气管插管球囊的临床应用大大降低了插管后气道狭窄的发生率，而气管切开后狭窄多发生在切开位置，主要由于管壁软化及软骨被破坏导致纤维组织增生，同时由于套管置入时间较长，切开部位创面暴露、感染等导致肉芽增生，瘢痕形成，网状纤维组织少见，此类患者的气管狭窄多长于气管切开患者。Nouraei等研究认为气管狭窄应早期干预，管壁损伤局部有炎症并长期存在，反复慢性炎症将导致纤维组织增生、管腔狭窄并最终形成纤维瘢痕狭窄。因局部有炎症存在，反复激惹可加重炎症并可导致结构进一步破坏，软骨塌陷、断裂，管壁软化；单纯球囊扩张虽可改善纤维瘢痕挛缩导致的气道狭窄，但对肉芽形成过程无明显作用，故效果难以维持。球囊扩张联合局部激素注射不仅可缓解狭窄，还可减轻炎症反应、减少肉芽增生及纤维瘢痕形成。

支气管结核以往多称为支气管内膜结核，是指发生在气管、支气管黏膜、黏膜下层，甚至侵犯肌层和软骨的结核病。轻者表现为黏膜充血水肿、糜烂、溃疡、坏死及少量肉芽增生，重者表现为以肉芽增生和纤维增生为主的气管、主支气管、叶段支气管管腔狭窄和闭锁，造成末梢肺叶和肺段不张，导致通气功能不良及反复阻塞性感染等。年轻女性患者占绝大多数，病变在左主支气管者占半数。

恶性气道狭窄是指肺癌、食管癌、淋巴瘤、甲状腺癌等引起的气道壁侵犯、压迫性狭窄。

二、临床表现

大气道狭窄患者往往存在严重的进行性加重的呼吸困难，患者吸气费力，重度呼吸困

难患者因吸气时呼吸肌极度用力，胸腔负压增大，胸骨上窝、锁骨上窝与肋间隙明显凹陷，出现"三凹征"，常伴干咳与高调吸气性喉鸣。轻中度气道狭窄性呼吸困难影响患者正常活动，吸氧能够缓解；重度呼吸困难则平卧休息受限制，甚至强迫性端坐位呼吸，高流量吸氧也难以缓解症状。

放疗后气管软化引起的呼吸困难，患者具有更明显的强迫性端坐前倾位呼吸，不能平卧睡眠。

气道狭窄患者，痰液不易咳出，可出现阻塞性肺炎，听诊存在痰鸣音、干湿性啰音。若痰液干燥结痂，可以加重呼吸困难，痰痂或黏稠浓痰阻挡于气道狭窄区，可引起患者窒息、死亡。

三、诊断

大气道系指气管、隆突、左右主支气管及中间段支气管。对于大气道狭窄的患者应尽快明确诊断，并进行病情定性、定位及严重程度的评估，同时应排除心源性呼吸困难、哮喘急性发作、喘息性支气管炎、喉头水肿、机体衰竭等。

胸部螺旋CT检查，必要时气道三维重建，明确气道狭窄的部位和程度和累及病变范围，同时了解有无合并肺气肿、肺不张、胸腔积液等情况，更重要的是螺旋CT纵隔窗下测量相关气道径线，以便选择合适型号的气道内支架。

纤维支气管镜检查不但可以直视气道狭窄的具体部位、狭窄程度，而且可以了解气道狭窄的病因，必要时纤维支气管镜下活检明确病变性质，为后续治疗提供病理学依据。

诊断时应进行详细的病史采集和体格检查，并结合影像学检查、支气管镜、肺功能测定等，进行综合分析而做出准确的诊断。

四、治疗原则

对于恶性肿瘤造成的气道狭窄，可以采取覆膜或无覆膜气道内支架置入治疗，原则上反对进行气道球囊扩张成形治疗，原因一是达不到扩张效果，二是可能造成大出血、气道破裂、窒息、死亡，应作为禁忌证。

对于良性气道狭窄来说，病程短、气管狭窄长度短、狭窄程度轻的球囊扩张效果好；而病程久、病变段长、狭窄程度严重者需要多次扩张，且效果不佳，可以采取临时性气道内支架置入治疗。

临床上根据患者年龄、心肺功能、气道狭窄的部位和程度、血氧饱和度和患者的耐受性，综合判断呼吸困难程度。若患者轻中度呼吸困难，可以择期气道内支架置入或球囊扩张缓解呼吸困难，重度呼吸困难应尽早气道内支架置入或球囊扩张，极度呼吸困难应急诊气道内支架置入或球囊扩张，对于喉、气管中上段严重狭窄患者，如果没有合适型号的气道内支架，紧急介入引导下气管插管缓解呼吸困难，防止患者窒息，为后续治疗提供机会。

总之，各种原因导致的气管狭窄性呼吸困难，如不能及时解除狭窄将威胁患者生命。内支架置入或球囊扩张成形治疗操作简单、安全、创伤小、解除气道狭窄立竿见影。对于恶性肿瘤性狭窄先采取内支架置入治疗，为肿瘤后续治疗提供了机会。及时明确诊断、尽快尽早急诊行内支架置入治疗，能够挽救患者生命、提高生存率、延长生存期。

第二节　气道狭窄成形术

一、气道狭窄球囊成形术

(一) 概述

气道球囊扩张成形术的原理是反复用较高的恒定的扩张压力将狭窄的气道扩张，使狭窄部位的气道全周产生多处纵向小裂伤，裂伤处被纤维组织充填，从而达到狭窄部位扩张的目的。1991年以来球囊扩张气道成形术与纤维支气管镜联合治疗气道狭窄广泛用于临床。对于气道狭窄伴大量肉芽组织者通常采用球囊扩张联合冷冻或高频电烧灼治疗，其方法简单、安全、见效快，不需要全麻，不需要特殊设备和复杂技术，相对于外科手术和支架置入等其他方法更加经济、安全、创伤小，可作为良性瘢痕性气管狭窄的首选疗法。气道球囊扩张成形术不足之处主要是为达到满意效果，需反复进行扩张治疗。目前，球囊扩张多用于肺移植、气管外科手术、气管插管等引起的气道狭窄，其优点是黏膜损伤小，肉芽组织增生少。

(二) 适应证

(1) 结核性支气管瘢痕性狭窄。
(2) 气管插管或切开后的瘢痕性狭窄。
(3) 支气管异物刺激所致的增生性狭窄。
(4) 外伤性支气管挫伤修复后狭窄。
(5) 支气管袖状切除后吻合口狭窄。
(6) 气道化学性损伤、烟雾性、烧伤等所致的瘢痕性狭窄。
(7) 良性气道狭窄内支架置入前的预扩张。

(三) 禁忌证

(1) 富血供肿瘤性气道狭窄。
(2) 凝血功能严重障碍患者。
(3) 广泛性气道狭窄。

(四) 介入术前准备

(1) 术前进行血常规、肝功能、肾功能、电解质、血糖、凝血功能、传染病、心电图等常规实验室化验和检查。
(2) 抗感染、化痰、雾化吸入，控制肺部感染、稀释痰液、促使痰液排出，防止浓稠痰液阻塞气道，引起窒息。
(3) 使用激素缓解呼吸困难，提高患者的耐受性和安全性。
(4) 胸部CT检查，最好是多排胸部螺旋CT扫描及气道三维重建，观察气道狭窄位置、长度、程度及引起管腔狭窄的原因，测量正常段气管和主支气管的直径，个体化选择球囊导管的直径。

(5) 纤维支气管镜检查，了解气道狭窄的位置、程度和病变范围，必要时气道活检明确病变性质。

(6) 向患者和家属交代病情，说明手术过程，做好患者思想工作，以获得良好的配合，签署气道球囊扩张治疗同意书。

(7) 准备急救设备，包括氧气、吸痰器、抢救药品、心电监护仪等。

(8) 根据胸部 CT 扫描显示的气道狭窄位置、长度和引起管腔狭窄的病因，结合测量的相关气道径线选择合适型号的球囊导管。

(五) 介入手术操作程序

患者仰卧于 DSA 检查床上，头部尽量后仰并偏向右侧，减少上呼吸道的弯曲度，经鼻腔高流量吸氧，备负压吸引器以清除气道和口腔分泌物，多导生理监护仪监测心率、血氧饱和度、心电图等。

置开口器，C 形臂旋转至左前斜位 45°，透视下猎人头或椎动脉导管与导丝配合插至喉咽上方，嘱患者吸气待声门开放时导丝迅速插入，跟进导管越过声门，经导管快速推注 2% 的利多卡因 3~5 ml 进行气道黏膜麻醉。将 C 形臂快速旋转至正位，在导丝的配合下导管越过气管狭窄段插至左或右下支气管远端（主支气管狭窄者，导管越过主支气管狭窄段插至远端细支气管，去除导丝，注入 1~2ml 对比剂造影证实导管位于支气管内）。交换加强导丝至狭窄段远端气道，退出导管，沿导丝送入合适型号的球囊导管越过狭窄段，迅速调整球囊以狭窄为中心，迅速充盈球囊导管扩张狭窄段，及时回抽球囊内对比剂，必要时保留导丝将球囊拉出体外，避免球囊长时间堵塞气道引起窒息，重复扩张 2~3 次，撤出球囊，快速送入导管至狭窄远端，经导管推注肾上腺素盐水 3~5 ml，止血处理后撤出球囊（图 18-1 和图 18-2）。

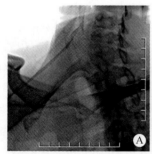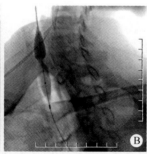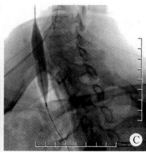

图 18-1　患者，男，32 岁，气管插管后 1 个月出现胸闷、气促，呼吸困难进行性加重
A. 透视显示气管上段局限性严重狭窄；B. 直径 18mm 球囊导管扩张狭窄段；C. 球囊完全充盈

(六) 介入手术操作注意事项

(1) 介入操作过程中密切关注患者生命体征，防止患者窒息。

(2) 气道介入操作应轻柔、迅速，避免粗暴操作。

(3) 球囊充盈和回抽时间尽量缩短，防止球囊堵塞气道引起窒息。

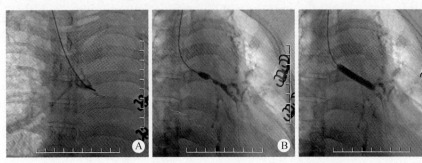

图 18-2　患者，男，45 岁，车祸外伤致左主支气管断裂，外科手术修补术后 3 个多月。纤维支气管镜检查显示左主支气管严重狭窄、闭塞；胸部 CT 显示左肺完全不张，纵隔移位
A. 经导管气道造影显示左主支气管中远段严重狭窄、闭塞；B. 球囊导管骑跨狭窄区进行扩张；
C. 球囊完全充盈扩张

（4）球囊直径选择合适，防止气道破裂。

（七）介入术后常规处理

（1）术后密切观察患者生命体征，了解呼吸困难缓解情况。
（2）抗感染、化痰治疗肺部炎症。
（3）雾化吸入 2~3 次/天，湿化气道，促使痰液排出，减轻支架的刺激和炎症反应。
（4）球囊扩张后 3~7 天行纤维支气管镜检查，观察球囊扩张效果，肉芽组织增生者可于纤维支气管镜下烧灼处理。

（八）介入相关并发症及处理

1. 出血　少量出血为球囊扩张操作过程中气道黏膜的损伤，一般无需特殊处理；大量出血时需及时应用止血药物。

2. 气道壁破裂　球囊选择过大，过度扩张可导致气管、支气管狭窄段撕裂。术前应准确测量正常段气道直径，合理选择球囊直径大小。气道壁破裂者应密切观察患者生命体征变化，加强抗生素、化痰药物的应用，剧烈咳嗽者应用镇咳药物，防止气胸、纵隔气肿的发生。

3. 气胸、纵隔气肿、纵隔炎和支气管胸膜瘘　严重气道壁撕裂可出现气胸、纵隔气肿、纵隔炎和支气管胸膜瘘；加强抗生素、化痰药物的应用，剧烈咳嗽者应用镇咳药物。若病情发展，可行外科修补气道破裂或气道覆膜内支架置入封堵破口。

（九）疗效评价

（1）气道狭窄球囊扩张后呼吸困难症状缓解，面部发绀改善，痰液能够咳出，原端坐呼吸者能够平卧，患者由烦躁转为平静。
（2）血氧分压升高，二氧化碳分压下降，肺部呼吸音增强，喘鸣音消失，肺功能检查有不同程度的改善。
（3）摄片或胸部 CT 检查不张的肺组织复张。

（十）随访及必要的后续（重复）治疗

每隔 1~2 个月经电话或门诊随访，重点了解患者有无咳嗽、呼吸困难、咯血等并发症。

气道良性狭窄球囊扩张后，定期进行纤维支气管镜检查，观察气道内有无肉芽组织增生、气管软骨变性或塌陷。

对于球囊反复扩张无效者，考虑临时性气道覆膜内支架置入，以保持气道的长期通畅。

二、气道狭窄支架成形术

（一）概述

1965 年 Montgonery 发明了 T 形管硅酮橡胶支架，用于气管狭窄的治疗。1986 年 Wallstentace 首先报道了金属内支架在动物及患者气道内的应用，此后，一些早期应用于血管的金属支架逐渐应用于气道狭窄的治疗。1992 年 Nashef 等报道将金属支架用于良性气管支气管狭窄。1994 年 Kishi 等报道将涤纶织物被覆的 Z 形支架（dacron mesh covered Z-stent）用于治疗恶性气管狭窄。1993 年国内刘阳、孙玉鹤等将镍钛记忆合金螺旋丝支架治疗气管癌性狭窄及气管手术后吻合口狭窄获得成功。1999 年及 2001 年葛荣、吴雄等分别报道了将覆膜 Z 形气管支架和气管隆突支架应用于临床，治疗气管狭窄及气管瘘取得较好效果。2000 年刘巍等报告将 Ultraflex 支架应用于气管。目前气道内支架已得到广泛临床应用，覆膜支架和特殊内支架的开发与临床应用使气道内支架应用领域和范围得到了拓展，不仅可以治疗各种气道狭窄性病变，而且增加了封闭气道瘘的功能。

气管狭窄、隆突狭窄、双侧主支气管复合狭窄等大气道狭窄导致严重呼吸困难，危重者可能随时窒息死亡。内科药物治疗缺乏持久有效的方法。由于气管、隆突和主支气管等呼吸道狭窄，耳鼻喉科进行的气管切开、气管套管难以跨越狭窄区，气管切开对于此类大气道狭窄无效。若气管中上段狭窄，麻醉科进行的气管插管还有可能跨越狭窄区，以气管套管替代正常气道的通气功能；而气管下段、隆突或隆突以下主支气管等大气道狭窄，气管内插管无法跨越。介入放射学的气道内支架置入成为有效解除气道狭窄的方法之一。

对严重气管、支气管等大气道狭窄引起的重度呼吸困难、呼吸衰竭、阻塞性肺炎和阻塞性肺不张，支架置入能迅速有效地扩张气道、改善通气、解除患者濒临窒息的高危状态。急诊支架置入已成为危重气道狭窄的一项有效的抢救技术。Monnier、韩新巍等对恶性肿瘤引起的气管狭窄和严重的呼吸困难进行气道内支架置入治疗，能有效缓解呼吸困难症状，提高患者生活质量，为后续治疗肿瘤提供了时机，切实延长患者的生存时间。

（二）适应证

(1) 各种原因引起的气管狭窄，且狭窄上端距声门 5mm 以上、狭窄下端距隆突 5mm 以上。

(2) 各种原因引起的隆突区狭窄。

(3) 各种原因引起的主支气管狭窄。
(4) 各种原因引起的叶支气管狭窄。
(5) 各种原因引起的气管、隆突和主支气管复合狭窄。
(6) 各种原因引起的主支气管和叶支气管复合狭窄。
(7) 喉室-声门区严重狭窄的急诊抢救。

(三) 禁忌证

(1) 广泛性小气道狭窄。
(2) 机体极度衰竭。
(3) 严重出凝血功能障碍。

(四) 介入术前准备

(1) 术前进行血常规、肝功能、肾功能、电解质、血糖、凝血功能、传染病、心电图等常规实验室化验和检查。
(2) 抗感染、化痰、雾化吸入，控制肺部感染、稀释痰液、促使痰液排出，防止浓稠痰液阻塞气道引起窒息。
(3) 使用激素缓解呼吸困难，为气道内支架治疗争取时间。
(4) 胸部 CT 检查，最好是多排胸部螺旋 CT 扫描及气道三维重建，观察气道狭窄位置、长度、程度及引起管腔狭窄的原因，测量正常段气管和主支气管的直径及左右主支气管长度（即上叶支气管分支开口与隆突距离）等气道相关径线，个体化选择气道内支架。
(5) 纤维支气管镜检查，了解气道狭窄的位置、程度和病变范围，必要时气道活检明确病变性质。
(6) 向患者和家属交代病情，说明手术过程，做好患者思想工作，以获得良好的配合，签署气道内支架置入治疗同意书。
(7) 准备急救设备，包括氧气、吸痰器、抢救药品、心电监护仪等。
(8) 根据胸部 CT 扫描显示的气道狭窄位置、长度和引起管腔狭窄的病因，结合测量的相关气道径线选择合适型号的气道内支架。良性气道狭窄者选用全覆膜气道内支架，恶性气道狭窄者选用全覆膜气道内支架或者无覆膜气道内支架。

(五) 介入手术操作程序

1. 管状气管内支架释放技术　患者仰卧于 DSA 检查床上，头部尽量后仰并偏向右侧，减少上呼吸道的弯曲度，经鼻腔高流量吸氧，备负压吸引器以清除气道和口腔分泌物，多导生理监护仪监测心率、血氧饱和度、心电图等。

置开口器，C 形臂旋转至左前斜位 45°，透视下猎人头或椎动脉导管与导丝配合插至喉咽上方，嘱患者吸气，待声门开放时迅速插入导丝，跟进导管越过声门，经导管快速推注 2% 的利多卡因 3～5ml，在导丝的配合下导管越过气管狭窄段插至左或右下支气管。交换加强导丝至左或右主支气管内，退出导管，沿导丝插入气管内支架及其输送系统，越过狭窄段，迅速调整支架远端位于狭窄下方 1～2cm，以狭窄为中心完全释放支架。透视下，撤出气管内支架输送器和导丝。

部分患者就医时已处于病危状态，不能取卧位，严重的气管狭窄导致极度呼吸困难，患者端坐呼吸、大汗，严重缺氧使患者意识模糊、大小便失禁等。如在患者家属坚决要求及充分理解的情况下，可将放置支架作为抢救措施进行。不能平卧者，可采取半卧或坐立位放置气道内支架（图18-3）。

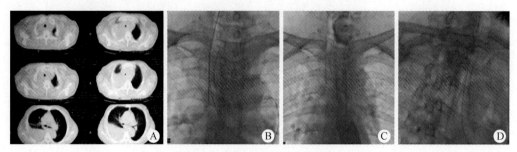

图18-3 气管严重狭窄的支架置入

患者，男，66岁，食管癌放疗后2年，误诊为肺炎治疗2个月，误诊为心功能衰竭治疗1个月。A. 胸部CT肺窗显示气管中段严重狭窄，右侧胸腔积液和肺不张；B～D. 置入22mm气管内支架，显示支架狭窄区域部分膨胀

2. 气管主支气管分支型气道内支架释放技术 患者仰卧于DSA检查床上，头部尽量后仰并偏向右侧，减少上呼吸道的弯曲度，经鼻腔高流量吸氧，备负压吸引器以清除气道和口腔分泌物，多导生理监护仪监测心率、血氧饱和度、心电图等。

置开口器，C形臂旋转至左前斜位45°，透视下，猎人头或椎动脉导管与导丝配合插至喉咽上方，嘱患者吸气，待声门开放时迅速插入导丝，跟进导管越过声门，经导管快速推注2%的利多卡因3～5 ml，将C形臂快速旋转至正位，在导丝的配合下导管越过主支气管狭窄段插至远端细支气管。去除导丝，注入1～2ml对比剂造影证实导管位于支气管内，沿导管送入加强导丝至远端支气管，固定导丝退出导管，沿导丝送入内支架套装递送系统，X线密切监测下，调整支架位置使三个标记点在病变侧气道外侧壁成一条线，且气管、主支气管连接缺损区对应健侧主支气管，牢固固定推送杆，缓慢后退鞘管释放支架，使支架分支部位于主支气管内，管状主体部位于隆突以上气管内。支架完全释放，透视下撤出输送器和导丝（图18-4）。

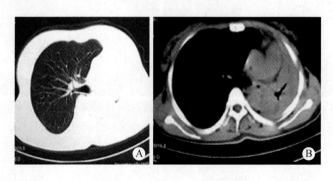

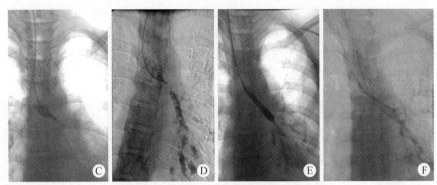

图 18-4 左主支气管严重狭窄的支架置入

患者，女，26 岁，左主支气管内膜结核瘢痕性狭窄。A、B. 胸部 CT 显示左肺不张，纵隔明显左移；C、D. 经导管气道造影显示左主支气管中段严重狭窄，对比剂呈线状通过；E. 左主支气管使用直径 10mm 球囊扩张狭窄部位；F. 左主支气管中段严重狭窄处置入气管主支气管分支型覆膜气道内支架，经导管造影显示左主支气管通畅

3. L 形气道内支架释放技术 患者仰卧于 DSA 检查床上，头部尽量后仰并偏向右侧，减少上呼吸道的弯曲度，经鼻腔高流量吸氧，备负压吸引器以清除气道和口腔分泌物，多导生理监护仪监测心率、血氧饱和度、心电图等。

置开口器，C 形臂旋转至左前斜位 45°，透视下，猎人头或椎动脉导管与导丝配合插至喉咽上方，嘱患者吸气，待声门开放时迅速插入导丝，跟进导管越过声门，经导管快速推注 2% 的利多卡因 3~5ml，将 C 形臂快速旋转至正位，在导丝的配合下导管越过隆突区狭窄段插至远端支气管。去除导丝，注入 1~2ml 对比剂造影证实导管位于支气管内，沿导管送入加强导丝至远端支气管，固定导丝退出导管，沿导丝送入内支架套装递送系统，X 线密切监测下，调整支架位置使三个标记点在气道外侧壁成一条线，且气管、主支气管连接区对应切除侧主支气管，牢固固定推送杆，缓慢后退鞘管释放支架，使支架分支部位于主支气管内，管状主体部位于隆突以上气管内。支架完全释放，透视下撤出输送器和导丝（图 18-5）。

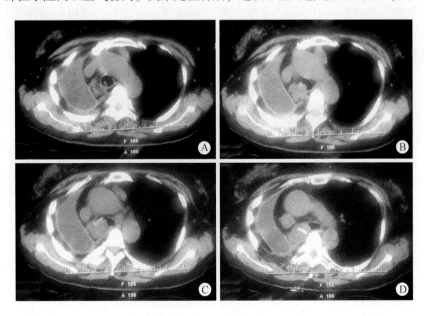

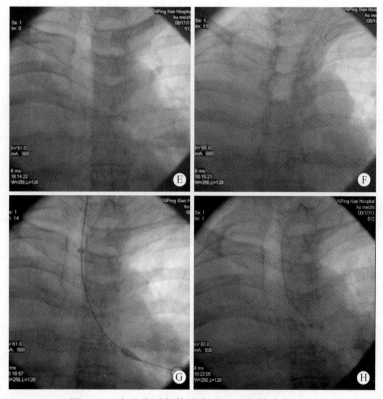

图 18-5 右肺术后气管狭窄的 L 形气管支架置入

患者，男，62 岁，肺癌切除术后 3 年，进行性呼吸困难 1 个月。A～D. 胸部 CT 显示隆突区域气道明显狭窄，纵隔移位，右侧残腔包裹性积液；E、F. 透视显示隆突区域气道严重狭窄；G、H. 置入 L 形气道内支架（22mm×35mm～12mm×35mm 无覆膜），支架膨胀可

4. Y 形气道内支架释放技术 患者仰卧于 DSA 检查床上，头部尽量后仰并偏向右侧，减少上呼吸道的弯曲度，经鼻腔高流量吸氧，备负压吸引器以清除气道和口腔分泌物，多导生理监护仪监测心率、血氧饱和度、心电图等。

置开口器，C 形臂旋转至左前斜位 45°，透视下，猎人头或椎动脉导管与导丝配合插至喉咽上方，嘱患者吸气，待声门开放时迅速插入导丝，跟进导管越过声门，经导管快速推注 2% 的利多卡因 3～5ml，将 C 形臂快速旋转至正位，在导丝的配合下导管越过主支气管狭窄段插至远端细支气管。去除导丝，注入 1～2ml 对比剂造影证实导管位于支气管内，沿导管送入加强导丝至远端支气管，固定导丝退出导管。同样方法引入另一根加硬导丝至对侧下叶支气管内。

经左右两侧导丝分别引入装载支架左右分支部的内芯，沿双导丝送入一体化双分支内支架及输送系统至气管狭窄的上方，调整支架位置使左右支架分支部与左右主支气管居于同侧，黄金标记点位于左右两侧缘。牢固固定导丝和后手柄，回拉前手柄完全释放支架的双侧分支部。固定递送器前后手柄相对位置，沿导丝将两个分支部分别引入左右主支气管部，当支架分叉部靠近气管隆突时，固定递送器，先后分别牵拉左右侧支架捆绑丝线完全释放支架两分支部。固定递送器后手柄、回拉前手柄释放气管部，支架完全释放后，透视下缓慢退出支架输送系统及导丝（图 18-6 和图 18-7）。

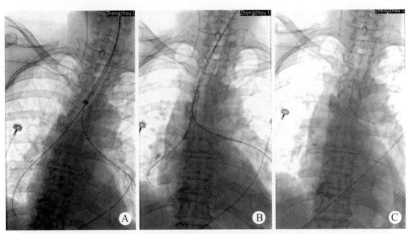

图 18-6 气管狭窄的 Y 形支架置入

患者，女，74 岁，以"咳嗽、咳痰、胸闷 10 天"为主诉入院，既往史：食管癌术后 4 个月。A. 沿双导丝送入一体化双分支内支架及输送系统至气管狭窄的上方，调整支架位置使左右支架分支部与左右主支气管居于同侧，黄金标记点位于左右两侧缘；B. 牢固固定导丝和后手柄，回拉前手柄完全释放支架的双侧分支部；C. 支架完全释放后，透视下缓慢退出支架输送系统及导丝

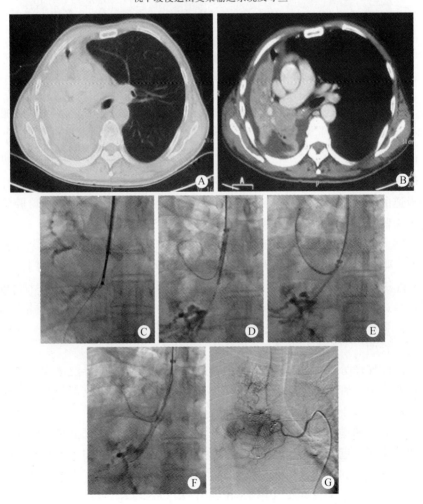

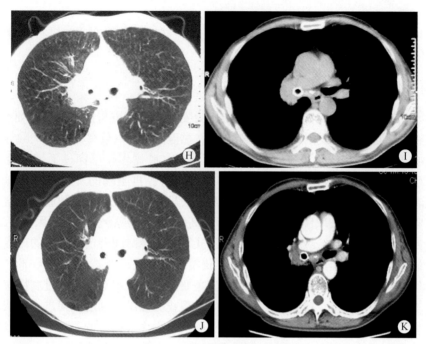

图 18-7　右侧气管 Y 形支架置入

患者，男，66 岁，以"咳嗽、咳痰 1 个月，呼吸困难 6 天"为主诉入院。1 个月前出现咳嗽、咳痰，痰中带有血丝，给予对症处理，效果差。吸氧、平静状态下仍呼吸困难。查体：右肺呼吸音消失，左肺呼吸音正常。A、B. 胸部螺旋 CT 扫描显示右肺完全不张、右主支气管闭锁，纵隔明显移位；C. 透视下介入放射学方法钳夹狭窄区活检；D. 小 Y 形支架送至右主支气管内；E. 小 Y 形支架两分支分别送至右上支气管和右中间支气管；F. 完全释放小 Y 形支架；G. 右支气管动脉造影显示右支气管动脉增粗、迂曲，右肺门片状肿瘤染色灶；H、I. 支架置入后 1 个月，右肺完全膨胀，肿瘤明显缩小；J、K. 右支气管动脉灌注化疗后 2 个月右肺门占位基本消失，右肺完全正常

（六）介入手术操作注意事项

（1）介入操作过程中密切关注患者生命体征，防止患者窒息。
（2）气道介入操作应轻柔、迅速，避免粗暴操作。
（3）操作时间尽量缩短，防止支架输送器堵塞气道引起窒息。
（4）个体化选择气道内支架能够提高手术的成功率、减少并发症。
（5）左右主支气管禁止放置管状覆膜气道内支架。
（6）Y 形气道内支架应在狭窄上方解除两根导丝的交叉、缠绕。
（7）对于气管、主支气管瘢痕性狭窄者，一般支架输送器不能通过狭窄段，应选择合适型号的球囊预扩张狭窄处。

（七）介入术后常规处理

（1）术后密切观察患者生命体征，了解呼吸困难缓解情况。
（2）抗感染、化痰治疗肺部炎症。
（3）雾化吸入 2~3 次/天，湿化气道，促使痰液排出，减轻支架的刺激和炎症反应。
（4）支架置入后 3~7 天拍摄 X 线胸片或行胸部 CT 检查，以了解支架的位置和肺复

张情况。

（5）呼吸困难解除和控制肺部炎症后，根据肿瘤生物学特性适时进行放疗、化疗或局部动脉灌注化疗。

（八）介入相关并发症及处理

对技术熟练的操作者，置入气道内支架较为安全，据报道与操作相关的死亡率<3%。术后可有管腔内再狭窄、支架移位、支架断裂、黏液阻塞、气管壁穿孔和气胸等并发症。

1. 肿瘤及肉芽组织增生导致的支架腔内再狭窄 肿瘤生长可穿过不带膜金属网支架的网孔，引起气管支气管再阻塞。小细胞肺癌患者管腔再阻塞的发生率达44%（4/9）。而部分患者由于支架刺激局部黏膜，肉芽组织生长导致管腔狭窄。对肿瘤组织增生导致的管腔再度阻塞，常需要采取腔内近距离放疗、高频电烧灼或冷冻治疗。因激光易损坏支架，故最好不用。当肉芽组织增生引起管腔再狭窄时，冷冻配合定期适时的球囊扩张，可有效地遏制肉芽组织增生所致的支架腔内再狭窄。而糖皮质激素吸入或局部灌注作用不大。良性气道病变支架置入后的肉芽组织增生主要是由于机体对支架的过度反应，肉芽肿可发生于支架的任何部位。覆膜支架可以有效地阻止肿瘤组织穿透支架进入支架腔内。同时一般病变处于炎症增殖期置入支架时，肉芽肿的发生率较高；倘若在瘢痕修复期置入支架，肉芽肿发生的机会则会明显减少。另有报道5~10Gy剂量的近距离放疗可以防止肉芽组织的进一步增生，但远期效应有待于进一步观察。

2. 支架移位 支架移位发生率9.6%~10.2%。文献报道在恶性狭窄疾病中，硅胶支架较金属支架移位发生率高。当肿瘤组织在接受放、化疗以后，支架与组织之间的压力下降，支架就有可能发生移位。此外，选择支架的直径过细也会导致移位。覆膜金属支架的移位则有导致患者窒息的可能，故应特别注意。当支架移位落入远端支气管腔内而未及时取出，则有可能阻塞远端支气管的开口，进而引起阻塞性肺炎、肺脓肿和肺不张。故一旦疑有支架移位，应立即行支气管镜检查，若发现支架移位应将支架取出或更换新的支架。

3. 支架本身的机械性损伤 气道内支架持续受到不同程度和方向的压力，如肿瘤组织的持续性压迫、咳嗽时平滑肌的强力收缩所引起的迅速压迫、气道的摇摆和扭转等产生的各种复杂类型的压力等，均可使支架产生疲劳性折断。相对于新型的镍钛合金支架来说，不锈钢支架则更易发生断裂。一旦发生金属支架的断裂和解体，应尽可能将支架取出，避免损伤周围组织。

4. 黏液阻塞 管状硅酮支架或覆膜金属支架常见。由于气道狭窄或软化处的正常黏液清除功能多已丧失，因此多数情况下金属网眼支架的置入只会改善这部分气道的清除功能。但管状硅酮支架或覆膜金属支架的置入，有可能会影响到正常气道部分的清除功能而导致分泌物的阻塞，在此情况下可采用支气管镜进行清除。

5. 气管或血管穿孔 支架置入最危险的并发症是支架嵌入和穿透气道壁。这种情况下常会导致气管、支气管瘘；侵及气道周围的大血管时，可引起致命性的大咯血。当发生这种情况时，往往需要外科开胸手术治疗。已有良性狭窄患者置入 Gianturco 支架后，引发血管穿孔的报道。

6. 气胸或纵隔气肿 支架释放过程中，没有控制导丝插入的深度，导丝可以通过细支气管穿破肺表面而引起气胸。支架置入后患者剧烈咳嗽，气管壁摩擦穿孔也可以引起气胸或纵隔气肿。Rousseau 等报道置入气管支气管支架治疗恶性肿瘤引发气胸的概率为3%。

少量气胸无需处理，大量气胸或张力性气胸者，应尽早胸腔引流。纵隔气肿患者应采取镇咳、抗感染治疗。

7. 咳嗽 气管内支架置入后患者有刺激性轻咳，少见剧烈咳嗽。如有剧烈咳嗽，往往提示支架直径太小、在气管内发生移动，或合并气管支气管内的炎症，应予雾化吸入及纤维支气管镜复查。

轻咳者给予雾化吸入、抗感染、化痰治疗；剧烈咳嗽者进行相关检查，必要时镇咳处理。

（九）疗效评价

气管支架疗效观察：

(1) 呼吸困难症状缓解，面部发绀改善，痰液能够咳出，原端坐呼吸者能够平卧。患者由烦躁转为平静。

(2) 血氧分压升高，二氧化碳分压下降，肺部呼吸音增强，喘鸣音消失，肺功能检查有不同程度的改善。

(3) 摄片检查显示支架于 24~48 h 膨胀到位。

（十）随访及必要的后续（重复）治疗

每隔 1~2 个月经电话或门诊随访，重点了解患者有无咳嗽、呼吸困难、咯血及疼痛等并发症。

气道良性狭窄者置入气管内支架，定期行纤维支气管镜检查，观察支架有无移位，有无痰液堵塞支架，必要时纤维支气管镜下抽吸痰液。3 个月后取出气道内支架。

对于恶性气道狭窄者，积极治疗原发病，控制肿瘤的进展，保持气道的通畅。

（韩新巍　吴　刚　季洪健　程永德）

参 考 文 献

韩新巍，丁鹏绪，王艳丽，等.2009. 介入治疗临床应用与研究进展. 郑州：郑州大学出版社.

韩新巍，吴刚，高雪梅，等.2005. 致命性气管狭窄的内支架置入治疗. 中国急救医学，25（7）：518-520.

李宗明，吴刚，韩新巍，等.2013. 可取出气管内支架置入治疗气管狭窄性拔管困难. 郑州大学学报（医学版），48（1）：138-140.

李宗明，吴刚，韩新巍，等.2013. 气道 Y 形单子弹头覆膜内支架治疗右主支气管残端瘘（附 17 例分析）. 介入放射学杂志，22（1）：46-49.

刘兆玉，郎旭，卢再鸣，等.2007. 实验犬留置不同类型气管支架的基础研究. 介入放射学杂志，16：485-486.

王昌惠，刘忠令，李强，等.1999. 记忆合金支架治疗恶性肿瘤致气管支气管狭窄 38 例临床分析. 中华内科杂志，38：703.

魏宁，徐浩，顾玉明，等.2013. 局麻下支架植入术治疗原发性气管肿瘤性梗阻五例. 介入放射学杂志，

22：570-573.

席玮，顾连兵，陈骏，等.2012.气管内支架置入抢救气管重度狭窄性急性呼吸困难.介入放射学杂志，21：507-509.

闫保君，吴刚，韩新巍，等.2011.DSA 导向气道内支架置入治疗气道狭窄的手术配合与护理.介入放射学杂志，(01)：57-59.

杨仁杰.2005.内支架治疗肿瘤技术//王洪武.现代肿瘤靶向治疗技术.北京：中国医药科学技术出版社，475-506.

杨正强，施海彬，周卫忠，等.2010.全身麻醉下 Y 形金属气管支架治疗恶性气管狭窄.介入放射学杂志，19：577-579.

Ernst A, Feller-Kopman D, Becker HD, et al. 2004. Central airway obstruction. Am J Respir Crit Care Med, 169：1278-1297.

Freitag L, Tekolf E, Stamatis G, et al. 1997. Clinical evaluation of a new bifurcated dynamic airway stent: a 5-year experience with 135 patients. Thorac Cardiovasc Surg, 45: 6-12.

Kim H. 1998. Stenting therapy for stenosing airway disease. Respirology, 3: 221-228.

Monnier P, Mudry A, Stanzel F, et al. 1996. The use of the covered Wallstent for the palliative treatment of inoperable tracheobronchial cancers. A prospective, multicenter study. Chest, 110: 1161-1168.

Montgomery WW. 1965. T-tube tracheal stent. Arch Otolaryngo, 82: 320-321.

Nashef SAM, Dromer C, Velly JF, et al. 1992. Expanding wire stents in benign tracheobronchial disease: indications and complications. Ann Thoracic Surg, 54: 937-940.

Nouraei SA, Singh A, Patel A, et al. 2006. Early Endoscopic treatment of acute inflammatory airway lesions improves the outcome of postintubation airway stenosis. Laryngoscope, 116 (8): 1417-1421.

Rousseau H, Dahan M, et al. 1993. Self-expandable prostheses in the tracheobronchial tree. Radiology, 188: 199-203.

Sawada S, Tanigawa N, Kobayashi M, et al. 1993. Malignant tracheobronchial obstructive lesions: treatment with gianturco expandable metallic stents. Radiology, 188: 205-208.

Shin JH, Song HY, Song TS, et al. 2005. Influence of a dexamethasone-eluting covered stent on tissue reaction: an experimental study in a canine bronchial model. Eur Radiol, 15 (6): 1241-1249.

Shitrit D, Kuchuk M, Zismanov V, et al. 2010. Bronchoscopic balloon dilatation of tracheobronchial stenosis: long time follow-up. European Journal of Cardio-thoracic Surgery, 38 (2): 198-202

Tojo T, Iioka S, Kitamura S, et al. 1996. Management of malignant tracheobronchial stenosis with metal stents and dumon stents. Ann Thorac Surg, 61: 1074-1078.

Wu G, Li YD, Han XW, et al. 2011. Sheath-assisted tracheal intubation: a further treatment option for patients with acute dyspnea or asphyxia caused by severe stenosis of the larynx or trachea. Ann Thorac Surg, 92 (2): 710-713.

Wu G, Li ZM, Han XW, et al. 2013. Right bronchopleural fistula treated with a novel, Y-shaped, single-plugged, covered, metallic airway stent. Acta Radioligy, 54 (6): 655-659.

Wu G, Li ZM, Wang JX, et al. 2013. Right lower lobe bronchopleural fistula treated with a novel, Y-shaped, single-plugged, covered, metallic airway stent. Life Science Journal-Acta Zhengzhou University Oversea Version, 10 (1): 674-678.

第十九章　支气管胸膜瘘的介入治疗

支气管胸膜瘘（bronchopleural fistula，BPF）是支气管与胸膜腔间形成的异常通道，是比较少见但非常严重的肺部疾病。其形成是由于慢性脓胸的脓液腐蚀邻近肺组织后穿破支气管，或因肺内病灶直接侵袭胸腔或破溃至胸膜腔形成瘘管，也有因胸腔穿刺或手术切除脓腔感染造成。脓液可从支气管咳出，严重时大量脓液被吸进支气管，可使患者窒息死亡。肺切除术是最常见的原因，全肺切除较肺叶切除发生率高，恶性疾病肺切除较良性疾病肺切除后发生率高。Cerfolio 等报道全肺切除发生率 4.5%~20%，肺叶切除发生率 0.5%。有报道支气管胸膜瘘的发生率占肺切除术的 1.5%~28%，如此大的发病率差异与外科医生的手术技巧和经验有关。手术前的相关危险因素有发热、使用激素、H 型流感、红细胞沉降率快和贫血，手术后的危险因素包括发热、使用激素、白细胞增高、气管切开、气管镜吸痰及处理黏液栓等，与手术技巧相关的原因包括切除断端残存肿瘤、残端支气管过长、缝线过紧、支气管周围过度分离、气管旁剥离等。Sirbu 等报道支气管胸膜瘘多发生于右全肺切除和术后机械通气的患者，其他因素包括胸壁外伤、侵袭性胸壁操作如中心静脉管留置、糖尿病、营养不良、术前伴有肺炎、肺脓肿、肺大疱、慢性阻塞性肺疾病（COPD）、感染性疾病、自发性气胸和其他肺实质异常。除肺切除手术之外，支气管胸膜瘘还可由多种原因引起，如结核性脓胸、大叶性肺炎、肺脓肿、肺癌放化疗术后、自发性气胸、术后感染等。

支气管胸膜瘘形成的原因不同，处理方式也不尽相同。支气管胸膜瘘可出现在手术后的任何时间段，但最常发生在术后 8~12 天。手术后支气管胸膜瘘分为急性、亚急性和慢性，急性支气管胸膜瘘可能是手术伤口裂开，大量气体从肺漏出形成张力性气胸或窒息，表现为突然地呼吸困难、低血压、皮下气肿、咳嗽伴液体咳出、气管纵隔移位、机械通气持续漏气，危及生命，需要尽快手术。亚急性和慢性的形成原因可能是感染、免疫缺陷及糖尿病等。慢性支气管胸膜瘘常表现为发热、轻度咳嗽、疲劳和消瘦，常因感染所致的胸膜增厚而无纵隔移位。肺切除后的手术残腔一般需要 3 周至 7 个月才能完全闭合，如果残腔内液体快速减少，要考虑是否从支气管树漏出而成为支气管胸膜瘘。慢性支气管胸膜瘘的治疗方法很多，包括外科治疗、内科保守治疗和经支气管镜介入封堵治疗，都有成功的报道，但没有一种方式是标准治疗、作为首选，各种方法应互为补充，必须个体化地选择治疗方法。

一、支气管胸膜瘘的定位

当支气管胸膜瘘的瘘口非常小时，定位比较困难。胸片只能提示胸膜瘘的存在，但无法提供详细信息。吸氧或吸入 N_2O 后在胸膜腔中检测浓度可判断瘘是否存在。在支气管中注入亚甲蓝并在胸水中看到亚甲蓝漏出，可大致判断瘘口位置。氙-133 和锝-99 放射性核素扫描能发现支气管胸膜瘘的瘘口，CT 扫描也可发现瘘口的位置形态并对治疗规划提供帮助，但以上方法均欠精确。支气管镜能发现较大的瘘口，有些隐秘的瘘口无法看到。此时，支气管镜下应用球囊试行封堵就有很好的效果，可精确地判断与瘘口相同的支气管位置，并为其后的治疗方案提供依据。

二、经支气管镜封堵方法

经支气管镜治疗支气管胸膜瘘的主要目的是降低支气管内与胸腔间的压力差，使气道端的压力最小化，如果残肺膨胀则需要胸腔引流。

1977 年，Hartmann 等报道了用组织胶和 Ratliff 报道了用铅坠封堵支气管胸膜瘘的成功病例，其后介入封堵材料又有不同的生物胶、弹簧圈、支架、球囊、明胶海绵、自体血凝块等不同方式。

（一）铅坠封堵

Ratliff 报道先用球囊导管确定瘘口的靶支气管，然后用钓鱼用的铅坠绑上一根线灭菌后用支气管镜送到瘘口的位置封堵支气管胸膜瘘并获成功，绑缚的线是为了其后拉出铅坠（图 19-1）。

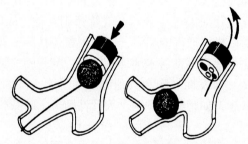

图 19-1 经支气管镜铅坠封堵示意图
[引自 Ratliff JL, et al. 1977. Chest, 71 (1)：98-99.]

（二）无水乙醇

Takaoka 等报道 5 例支气管胸膜瘘的患者进行靶支气管黏膜下环形无水乙醇注射，注射后瘘口周围形成纤维瘢痕，进而封闭瘘管。其建议应用于直径<3mm 的瘘管，直径≥3mm 可能因为压力的关系可出现纤维结痂使封堵失败。

（三）聚乙二烯

水溶性聚乙二烯在波长 440~550nm 的氙气灯照射 45s 时发生交联化合反应，产生 2cm 的高分子聚合体密封层，Hoffberger 等报道应用此技术经纤维支气管镜封闭了 4mm 的支气管胸膜瘘口。

（四）胶类封堵剂

经支气管镜注入腈基丙烯酸盐可刺激周围组织发生反应性炎症，造成纤维组织和黏膜增生，进而封闭瘘口，类似的物质还有硝酸银等。内镜下注入 1ml 的纤维组织胶混合

1000 IU 的凝血酶可形成纤维蛋白凝块，进而封堵瘘管。白蛋白戊二醛组织黏合剂可使支气管胸膜瘘黏合（图 19-2）。

（五）抗生素

Martin 等报道应用四环素混合血液经支气管镜在球囊导管的辅助下成功封堵支气管胸膜瘘，Lan 等报道应用多西环素混合血液经气管镜注入和 Heffner 等报道经胸腔引流管注入均成功地封堵了支气管胸膜瘘。

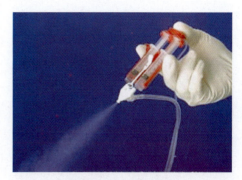

图 19-2　生物胶黏合剂

（六）激光

经支气管镜激光可直接在瘘口周围直视下烧灼，使组织产生水肿、蛋白质变性、炎性反应并最终使瘘口阻塞闭合，适用于<2mm 的瘘口。

（七）弹簧圈和气管塞

Salmon 等报道应用弹簧圈在支气管镜引导下封堵 1 例手术和纤维蛋白胶治疗均失败的病例，Ponn 等报道应用弹簧圈封堵 5 例支气管胸膜瘘均完全封堵或显著减少瘘口渗漏。许多学者用各种自制的硅酮塞等材料制成气管塞，也取得一定效果（图 19-3～图 19-5）。

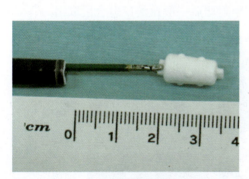

图 19-3　经支气管镜硅酮气管塞

[引自 Kodama H, et al. 2009. Br J Radiol, 82 (983): e225-e227.]

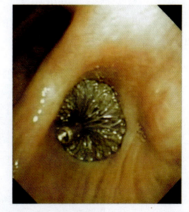

图 19-4　经支气管镜 Amplatzer 封堵支气管

（八）球囊导管

经支气管镜对瘘所在的支气管进行封堵比较容易，需注意球囊用最小的压力封堵即可，并要求定期抽空球囊以免气管壁受压坏死。球囊封堵支气管胸膜瘘是临时性的，球囊导管无法撤出，需在全麻下进行，可快速改善症状和患者一般身体状况，患者可在球囊阻塞后瘘口愈合或有条件接受进一步治疗。Hathorn 报道了 6 例婴幼儿的支气管胸膜瘘，均取得良好效果。未见有可解脱球囊用于支气管胸膜瘘（图 19-6）。

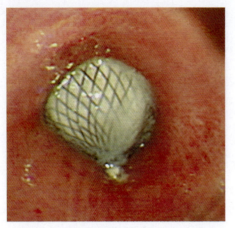 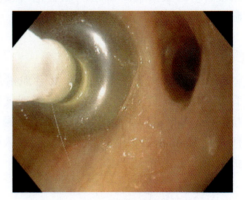

图 19-5　房缺封堵伞封堵支气管胸膜瘘
[引自 Yang L，et al. 2013. Ann Thorac Surg, 96（1）：e9-e11.]

图 19-6　经支气管镜球囊封堵支气管

（九）支架

支架是支气管胸膜瘘封堵中最常用的材料，其主要目的是尽可能地减少气体漏入胸腔，以便瘘管愈合。支架有多种材料和形态，需根据瘘的大小、形态、位置及病变性质来选择（图 19-7）。单向活瓣支架不仅可以使空气不再经瘘管进入胸腔，还能使远端的分泌物正常引流，减少感染，也可用于支气管胸膜瘘的治疗（单向活瓣支架详见附录二第四节）。支架长期置入会出现不同程度的气道异物刺激性咳嗽、支架断裂，支架端口肉芽组织增生导致气管和左主支气管再狭窄，故支架封堵后一般在瘘口愈合后取出。

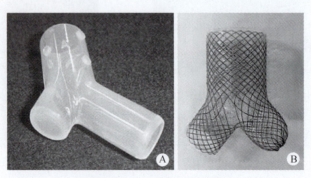

图 19-7　经气管镜封堵支架
A. 硅酮封堵支架；B. 自膨金属封堵支架

（十）其他封堵材料

注入血凝块的作用原理与机械封堵基本相当，也有作者经支气管镜注入纤维素或明胶海绵进行封堵。其他有报道用于支气管胸膜瘘封堵的材料还有腓骨、自制硅胶塞、无菌纱布等。

经支气管镜封堵支气管胸膜瘘的方式很多，不需要全麻，患者痛苦小，效果明显，根据所选方法适合不同的支气管胸膜瘘,生物胶黏合剂等适合<3mm 的瘘口,弹簧圈等通常用于<8mm 的瘘口,各种自制的支架也可以进行更大瘘口的尝试(图 19-8)。支气管胸膜瘘特别是合并感染后很难自愈,一旦发现宜尽快进行处理,应根据瘘的情况选择合理的治疗方法。

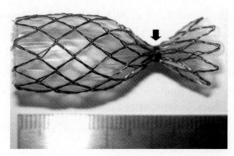

图 19-8　普通覆膜支架应急改制用于支气管胸膜瘘封堵
[引自 Chae EY, et al. 2010. Ann Thorac Surg, 89 (1): 293-296.]

(张学军　范　勇)

参 考 文 献

陈波, 贾萌, 谢武文. 2010. 选择性支气管封堵治疗结核性脓胸术后支气管胸膜瘘一例. 中国胸心血管外科临床杂志, 17 (5): 440.

董天剑, 郭斌. 2004. 纤维支气管镜下 OB 胶封堵支气管胸膜瘘五例. 中国胸心血管外科临床杂志, 11 (3): 178.

李培文, 李宗明, 韩新巍, 等. 2014. 覆膜 Y 形单子弹头气道支架治疗左主支气管胸膜瘘 12 例. 介入放射学杂志, 23 (11): 1000-1004.

李艳, 何家富. 2012. 支气管胸膜瘘电子支气管镜介入治疗的临床分析. 天津医药, 40 (1): 73-74.

李宗明, 吴刚, 韩新巍, 等. 2013. 气道 Y 形单子弹头一体化自膨式金属覆膜支架治疗右主支气管残端瘘 17 例分析. 介入放射学杂志, 22 (1): 46-49.

邵国良, 毛伟敏, 王立章, 等. 2011. 胸腔胃-气管/支气管瘘和支气管胸膜瘘的覆膜支架封堵治疗. 浙江医学, 33 (11): 1667-1669.

Alexander ES, Healey TT, Martin DW, et al. 2012. Use of endobronchial valves for the treatment of bronchopleural fistulas after thermal ablation of lung neoplasms. J Vasc Interv Radiol, 23 (9): 1236-1240.

Cerfolio RJ. 2001. The incidence, etiology and prevention of postresectional bronchopleural fistula. Semin Thorac Cardiovasc Surg, 13: 3-7.

Chae EY, Shin JH, Song HY, et al. 2010. Bronchopleural fistula treated with a silicone-covered bronchial occlusion stent. Ann Thorac Surg, 89 (1): 293-296.

Cundiff WB, McCormack FX, Wikenheiser-Brokamp K, et al. 2014. Successful management of a chronic, refractory bronchopleural fistula with endobronchial valves followed bytalc pleurodesis. Am J Respir Crit Care Med, 189 (4): 490-491.

Hartmann W, Rausch V. 1977. A new therapeutic application of the fiberoptic scope. Chest, 71: 237.

Hathorn C, Armitage N, Wensley D, et al. 2013. Bronchial balloon occlusion in children with complex pulmonary air leaks. Arch Dis Child, 98 (2): 136-140.

Hoffberger DS, Walsh F, Sommers E, et al. 2003. Utilization of asynthetic absorbable sealant activated by helium cadmiumlaser bronchoscopy for successful closure of a persistent bronchopleural fistula following lobectomy. Chest, 124: S 290-S291.

Hoier-Madse K, Schulze S, Pederson VM, et al. 1988. Management of bronchopleural fistula following pneumonectomy. Scand J Thorac Cardiovasc Surg, 18: 263-266.

Klotz LV, Gesierich W, Schott-Hildebrand S, et al. 2015. Endobronchial closure of bronchopleural fistula using Amplatzer device. J Thorac Dis, 7 (8): 1478-1482.

Kodama H, Yamakado K, Murashima S, et al. 2009. Intractable bronchopleural fistula caused by radiofrequency ablation: endoscopic bronchial occlusion with silicone embolic material. Br J Radiol, 82 (983): e225-227.

Lois M, Noppen M. 2005. Bronchopleural fistulas: an overview of the problem with special focus on endoscopic management. Chest, 128 (6): 3955-3965.

Martin WR, Siefkin AD, Allen R. 1991. Closure of a bronchopleural fistula with bronchoscopic instillation of tetracycline. Chest, 99: 1040-1042.

McManigle JE, Fletcher GL, Tenholder MF. 1990. Bronchoscopyin the management of bronchopleural fistula. Chest, 97: 1235-1238.

Miyazaki Y, Sakashita H, Tanaka T, et al. 2001. Bronchopleural fistula successfully treated with surgical sponge. J Bronchol, 8: 282-285.

Passera E, Guanella G, Meroni A, et al. 2011. Amplatzer device and vacuum-assisted closure therapy to treat a thoracic empyema with bronchopleural fistula. Ann Thorac Surg, 92 (2): e23-e25.

Ponn RB, DAgostino RS, Stern H, et al. 1993. Treatment of peripheral bronchopleural fistulas with endobronchial occlusion coils. Ann Thorac Surg, 56: 1343-1347.

Pridun N, Redl H, Schlag G. 1987. Ein neues biologishches Implantatzum verschlu- bronchopleuraler fistula. Z Herz Thorax Gefachir, 1 (1): 60-62.

Ranu H, Gatheral T, Sheth A, et al. 2009. Successful endobronchial seal of surgical bronchopleural fistulas using BioGlue. Ann Thorac Surg, 88 (5): 1691-1692.

Ratliff JL, Hill JD, Tucker H, et al. 1977. Endobronchial control of bronchopleural fistulae. Chest, 71 (1): 98-99.

Salmon CJ, Ponn RB, Westcott JL. 1990. Endobronchial vascular occlusion coils for control of a large parenchymal bronchopleural fistula. Chest, 98: 233-234.

Shekar K, Foot C, Fraser J, et al. 2010. Bronchopleural fistula: an update for intensivists. J Crit Care, 25 (1): 47-55.

Stratakos G, Zuccatosta L, Porfyridis I, et al. 2009. Silver nitrate through flexible bronchoscope in the treatment of bronchopleural fistula. J Thorac Cardiovasc Surg, 138 (3): 603-607.

Takaoka K, Inoue S, Ohira S. 2002. Central bronchopleural fistulas closed by bronchoscopic injection of absolute ethanol. Chest, 122: 374-378.

Tayama K, Eriguchi N, Futamata Y, et al. 2003. Modified Dumon stent for the treatment of a bronchopleural fistula after pneumonectomy. Ann Thorac Surg, 75 (1): 290-292.

Watanabe Y, Matsuo K, Tamaoki A, et al. 2003. Bronchial occlusion with endobronchial Watanabe spigot. J Bronchol, 10: 264-267.

Yang L, Kong J, Tao W, et al. 2013. Tuberculosis bronchopleural fistula treated with atrial septal defect occluder. Ann Thorac Surg, 96 (1): e9-e11.

第二十章　气管食管瘘的介入治疗

气管食管瘘（esophagorespiratory fistula，ERF；或称 tracheoesophageal fistula，TEF）可分为先天性或后天性，并可分为食管气管瘘、食管支气管瘘和食管肺实质瘘。虽然先天性异常通常在新生儿即可发现，但是此病直到青少年甚至成年才被明确诊断。先天性气管食管瘘为胚胎发育过程中起源于胚胎原肠的食管气管隔发育异常，食管与气管未完全分开，两者管腔相通则形成气管食管瘘。先天性气管食管瘘大多伴有食管闭锁，一般均需手术治疗。后天性气管食管瘘最常见原因是5%～15%的食管癌、<1%的肺癌、甲状腺癌及放疗后发生，放化疗使肿瘤组织发生急性坏死，同时损伤正常组织，另外放疗后肿瘤组织坏死而正常组织修复障碍也是造成瘘的原因。后天性气管食管瘘也可由气管插管的气囊压迫、创伤包括外伤和手术创伤、钝性损伤、剧烈呕吐食管压力过高和异物引起。瘘口在气道中的位置52%～57%在气管，37%～40%在支气管，3%～11%经食管穿通周围肺组织形成食管肺瘘（图20-1）。气管食管瘘依靠CT检查和食管造影检查可明确诊断，内镜检查时，食管端容易发现，气管支气管端不易发现，需要一定的经验。

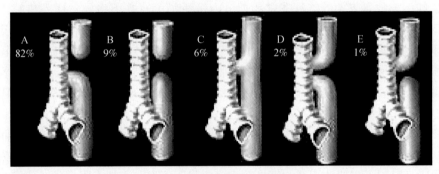

图20-1　先天性气管食管瘘类型

气管食管瘘的症状有进食、饮水后呛咳、胸骨后疼痛、咳含食物性分泌物、反复发生吸入性肺炎、低氧血症等，可因不能进食产生重度营养不良。患者常表现为吸入性肺炎伴脓毒血症。气管食管瘘的症状还与其发生部位有关，中下段食管首先形成食管纵隔瘘，继而形成气管食管瘘或食管胸膜瘘；位于气管隆突以上部位的食管瘘，可直接形成气管食管瘘，食管分泌物和食物经瘘口进入纵隔，引起纵隔炎、纵隔脓肿或肺内感染。上段食管癌的患者，肿瘤向前方生长，压迫侵蚀主气管，会造成严重的呼吸困难和出现气管食管瘘。食管纵隔瘘以高热、胸痛为主，进食呛咳轻微或基本没有呛咳，痰量不多；食管胸膜瘘以高热、咳嗽、胸痛为主，有时有进食呛咳，有脓性痰；气管食管瘘以剧烈呛咳为主，同时伴有胸痛和大量脓性痰，痰中有时有血块和食物，气管隆突部食管瘘最为严重。气管食管瘘一旦出现，预后极差，大多数患者在几周或几个月内即死亡，未经治疗时中位生存期1～4周，临床处理非常困难。传统治疗方法包括胃肠食管旁路手术、胃肠造瘘术等，医疗成本高，手术风险大，并发症多，患者生活质量低，而修补术又仅限于良性疾病引起的 TEF。Davydov 等报道 35 例食管瘘手术，并发症发生率 40%，死亡率 14.3%，术后存活患者的 2 年生存率 21%。而经鼻或经口营养管置入虽能解决患者进食问题，但食管内消化液仍能通过瘘口进入气道形成吸入性肺炎，无法封闭瘘口。对于气管食管瘘的患者，利用快速微创的方法闭合瘘口、停止瘘口吸入是至关重要的。自食管覆膜支架治疗气管食管瘘的报道之后，随着多学科合作的发展及并发症的原因，气管食管瘘的患者多选择介入治疗而不是手术。

气管食管瘘的介入治疗包括经食管支架置入术和经气道支架置入术，需根据患者情况进行选择。由食管癌引起的 TEF 伴有食管狭窄而无或轻度气管狭窄时，宜在食管端置入覆膜食管支架；当狭窄位于气管或食管支架不成功时，支架应置入气管内，当食管和气管均有中至重度狭窄或瘘口较大时，则需两侧同时放置支架。同时放置气管及食管支架时，应先放气管支架，否则易加重气道狭窄甚至窒息。食管癌已经手术切除或其他原因不适合食管支架置入的 ERF 患者，可用覆膜气管支架治疗。

（一）食管覆膜支架介入治疗 TEF

食管支架治疗的主要目的是封闭瘘口，阻止食管内的食物和分泌物进入呼吸系统，改善 TEF 的症状。气管食管瘘的食管覆膜支架放置方法与食管癌的支架放置方法基本相同，有时食管癌的肿块还能帮助支架的定位，食管狭窄对防止支架移位也有一定的帮助。应用内镜和 X 线引导放置支架的方法非常相似，内镜医师可直视下将导丝插入狭窄，其后就和放射介入医师一样在 X 线下进行，以保证导丝远端在正确的食管腔。多数情况下放射介入医师可能掌握更多的使导丝通过重度狭窄甚至闭塞的技巧，所用器械也比内镜医师所用的更细、更容易通过重度的狭窄。金属覆膜支架和塑料类支架均可用于气管食管瘘的封堵。金属支架一般用硅酮或聚乙烯覆膜，包括全覆膜和部分覆膜，可封堵瘘口并阻止肿瘤向腔内生长。先应用水溶性对比剂行食管造影，明确瘘口位置并选择合适直径和长度的支架，支架长度宜覆盖病变 20mm 且支架直径要保证有足够的压力紧贴食管壁，然而有时达到这样的效果非常困难。对位置较高的瘘口，食管上括约肌限制了支架的长度，为避免前方气管受压又限制了支架的直径，容易造成瘘口封闭不严。支架有很多种，覆膜支架阻止了支架的丝嵌入食管壁，较裸支架更易发生移位。为防止移位，支架两端可做成喇叭口形状，两端直径较支架体部大 4~6mm。支架置入时，采用咽喉部黏膜浸润局部麻醉。内镜下放置时，如狭窄段很容易通过，可直接置入导丝后退出内镜，狭窄段重度狭窄或阻塞时，可将导丝放在狭窄近端，注入少量对比剂，如果对比剂还能通过狭窄段，根据对比剂痕迹可安全地在 X 线下插入导丝。如食管完全梗阻，可用导丝软头结合导管试着开通，仍不成功时应该考虑经胃造瘘后两端对向开通。X 线监视下置入时，少量水溶性对比剂观察瘘口位置近端情况，选择骨性定位参考标记，在 X 线监视下经口插入超滑导丝进入食管，可直接插送或引入导管，依靠导管的支撑和旋转调整，将超滑导丝插过病变段。不管用何种方法，导丝越过狭窄段后，应换入加硬导丝，沿导丝插入支架输送器（部分较硬病变需要球囊预扩张）使其中支架超过病变段定位标记，缓慢释放支架。术后造影观察有无渗漏征象。金属自膨支架的径向力较强，径向力完全释放可能需要 48~72h，放置支架时应考虑此方面因素。术后给予抗感染、抗炎、祛痰、镇咳和抑酸治疗，术后 2~3h 可少量饮水，第 2 天行造影检查观察支架形态和位置，观察支架置入后呛咳及呼吸困难是否缓解。部分患者存在食管狭窄前扩张，支架释放后支架近端直径不足以贴合扩张的食管，造成食管内分泌物围绕在支架近端周围并沿支架边缘流入瘘口，类似于动脉瘤支架封堵后的内瘘。此种情况下需要尽量延长支架近端以使支架与相对正常的食管贴合，其他方法如注入生物胶等尝试很少成功。

（二）气管覆膜支架介入治疗 TEF

伴有气管狭窄或食管覆膜支架封堵后瘘口持续存在的气管食管瘘病例，可行气管支气管支架治疗。为防止食管支架放置后发生气管狭窄窒息，也应有随时放置气管支架的准备。气管食管瘘的患者放置气管支架前首先要应用抗生素处理吸入性肺炎并纠正电解质紊乱。在进行气管支气管支架置入前，要求准备非常充分，包括透视下病变位置、选择合适的支架、连接监护特别是血氧饱和度监测等，所有的这些准备都是为了尽可能地缩短操作时间。

硅酮类气管支架需要在硬质气管镜下放置，需要全麻，在支架放置过程中维持通气功能是非常关键的（图 20-2）。如果瘘口的位置较低甚至在气管分叉以下，通过气管插管很难维持通气，需要高频通气来维持呼吸功能。支架放置时会阻塞气道，整个过程可能在完全没有通气的情况下完成。在术前尽可能地提高血氧饱和度可允许患者耐受几分钟无通气状况，这就需要介入医生非常果断和专业，有足够的勇气和经验快速完成支架的放置。打断介入手术去处理缺氧很难改善氧合状况，缺乏经验的麻醉师可能面对血氧饱和度的急速下降而惊慌失措，打断手术按照常规给予通气，而此时通气可能经瘘口进入食管使呼吸无法改善，造成致命的后果。

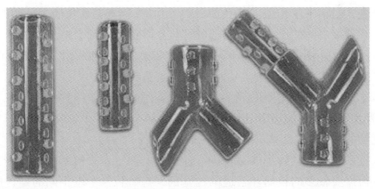

图 20-2　硅酮气管支架

自膨式支架在气管食管瘘治疗中较常用，此类支架释放相对容易（图 20-3）。但由于是覆膜支架，如果支架放置过程中位置不正而又不能很快地调整位置或快速撤出就很危险。最常用 60mm 长的支架，支架两端各超出病变 20mm，因为支架对瘘口周围病变的压迫坏死，瘘口可能在支架放置后变大变长，特别是在食管支架和气管支架同时放置时更加明显。支架直径需经 CT 测量，一般 18～20mm，有时需要更大的支架。如果瘘口靠近隆突位置，可能需要 Y 形支架。如果支架直径较大，支架两端肉芽组织增生是气管支架的常见并发症，但对于气管食管瘘这类预期生存期极短的患者，如能封闭瘘口，增生问题并不重要。对生存期较长的患者，如出现支架肉芽增生影响通气功能，可用激光、氩气刀等方法进行治疗，需注意治疗过程中不能破坏支架的膜，以免瘘口重新开放。气管内肉芽增生的局部处理方法和自膨式气管支架的放置方法详见第十八章。

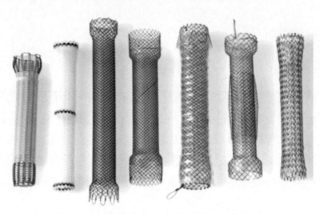

图 20-3　不同种类的自膨式食管覆膜支架

对气管食管瘘位于小支气管或肺实质的病例，无法使用气管支架进行封堵瘘口。如果瘘口所在区域的肺已经毁损失去功能，或者至少患者不依赖此部分肺维持呼吸功能，则可以使用支架对这部分支气管肺进行覆盖，保护正常肺的呼吸功能。此种方法虽能改善因瘘口造成的吸入相关的症状，但不能阻止其后的感染和坏死性肺炎的发生，仅作为临终患者改善症状的最后选择，并需要长期使用广谱抗生素治疗。

尽管气管食管瘘特别是恶性气管食管瘘患者的一般身体条件较差、预期生存期短，但与气管食管瘘介入封堵手术相关的死亡率仅为 0~2%。支架移位特别是在食管支架置入后较为常见，双支架之间的压力可使支架的移位率降低，但却会造成支架间组织坏死，使瘘口扩大并重新开放（图20-4）。覆膜支架的膜经分泌物腐蚀或阻塞后机械清理过程中均可造成损坏，进而使瘘口重新开放，可再放入支架进行治疗。

Balazs 等对 264 例置入支架的成人患者进行随访，生存时间为 1.1~3.4 个月，Shin 等对 61 例气管食管瘘封堵的患者进行随访，封堵成功的患者平均生存期（15.1周）显著高于未封堵成功的患者（6.2周）。

应用介入技术对气管食管瘘的瘘管进行栓塞，类似于血管栓塞术。此种方法不会造成阻塞性肺炎，但需要较多的技巧和合适的栓塞剂。与血管栓塞术不同的是，瘘管内对比剂没有"血液"的冲刷，会一直停留在瘘管并对图像进行干扰，也会流入气道刺激引起咳嗽，有时需要气管镜吸出。氰丙烯酸丁酯有用于瘘管的栓塞可能，但尚处于研究阶段（图20-5）。

如果瘘口非常高而且无法用支架封堵或封堵不成功，这时可进行气管切开，插入带气囊的气管插管，此时气囊位于瘘口远端，漏入物体不能进入气管远端则不会发生相应症状，平时患者可用普通的气管插管进行说话等交流活动，进食时换上此种特殊的气管插管，相对比较方便。

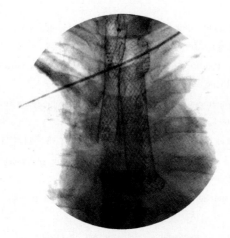 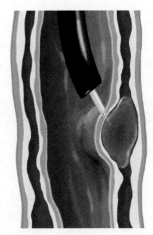

图 20-4　食管气管双支架封堵　　图 20-5　生物胶栓塞示意图

如果以上方法均不能封堵气管食管瘘，可能只能进行胃或小肠造瘘手术。经支架封堵虽无法完全封堵瘘口，但有时固体食物可能不像液体一样容易漏出，这时患者可进食一定种类的固体食物。

（孟祥宇　范　勇）

参 考 文 献

施宏双. 2003. 支架治疗食管气管瘘一例. 中华消化内镜杂志, 20（5）：350-351.

斯光晏, 李玉伟, 涂国建, 等. 2005. 带膜内支架治疗食管气管瘘的临床分析. 实用放射学杂志, 21（9）：952-954.

王洪武, 李冬妹, 张楠. 2013. 气管内覆膜金属支架置入治疗食管气管瘘. 中华结核和呼吸杂志, 36（5）：390-392.

严烁, 曹燕, 姜昊声, 等. 2015. 覆膜支架联合介入化疗治疗恶性食管气管瘘的对照研究. 介入放射学杂志, 24（4）：323-327.

殷世武, 项延森, 叶录安. 2004. 全覆膜分叉形气管支架治疗食管气管瘘一例. 介入放射学杂志, 13（5）：471.

Borruto FA, Impellizzeri P, Montalto AS, et al. 2012. Thoracoscopy versus thoracotomy for esophageal atresia and tracheoesophageal fistula repair: review of the literature and meta-analysis. Eur J Pediatr Surg, 22（6）：415-419.

Buiret G, Guiraud M, Pierron J, et al. 2013. Transtracheal esophageal stent removal: a case-series. J Clin Med Res, 5（2）：140-143.

Dai Y, Chopra SS, Kneif S, et al. 2011. Management of esophageal anastomotic leaks, perforations, and fistulae with self-expanding plastic stents. J Thorac Cardiovasc Surg, 141（5）：1213-1217.

Deviere J, Quarre JP, Love J, et al. 1994. Self-expandable stent and injection of tissue adhesive for malignant bronchoesophageal fistula. Gastrointest Endosc, 40：508-510.

Domschke W, Foerster EC, Matek W, et al. 1990. Self-expanding mesh stent for esophageal cancer stenosis. Endoscopy, 22（3）：134-136.

Hurtgen M, Herber SC. 2014. Treatment of malignant tracheoesophageal fistula. Thorac Surg Clin, 24（1）：

117-127.

Kim J, Shin JH, Kim JH, et al. 2014. Metallic stent placement for the management of tracheal carina strictures and fistulas: technical and clinical outcomes. Am J Roentgenol, 202 (4): 880-885.

Kim YH, Shin JH, Song HY, et al. 2010. Tracheal stricture and fistula: management with a barbed silicone-covered retrievable expandable nitinol stent. Am J Roentgenol, 194 (2): W232-237.

Kishi K, Nakao T, Goto H, et al. 2005. A fast placement technique for covered tracheobronchial stents in patients with complicated esophagorespiratory fistulas. Cardiovasc Intervent Radiol, 28 (4): 485-489.

Lal DR, Oldham KT. 2013. Recurrent tracheoesophageal fistula. Eur J Pediatr Surg, 23 (3): 214-218.

Lehnert T, Balzer JO, Sachs M, et al. 2003. Covered stenting in patients with lifting of gastric and high esophago-tracheal fistula. Eur Radiol, 13 (11): 2548-2551.

Oliaro A, Rena O, Papalia E, et al. 2001. Surgical management of acquired non-malignant tracheo-esophageal fistulas. J Cardiovasc Surg, 42 (2): 257-260.

Piastra M, Briganti V, Luca E, et al. 2013. Recurrent tracheoesophageal fistula and respiratory failure: the role of early airway endoscopic approach. Eur J Pediatr Surg, 23 (2): 153-156.

Sarper A, Oz N, Cihangir C, et al. 2003. The efficacy of self-expanding metal stents for palliation of malignant esophageal strictures and fistulas. Eur J Cardiothorac Surg, 23 (5): 794-798.

Saxon RR, Barton RE, Katon RM, et al. 1995. Treatment of malignant esophagorespiratory fistulas with silicone covered metallic Z stents. J Vasc Interv Radiol, 6: 237-242.

Shawyer AC, Souza J, Pemberton J, et al. 2014. The management of postoperative reflux in congenital esophageal atresia-tracheoesophageal fistula: a systematic review. Pediatr Surg Int, 30 (10): 987-996.

Shin JH, Song HY, Ko GY, et al. 2004. Esophagorespiratory fistula: long-term results of palliative treatment with covered expandable metallic stents in 61 patients. Radiology, 232 (1): 252-259.

Tsakiridis K, Darwiche K, Visouli AN, et al. 2012. Management of complex benign post-tracheostomy tracheal stenosis with bronchoscopic insertion of silicon tracheal stents, in patients with failed or contraindicated surgical reconstruction of trachea. J Thorac Dis, 4 (1): 32-40.

Wang MQ, Sze DY, Wang ZP, et al. 2001. Delayed complications after esophageal stent placement for treatment of malignant esophageal obstructions and esophagorespiratory fistulas. J Vasc Interv Radiol, 12: 465-474.

Yata S, Kaminou T, Hashimoto M, et al. 2012. Successful closure of intractable tracheoesophageal fistula using a combination of a modified silicon stent and metallic stents. Acta Radiol Short Rep, 19: 1.

第二十一章　肺空洞的经气道介入治疗

肺空洞是肺内病变发生坏死、液化后，与支气管交通，坏死组织经气道排出，空气进入后造成的一种表现。肺空洞常见于肺结核、尘肺、肺癌、肺脓肿、肺真菌感染等，肺转移瘤、血行播散型肺脓肿等也可造成多发空洞。一般针对原发疾病进行治疗，对某些疾病如肺结核空洞内科治疗效果不佳时可辅助局部治疗。

肺结核常发生干酪坏死，病理上坏死完全，与支气管交通后容易形成空洞。肺结核初治时对药物反应良好，疗效肯定，但复治结核和一些原发耐药结核，特别是耐多药肺结核效果不佳，已成为难治性肺结核。

难治性肺结核空洞是指经内科正规治疗 1 年以上，痰菌持续阳性，空洞持续存在的肺结核复治菌阳空洞病例。难治性肺结核空洞病程长，痰菌持续阳性且多合并支气管内膜结核，难以耐受手术，长期用药后的结核菌耐药性使内科治疗受限，疗效不佳，同时作为耐药菌株的传染源威胁周围人群健康。长期以来，国内外学者为解决这一问题做了许多有益的研究，但终因并发症过多而未能延续下来。随着介入放射学的发展，使局部介入治疗配以全身用药成为临床治疗的趋势。

复治菌阳空洞是结核病治疗中的难题。20 世纪 50 年代初国外有学者利用气管支气管滴入抗结核药物治疗复治菌阳空洞，随后国内各地也开始用滴入疗法治疗结核空洞，取得了一定疗效。但滴注时间过长，次数过多，患者难以耐受，且滴入疗法因并发气管支气管黏膜纤维化，于 60 年代末已很少用于临床。1999 年范勇等报道利用大分子载体制成抗结核药物缓慢释放的抗结核凝胶并在药物动力学动物实验中证实药物在支气管中浓度明显高于口服用药，使介入治疗成为可能（图 21-1）。2000 年范勇等首次经气道将血管造影导管插入结核空洞并报道了 24 例经内科治疗 1 年以上效果不佳的难治性肺结核空洞病例行经气道介入治疗（transbronchial cavity plugging，TBCP），6 个月痰菌阴转率 83.3%，空洞闭合率 25.9%，其后相关报道逐渐扩展到复治空洞。肺结核空洞介入治疗是以支气管镜为骨架，以导管为内芯的支气管导管系统，在超滑导丝的引导下，可以较容易地找到空洞引流支气管并进入空洞，注入高浓度缓慢释放抗结核药物的局部治疗手段。

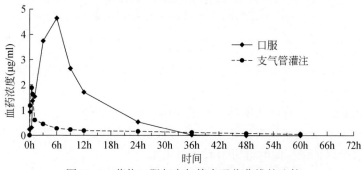

图 21-1　药物口服与在气管内吸收曲线的比较

一、适应证

(1) 肺结核空洞1年以上，内科保守治疗痰菌持续阳性或空洞持续存在。
(2) 痰菌持续存在并耐药。
(3) 当前无手术条件或不接受手术。
(4) 无严重的心、肾功能障碍，肝功能正常。

二、禁忌证

(1) 严重心、肺功能障碍。
(2) 造影剂及相关药物过敏。
(3) 近期大咯血。
(4) 张力性空洞慎用。

三、操作方法

1. 基本方法

(1) 估计空洞容积并决定抗结核凝胶的药物配制及剂量。
(2) 支气管镜操作常规。
(3) 支气管镜至空洞靶支气管段开口，X线引导下插入导丝、导管并进入空洞。
(4) 退出导丝，经导管注入少量造影剂证实。
(5) 注入凝胶并摄影。
(6) 退出导管及支气管镜（图21-2）。

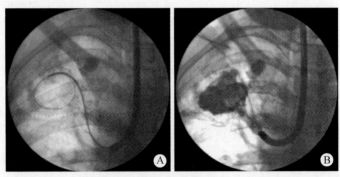

图21-2 右上空洞的灌注治疗
A. 导丝盘曲于空洞内部；B. 空洞内药物灌注

2. 操作难点

(1) 空洞的引流支气管多种多样，对不同部位空洞应依据靶支气管形态，将导管预先塑形，以防导入困难（图21-3～图21-6）。
(2) 左上叶后段支气管导入困难，一般应用J形导丝引导。
(3) 张力性空洞引流支气管极细且刺激后常呈闭塞状态，导管导丝引入困难，应用直头导丝的软头予以扩张，此时常可引起少量出血。

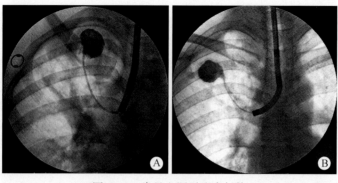

图 21-3 常见空洞引流支气管
A、B. 单支引流支气管

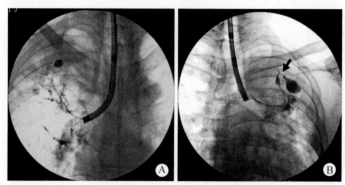

图 21-4 少见空洞引流支气管
A. 引流支气管显示不清；B. 引流支气管开口于不利引流的位置（箭头）

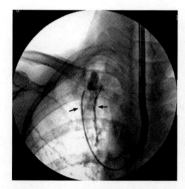 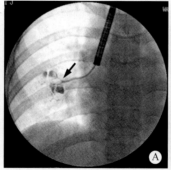 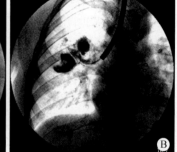

图 21-5 右上单空洞双引流支气管　　图 21-6 右下双空洞单引流支气管
　　　　　　　　　　　　　　　　　A. 箭头示引流支气管分支处；B. 灌注后显示双空洞

四、并发症

空洞注药后药物溢至支气管可引起轻微呛咳，常 1 天内消失，严重者可给予镇咳剂。其他有咯血、呼吸困难等气管镜相关并发症。支气管内播散理论上是最严重的并发症，但实际报道中非常罕见。

　　2004年范勇等报道139例复治菌阳肺结核空洞的18个月随访，痰菌阴转率69.8%，空洞闭合率22.5%，显著优于对照组且无严重并发症。2005年陈伟生等报道单发空洞痰菌阴转率94.3%，空洞闭合率62.3%，多发空洞痰菌阴转率78.8%，空洞闭合率12.1%，均显著优于对照组。王安生等报道186例耐多药肺结核空洞介入治疗，痰菌阴转率73.1%，空洞有效率81%，明显优于对照组的51.3%和51.4%。黄俊铭等报道112例复治肺结核空洞临床分析，痰菌阴转率85.7%，空洞有效率91.1%，显著优于对照组的64.0%和62.0%。

　　抗结核凝胶具有很好的生物黏附性，注入空洞后不易流出，可降低结核菌播散的危险性，空洞内局部药物浓度高于血药浓度400～2000倍，即便使用结核分枝杆菌药物敏感试验已耐药的抗结核药物，仍可有效控制耐药结核菌生长。另外，在凝胶载体的作用下，药物释放缓慢，有利于耐药结核菌的杀灭。

（孙　昕　范　勇）

参 考 文 献

陈伟生，郑衍平，信丽红．2005．耐多药空洞肺结核的介入治疗．中国防痨杂志，27（1）：29-32.

陈志，梁建琴，王金河，等．2008．耐多药空洞肺结核药物凝胶局部介入治疗临床观察．中国防痨杂志，30（6）：528-531.

范勇，刘钢，梁春宝，等．2004．耐多药肺结核空洞介入治疗研究．天津医药，32（8）：510-511.

范勇，尹保全，刘宝钗，等．1999．肺结核空洞介入治疗技术．哮喘与肺部疾病杂志，3：31-34.

范勇，尹保全，刘宝钗，等．2000．经气道空洞填充术介入治疗难治性肺结核空洞的初步研究．天津医药，28（12）：724-725.

黄俊明，陈伟生，李君红，等．2005．介入治疗复治肺结核空洞112例临床分析．实用医学杂志，21（23）：2678-2679.

黄俊明，叶巧玲，陈伟生，等．2009．复治肺结核空洞的介入治疗．中国热带医学，9（5）：801-802.

柳仓生，张捷，范勇，等．2002．纤维支气管镜介入抗痨凝胶治疗支气管结核50例观察．中国内镜杂志，8（11）：66-68.

吕康言．2007．肺结核介入治疗现状．微创医学，2（5）：442-444.

孙昕，范勇，杜钟珍，等．2006．中药白及凝胶经气道介入性治疗增殖型支气管结核的临床评价．中国内镜杂志，12（8）：832-837.

孙昕，范勇，刘钢，等．2000．介入性白及凝胶治疗支气管结核的实验研究．临床肺科杂志，5（3）：181-182.

王安生，王巍，林明贵，等．2005．含药凝胶介入治疗耐多药空洞肺结核的初步临床研究．中国防痨杂志，27（1）：26-28.

第四篇

经皮穿刺介入治疗

第二十二章　肺部应用解剖

第一节　肺的解剖

一、肺的结构和血管

肺（lung）是进行气体交换的器官，位于胸腔内，纵隔的两侧。两肺下面借膈与腹腔器官相隔。右肺因肝的影响位置相对较高，故宽而短；左肺因心偏左，所以窄而长。右肺的体积与重量均大于左肺。

肺表面覆有脏层胸膜，透过胸膜可见多边形的肺叶（pulmonary lobule）轮廓，内侧通过肺门与纵隔相连。各肺叶之间由肺裂分开，左肺由从后上斜向前下的一条斜裂（oblique fissure），将左肺分为上、下两叶。右肺除斜裂外，还有一条近于水平方向的右肺水平裂（horizontal fissure of right lung），将右肺分为上、中、下三叶（图22-1）。肺部病变的穿刺需注意避免叶间裂的损伤，因叶间裂为折返的两层脏层胸膜，损伤后极易出现气胸。肺尖（apex of lung）钝圆，经胸廓上口伸入颈根部，高出锁骨内侧1/3上方2~3cm。肺底（base of lung）呈凹入的半月形，位于膈上面，故又称膈面（diaphragmatic surface）。由于正常肺下界随呼吸运动移动度可达6~8cm，因此患者术前CT与术中导向CT图像显示病灶时易存在由于肺容积扩张引起的位置差异，越靠近下肺野的病灶，此种差异表现得越明显，常常导致术前预设的穿刺路线存在偏差，需根据实际情况调整。建议行胸部CT介入操作时，嘱患者配合介入医生平静呼吸或适时屏气，从而避免因屏气程度不同造成的图像差异。

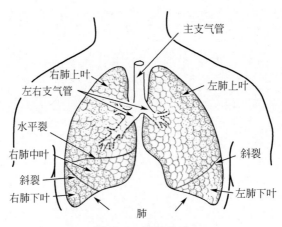

图22-1　肺的分叶

肺动脉（pulmonary artery）起自右心室动脉圆锥，分左右两干支，分别经肺门入左肺和右肺，沿支气管分支分布，在肺泡隔内形成毛细血管网，毛细血管最后汇集成肺静脉出肺入左心房。主支气管、肺动脉、肺静脉、淋巴管和神经等在邻贴纵隔的出入处称为肺门（hilum of lung），这些进出肺门的结构被结缔组织包绕，称为肺根（root of lung）。肺根内各结构的排列自前向后依次为上肺静脉、肺动脉、主支气管和下肺静脉。左肺根的结构自上而下是肺动脉、主支气管、上肺静脉和下肺静脉，右肺根为上叶支气管、肺动脉、中下叶支气管、上肺静脉和下肺静脉。所以，靠近肺门的病变应与术前强化CT仔细比较，避免损伤肺动静脉，造成出血。

支气管动脉（bronchial artery）是肺组织的营养血管，供应呼吸性支气管以上各级支气管，并与肺动脉末梢毛细血管吻合，汇集成小静脉，其中一部分汇入肺静脉，另一部分形成支气管静脉出肺。左右支气管动脉均开口于胸主动脉，其管径80%以上小于2.0mm，大多为0.6~2.0mm，当肺内有癌肿时支气管动脉增粗达4mm，为选择性支气管动脉造影和灌注化疗提供了有利条件。

支气管动脉发源部位及支数变异较多。据国人调查资料，左侧支气管动脉有97.8%直接起自胸主动脉或主动脉弓，多数在第4~6胸椎平面起于胸主动脉前壁，少数起于胸主动脉右前壁、右壁或左前壁，或主动脉弓的下壁凹侧。右侧支气管动脉起自第3~5肋间后动脉的占53.7%，尤以第3肋间后动脉最多，而右肋间后动脉起自胸主动脉的右后壁或右壁。另有30.7%的右支气管动脉直接起自胸主动脉的前壁或主动脉弓的前壁或主动脉弓的下壁凹侧。此外，有8.6%是由左支气管动脉同时分出右支气管动脉，还有7.1%的右支气管动脉起自锁骨下动脉、肋颈干、胸廓内动脉等。通常大多数的支气管动脉支数可分为下列4种类型：Ⅰ型，左侧2支支气管动脉，右侧1支肋颈干；Ⅱ型，左侧1支支气管动脉，右侧1支肋支干；Ⅲ型，左、右各2支支气管动脉，其中右侧1支起自肋支干，1支起自主动脉；Ⅳ型，左侧1支支气管动脉，右侧2支支气管动脉，其中1支起自肋支干。支气管动脉主要分布于肺的各级支气管，其形态变异主要是支数和起源部位，在肺内分布则比较恒定。

胸廓内动脉（interal thoracic artery）又称内乳动脉，沿途分支分布于胸前壁、乳房、心包和膈。胸廓内动脉在锁骨下动脉第一段椎动脉起始处的相对侧发出，沿胸骨外侧缘1~2cm处下行入胸腔，经第1~7肋软骨和肋间肌的深面、胸横肌和胸内筋膜的浅面，至第6肋间隙处分为腹壁上动脉和肌膈动脉两终支，前者下行进入腹直肌鞘；后者在第7~9肋软骨后方斜向外下方，分支至心包下部和膈。在第1肋附近，胸廓内动脉发出心包膈动脉，与膈神经伴行经肺根前方，在心包与纵隔胸膜之间下行至膈，沿途发出分支至心包和胸膜。在下行经过上6位肋间隙处，胸廓内动脉发出肋间前支和穿支，前者向外侧走行并与肋间动脉终末支及其侧副支末端相吻合；后者分布于胸前壁浅结构。胸廓内动脉有两条静脉与之伴行，分支亦有同名静脉伴行。

肋间动脉（intercostal artery）共10对，均起始于胸主动脉，右支气管动脉约50%从右侧3~5肋间动脉起始。由于胸主动脉的位置偏左，因此右侧肋间动脉较左侧稍长，每对肋间动脉至肋骨小头偏下方分为前、后两支。后支向后与胸神经后支伴行，分脊支和肌支。脊支通过椎间孔入椎管，营养脊髓和被膜，与上、下位的脊支及对侧脊支吻合。据统计，约5%的脊髓动脉和肋间动脉，肋间-支气管动脉干或支气管动脉存在交通，甚至直接开口于肋间动脉。支气管动脉造影和灌注时，因其分支细小，不易发现，容易误入其内而引起严重并发症，是造成脊髓损伤的解剖学基础。前支系肋间动脉主干的延续，与肋间神经和肋间静脉伴行，继续分出多条分支。由于肋间动脉和神经常沿肋骨下缘伴行，因此穿刺路径应尽量选择靠近下位肋骨上缘，减少对其损伤的可能。

锁骨下动脉（subclavian artery）分左锁骨下动脉和右锁骨下动脉。前者直接由主动脉弓发出，后者则起始于头臂干。锁骨下动脉以前斜角肌为界可分为三段：第一段为前斜角肌内缘至锁骨下动脉起始部；第二段为前斜角肌后侧；第三段为前斜角肌外侧缘至第一肋骨的内侧缘。

二、肺内支气管与肺段

在肺门处，左、右主支气管分为肺叶支气管（lobar bronchi），左侧分为 2 支肺叶支气管，右侧分为 3 支肺叶支气管，肺叶支气管入肺后再分为肺段支气管（segmental bronchi），每一肺段支气管及其分支和它所属的肺组织，构成一个支气管肺段（bronchopulmonary segment），简称肺段（pulmonary segment）。按肺段支气管的分支分布，一般将左右肺各分为 10 个肺段，其解剖在临床上有重要的实用意义。右肺肺段比较恒定，可分为 10 段。上叶 3 个段：尖段（SⅠ）、后段（SⅡ）和前段（SⅢ）；中叶 2 个段：外侧段（SⅣ）和内侧段（SⅤ）；下叶 5 个段：背段（SⅥ）、内基底段（SⅦ）、前基底段（SⅧ）、外基底段（SⅨ）和后基底段（SⅩ）。左肺肺段有 8~10 段，常出现共干，例如左上叶尖段和后段、左下叶内基底段与前基底段的段支气管共干，故左肺常分为 8 个肺段。上叶分 4 个段：尖后段（SⅠ+SⅡ）、前段（SⅢ）、上舌段（SⅣ）和下舌段（SⅤ）；下叶分 4 个段：背段（SⅥ）、内前基底段（SⅦ+SⅧ）、外基底段（SⅨ）和后基底段（SⅩ）（表 22-1 和图 22-2）。

表 22-1 肺段名称

左肺		右肺	
SⅠ+SⅡ	尖后段	SⅠ	尖段
		SⅡ	后段
SⅢ	前段	SⅢ	前段
SⅣ	上舌段	SⅣ	外侧段
SⅤ	下舌段	SⅤ	内侧段
SⅥ	背段	SⅥ	背段
SⅦ+SⅧ	内前基底段	SⅦ	内基底段
		SⅧ	前基底段
SⅨ	外基底段	SⅨ	外基底段
SⅩ	后基底段	SⅩ	后基底段

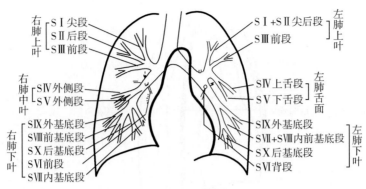

图 22-2　肺的分段

肺段整体呈圆锥形，尖向肺门，底在肺的表面。各肺段有其固有位置，相邻肺段间仅以薄层结缔组织分隔。根据肺段结构和功能的相对独立性，临床上可以肺段为单位进行定位诊断及肺段切除。肺段支气管在肺内进一步分支，呈树枝状，称支气管树（bronchial tree）。支气管分支总共可达 23~25 级，最后连于肺泡。

第二节　纵隔解剖

纵隔（mediastinum）是两侧纵隔胸膜之间的全部器官、结构与结缔组织的总称。纵隔的前界为胸骨和肋软骨，后界为脊柱胸段，两侧为纵隔胸膜，上界为胸廓上口，下界为膈。

纵隔分类方法较多，解剖学常用四分法和三分法。

（一）四分法

以胸骨角水平面将纵隔分为上纵隔和下纵隔。

1. 上纵隔（superior mediastinum）　上界为胸廓上口，下界为胸骨角与第 4 胸椎体下缘平面，前方为胸骨柄，后方为第 1~4 胸椎体。其内容由前向后为胸腺（小儿）、大血管、神经以及气管、食管等。

2. 下纵隔（inferior mediastinum）　其上界是上纵隔的下界，下界是膈，两侧为纵隔胸膜。下纵隔以心包的前、后壁为界分为三部分，胸骨体与心包前壁之间为前纵隔（anterior mediastinum）；心、心包及出入心大血管所占据的区域是中纵隔（middle mediastinum）；心包后壁后方与脊柱胸段之间为后纵隔（posterior mediastinum）。前纵隔内有胸腺（小儿）或胸腺遗迹、纵隔前淋巴结、胸廓内动脉纵隔支、疏松结缔组织等。中纵隔在前后纵隔之间，容纳心及出入心的大血管和奇静脉末端，还有心包、心包膈动脉、沿心包两侧下降的膈神经及淋巴结等。后纵隔内有气管杈及左右支气管、食管、胸主动脉、迷走神经、胸导管、奇静脉、半奇静脉和淋巴结等。纵隔各器官间均由疏松结缔组织所填充（图 22-3）。

（二）三分法

以气管与气管杈前壁和心包后壁的冠状面为界，分为前、后纵隔。前纵隔又以胸骨角

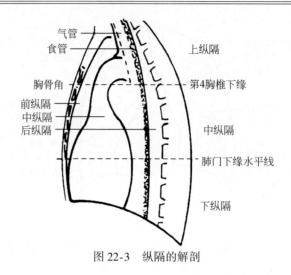

图 22-3　纵隔的解剖

平面分为前纵隔上部和前纵隔下部。

第三节　胸廓及胸膜腔解剖

　　胸腔由胸廓与膈围成，上界为胸廓上口，与颈部通连；下界借膈与腹腔分隔。胸腔内容可分三部分，即左右两侧为胸膜腔和肺，中间为纵隔。胸膜（pleura）分互相移行的脏、壁两层。紧贴肺表面的部分称脏层胸膜（visceral pleura）。脏层胸膜的损伤易造成气胸，如为张力性气胸，对于高通气量、肺功能差者尤其危险，应尽量避免损伤。对于胸膜粘连征象显著者，由于粘连的脏层、壁层胸膜可限制胸膜腔的扩张，从而限制气胸的发生，可根据实际情况选择经肺入路进行纵隔病变的非血管介入诊治操作。衬贴胸壁内面、膈上面和纵隔两侧的部分称壁层胸膜（parietal pleura）。脏、壁两层胸膜于肺根处相互移行，并在肺根下方前、后两层重叠，形成一条双层皱襞状结构，称肺韧带（pulmonary ligament），对肺有固定作用，也是肺手术的标志。

　　胸膜腔（pleural cavity）是由脏、壁两层胸膜在肺周围形成密闭性的腔隙。左右各一，互不相通，腔内呈负压，仅有少量浆液，可减少呼吸时两层胸膜间的摩擦。由于胸膜腔内的负压和液体的吸附作用，使脏层胸膜与壁层胸膜紧密贴附在一起，胸膜腔从而成为潜在的腔隙，这使肺在呼吸时呈被动扩张状态。

（李文涛　何新红　黄浩哲　程永德）

参 考 文 献

顾晓松. 2007. 人体解剖学. 第 2 版. 北京：科学出版社.
姜树学，段菊如. 2007. 人体断面解剖学. 第 2 版. 北京：人民卫生出版社.
李振家，武乐斌. 2011. CT 导向微创诊疗学. 济南：山东大学出版社.

第二十三章 材料与方法

第一节 介入常用器材

胸部穿刺介入治疗与诊断器材主要包括影像引导设备、穿刺活检设备与治疗设备及其他辅助设备。引导设备包括 CT、DSA、MRI、超声等。其中肺组织由于具有良好的密度对比度，CT 引导具有较大优势，而 MRI、超声可能在某些胸壁病灶穿刺活检及诊断中具有应用价值。

用于经皮肺穿刺活检、治疗引导的 CT 设备应具有下列要求：扫描速度快，扫描层厚薄，可达到 1mm 层厚要求，能够快速进行三维重建，为诊断、治疗计划提供全方面的引导，而目前常用的多层螺旋 CT 基本具备上述要求。另外，本节内容主要以穿刺活检及治疗设备为主要讨论对象，引导设备在此不予赘述。活检针与治疗穿刺针是特殊类型的穿刺针，粗细以 G 表示，通常为 14～23G。下面将主要分别介绍经皮肺穿刺活检及治疗仪器设备。

一、经皮肺穿刺活检设备

1. 抽吸针 多为细针，包括 Chiba 针和 Turner 针，主要用于获取细胞学及细菌学标本。

2. 切割针 具备粗细不同各种规格。大部分切割针主要构造由针芯及外套鞘构成。按切割时针前端是否前移分为两种。第一种切割针针芯上具有凹槽切割窗。活检时针芯向前推出，外套鞘通过弹簧驱动，快速切割组织，组织标本容纳于切割窗中（图 23-1A）。第二种切割针针芯不具备切割槽，而是通过激发时外套鞘快速前冲，环形切割组织，再用针芯将组织标本推出（图 23-1B）。

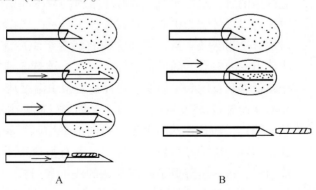

图 23-1 经皮组织切割活检针
A. 带活检槽切割针；B. 不带活检槽切割针

二、经皮肺穿刺治疗设备

经皮肺穿刺治疗手段主要是消融术,包括化学消融和物理消融,前者以无水乙醇注射为代表,后者则包括热消融(射频和微波)、冷消融(冷冻治疗)及不可逆性电穿孔消融。此处简要介绍,具体详见各章节。

经皮无水乙醇消融术(percutaneous ethanol injection,PEI):采用乙醇消融针,具有套管针结构,外套针有数个侧孔,注射乙醇后可以配合旋转角度,使乙醇弥漫分布到肿瘤组织内,利用无水乙醇可致组织细胞凝固性坏死的作用达到一定的消融范围。

经皮射频消融术(percutaneous radiofrequency ablation,PRA):射频消融针是通过高频交流电在针尖形成高温,造成肿瘤组织凝固性坏死。可分为双极针与单极针。双极针在针尖部位有两个电极,可形成电流回路,不会受到人体金属植入物的影响。单极针为针尖部位仅有1个电极,需要在患者身体上贴电极板才能形成回路。而单极针可分为单针及伞状针,分别用于不同病灶范围的消融。为了避免组织炭化而影响消融热量传导,消融针多有尖端循环生理盐水冷却。

经皮微波消融(percutaneous microwave coagulation,PMC):微波消融治疗将微波的能量转变成热能,造成肿瘤局部高温,使肿瘤组织凝固坏死。经皮微波消融治疗是在影像引导下将微波天线插入肿瘤内,肿瘤组织内极性分子在微波场的作用下,高速运动摩擦,在短时间内产生高达65~100℃高温,使肿瘤组织凝固、变性、坏死,达到原位灭活或局部根治的目的。

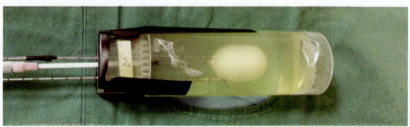

图 23-2　冷冻消融电极在水中形成的椭圆形冰球

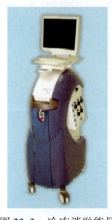

图 23-3　冷冻消融能量输出及治疗计划设备

经皮冷冻消融(percutaneous cryo-ablation):早期也称氩氦刀低温冷冻消融,根据焦耳-汤姆逊原理,当冷冻消融针针尖注入氩气时,可以以针尖为中心,形成长径2~4cm、短径2cm的椭圆形冰球(图23-2和图23-3)。在15s内将病变组织冷冻至-140~-170℃,维持10min左右,随后针尖注入氦气,冰球急速解冻,急速加热处于超低温状态的病变组织,可使病变组织温度从-140℃上升至20~40℃从而施行快速热疗,反复2个周期,使肿瘤细胞内外结构崩解,从而凋亡。随着技术的发展,目前多采用氩气降温、电阻升温的方式,实现冷冻治疗,摒弃了氦气。更有报道采用氮气为冷媒实现冷冻消融,进一步降低了冷冻消融的成本和门槛。这个过程中可能在针体与皮肤接触的位置造成冻伤,需要对皮肤进行局部保温处理。

不可逆性电穿孔(irreversible electroporation,IRE):是采用高

压电场以微秒和毫秒脉冲的形式作用于细胞膜的磷脂双分子层，产生不稳定电势，在细胞膜上造成纳米级孔隙的物理现象，故俗称"纳米刀"，根据施加于细胞膜上的脉冲幅度与时间，细胞膜上的纳米级孔隙可分为暂时性或永久性，即可逆电穿孔（RE）与 IRE。IRE 适用于大血管周围肿瘤的消融治疗。该技术对于含胶原较多的组织结构如血管、胆道及神经不易产生损伤，并且治疗时间短（<5min）。然而，由于肺泡组织的特有结构特点，肺泡的气体会阻挡电流流动，因此 IRE 应用于肺肿瘤的治疗，目前尚存争议。

第二节 介入常用药物

本节主要介绍介入治疗过程中，经常使用的药物、使用目的和特殊用法。介入治疗围术期的常用药物有术前用药、局部麻醉药、镇痛药、影响凝血过程的药物。

一、术前用药

1. 地西泮（diazepam） 又名安定，具有镇静、抗焦虑、催眠、中枢性肌肉松弛和抗惊厥作用，常用于紧张焦虑的患者，于术前 1 天睡前服用 5mg 或者手术当日术前口服或肌内注射 10mg。抗惊厥时多静脉注射，10~20mg/次。患青光眼、重症肌无力者禁用，老年人和肝肾功能减退者应慎用。

2. 苯巴比妥（phenobarbital） 又名鲁米那，注射剂钠盐称苯巴比妥钠或鲁米那钠，具有镇静、催眠、抗惊厥和抗癫痫作用，常用于紧张焦虑的患者麻醉前，肌内注射 0.1~0.2g，亦可于术前夜服用 0.03~0.09g。抗惊厥用量为 0.1~0.2g/次，皮下、肌内或静脉缓慢注射，必要时 4~6h 重复给药 1 次；极量 0.25g/次，0.5g/天；严重肺功能不全、支气管哮喘、颅脑损伤、呼吸中枢抑制、肝肾功能不全等患者应慎用或禁用。

3. 阿托品（atropine） 属于典型的 M 胆碱受体阻滞剂，具有解痉（支气管和血管平滑肌痉挛）、平喘、抑制腺体分泌和解除迷走神经对心脏的抑制作用等，作为血管介入治疗术前用药或解痉止痛，可肌内注射 0.5~1mg。患有前列腺肥大、青光眼或幽门梗阻患者禁用。

二、局部麻醉用药

临床上以局部麻醉药作用时效的长短也可将其分为三类：短效局部麻醉药主要有普鲁卡因和氯普鲁卡因。利多卡因、甲哌卡因和丙胺卡因属于中效局部麻醉药。布比卡因、左旋布比卡因、丁卡因、罗哌卡因和依替卡因则属于长效局部麻醉药。

1. 普鲁卡因（procaine） 又名奴佛卡因（novocaine），普鲁卡因为效短，一般仅能维持 45~60min。常用 0.25%~0.5% 浓度，适用于局部浸润麻醉，用作神经阻滞则可用 1.5%~2.0% 溶液，一次注入量以 1g 为限。在行局部浸润或神经阻滞时可加入 1：（200 000~300 000）肾上腺素延长作用时间。有时可致过敏性休克，术前需做过敏试验，过敏者禁用；快速注入血管后还可引起谵妄和惊厥；目前临床已较少使用。

2. 丁卡因（tetracaine） 又名地卡因（dicaine），丁卡因为长效局部麻醉药，起效需 10~15min，时效可达 3h 以上。丁卡因的麻醉效能为普鲁卡因的 10 倍，毒性也为普鲁卡因的 10 倍，而其水解速度较普鲁卡因慢 2/3。主要用于表面麻醉，鼻腔黏膜和气管表面麻醉常用 2% 溶液。硬膜外腔阻滞可用 0.2%~0.3% 溶液,一次用量不超过 40~60mg,但目前已很少单独应用。常用的是与利多卡因的混合液,可分别含有 0.1%~0.2% 丁卡因与 1.0%~1.5% 利多卡因,具有起效快、时效长的优点。

3. 利多卡因（lidocaine） 利多卡因为氨酰基酰胺类中效局部麻醉药。具有起效快、弥散广、穿透性强、无明显扩张血管作用的特点。其毒性随药物浓度增大而增加,在相同浓度下,0.5% 浓度与普鲁卡因相似;1% 浓度则较后者大 40%;2% 浓度则比普鲁卡因大 1 倍。除了用于麻醉外,静脉注射或静脉滴注利多卡因还可治疗室性心律失常。口咽及气管表面麻醉可用 4% 溶液（幼儿则用 2% 溶液）,用量不超过 200mg,起效时间为 5min,时效可维持 15~30min。0.5%~1.0% 溶液用于局部浸润麻醉,时效可达 60~120min,依其是否加用肾上腺素而定。神经阻滞和硬膜外阻滞,成人一次用量为 400mg,加用肾上腺素时极量可达 500mg。硬膜外阻滞用量为 400mg,其血内浓度达 2~4μg/ml。对本品过敏者（偶见）、房室传导阻滞（二至三度）、癫痫、肝功能不全者禁用。

4. 布比卡因（bupivacaine） 布比卡因的镇痛作用时间比利多卡因长 2~3 倍,比丁卡因长 25%。对布比卡因是否加用肾上腺素问题,有过争论。但近来认为,加用肾上腺素可进一步提高麻醉效能,降低血内浓度。临床常用浓度为 0.25%~0.75% 的溶液,成人安全剂量为 150mg,极量为 225mg。胎儿/母血的浓度比率为 0.30~0.44,故对产妇的应用较为安全,对新生儿无明显抑制。布比卡因适用于神经阻滞、硬膜外阻滞和蛛网膜下腔阻滞。用法与剂量:0.25%~0.5% 溶液适用于神经阻滞;若用于硬膜外阻滞,则对运动神经阻滞差,加肾上腺则适于术后镇痛。0.5% 等渗溶液可用于硬膜外阻滞,但对腹部手术的肌肉松弛不够满意,起效时间为 18min,时效可达 400min。0.75% 溶液用于硬膜外阻滞,其起效时间可缩短,且运动神经阻滞更趋于完善,适用于外科大手术。0.125% 溶液适用于分娩时镇痛或术后镇痛,对运动的阻滞较轻。对本品过敏者（偶见）、肝肾功能不全和低蛋白血症者禁用。常用局部麻醉药的浓度、剂量与用法见表 23-1。

表 23-1 常用局部麻醉药的浓度、剂量与用法

局部麻醉药	用法	浓度（%）	一次最大剂量（mg）	起效时间（min）	作用时效（min）	中枢神经系统中毒阈剂量（mg/kg）
普鲁卡因	局部浸润	0.25~1.0	1000			
	神经阻滞	1.5~2.0	600~800			19.2
	蛛网膜下隙阻滞	3.0~5.0	100~150	1~5	45~90	
	硬膜外腔阻滞	3.0~4.0	600~800			
丁卡因	眼表面麻醉	0.5~1.0		1~3	60	
	鼻、咽、气管表面麻醉	1.0~2.0	40~60	1~3	60	
	神经阻滞	0.2~0.3	50~75	15	120~180	2.5
	蛛网膜下隙阻滞	0.33	7~10	15	90~120	
	硬膜外腔阻滞	0.2~0.3	75~100	15~20	90~180	
利多卡因	局部浸润	0.25~0.5	300~500	1.0	60~120	
	表面麻醉	2.0~4.0	200	2~5	60	
	神经阻滞	1.0~1.5	400	10~20	120~240	7.0

续表

局部麻醉药	用法	浓度（%）	一次最大剂量（mg）	起效时间（min）	作用时效（min）	中枢神经系统中毒阈剂量（mg/kg）
利多卡因	蛛网膜下隙阻滞	2.0~4.0	40~100	2~5	90	
	硬膜外腔阻滞	1.5~2.0	150~400	8~12	60~120	
布比卡因	局部浸润	0.125~0.5	150		120~240	2.0
	神经阻滞	0.25~0.5	200	15~30	360~720	
	蛛网膜下隙阻滞	0.5	15~20		75~200	
	硬膜外腔阻滞	0.25~0.75	37.5~225	10~20	180~300	

三、镇痛药

介入治疗期间，由于手术创伤或者肿瘤本身因素，患者可出现轻、中、重度的疼痛。镇痛药可分为强效、中效和一般性镇痛药三类。强效、中效镇痛药多为阿片类生物碱（如吗啡、可待因类）或人工合成品（如哌替啶、美沙酮、盐酸布桂嗪等），多数可成瘾，不宜长期使用；抗炎镇痛药（如布洛芬、吲哚美辛等）和解热镇痛药（如阿司匹林、对乙酰氨基酚等），对一般性疼痛有效且无成瘾性。目前对于疼痛患者的用药，应遵循"三阶梯止痛法"用药规范。

（一）适用于介入治疗围术期的强效、中效镇痛药

对于呼吸抑制或功能不全、颅脑损伤、肝肾功能不全的患者以及孕妇、产妇、哺乳期妇女和新生儿等，应慎用或禁用此类药物。哌替啶由于在体内可转变为毒性代谢产物——去甲哌替啶，引起震颤、抽搐和癫痫发作等毒性反应，目前临床较少应用。常用强效、中效镇痛药如表23-2所示。

表23-2 常用强效、中效镇痛药

药物	作用机制	常用剂量和用法
盐酸吗啡	阿片类受体完全激动剂	口服：5~10mg/4h 直肠给药：量同口服 皮下或肌内注射：5~10mg，每4~8h 1次
盐酸哌替啶	阿片类受体激动剂，作用为吗啡的1/10~1/8	口服：50~100mg/次 皮下或肌内注射：25~100mg/次（极量600mg/d，两次间隔不少于4h）
盐酸布桂嗪	麻醉性镇痛，作用为吗啡的1/3	口服：30~60mg/次，3~4次/天 皮下或肌内注射：50~100mg/次
盐酸曲马多	阿片受体激动剂	口服150~200mg/d，分3~4次肌内注射或静脉注射：50~100mg/次，1~2次/天 直肠给药：100~200mg/d，极量400mg/d

药物	作用机制	常用剂量和用法
盐酸美沙酮	阿片受体激动剂	口服：5~10mg/次 皮下或肌内注射：2.5~5mg/次，1~2次/天 极量20mg/d
阿片全碱	同吗啡	皮下注射：6~12mg/次或口服：5~15mg/次，3次/d（极量30mg/次）

（二）解热镇痛药

对于消化性溃疡活动期、肝肾功能不全和药物过敏者以及孕妇、幼儿和高龄患者，应慎用此类药物。解热镇痛药中氨基比林、安乃近、非那西丁的毒性较大，其单方制剂已被淘汰，含有上述成分的复方制剂仍在临床应用。常用解热镇痛药如表23-3所示。

表23-3 常用解热镇痛药物

药物	常用剂量和用法
阿司匹林	0.3~0.6g/d，分3次口服
对乙酰氨基酚	0.5~1g/次，日服3~4次
吲哚美辛（消炎痛）	25~50mg/次，日服2~3次，同剂量栓剂可经直肠给药
布洛芬（芬必得）	0.6g/d，分3次饭时服用
甲氯灭酸	300~400mg/d，分3~4次口服

四、影响凝血功能的药物

血液凝固是凝血因子按一定顺序激活，最终使纤维蛋白原转变为纤维蛋白的过程，可分为凝血酶原激活物的形成、凝血酶形成、纤维蛋白形成三个基本步骤。根据凝血酶原激活物形成启动途径和参与因子的不同，可将凝血分为内源性凝血和外源性凝血两条途径。①内源性凝血途径：由因子Ⅻ活化而启动。当血管受损，内膜下胶原纤维暴露时，可激活Ⅻ为Ⅻa，进而激活Ⅺ为Ⅺa。Ⅺa在Ca^{2+}存在时激活Ⅸa，Ⅸa再与激活的Ⅷa、PF_3、Ca^{2+}形成复合物进一步激活Ⅹ。上述过程参与凝血的因子均存在于血管内的血浆中，故取名为内源性凝血途径。②外源性凝血途径：由损伤组织暴露的因子Ⅲ与血液接触而启动。当组织损伤血管破裂时，暴露的因子Ⅲ与血浆中的Ca^{2+}、Ⅶ共同形成复合物进而激活因子Ⅹ。因启动该过程的因子Ⅲ来自血管外的组织，故称为外源性凝血途径（图23-4）。

在临床治疗过程中，干预凝血过程的药物主要分为两大类：促凝血药和抗凝血药（详见"第八章第二节"）。常用的止血药按其作用机制可分为三种：①直接作用于血管的药物；②改善和促进凝血因子活性的药物；③抗纤维蛋白溶解的药物（简称抗纤溶药）。

（一）直接作用于血管的药物可降低毛细血管通透性和脆性

主要作用于血管损伤部位，可以直接封闭血管和破损部位，或增强血管断端的回缩能力而止血。如安络血，又名安特诺新，主要通过增强毛细血管对损伤的抵抗力，使断裂的毛细血管回缩，降低毛细血管的通透性和脆性，从而达到止血的目的。临床上主要用于鼻出血、咯血、血尿、视网膜出血、血小板减少性紫癜等。安络血常与维生素C合用以产生协同止血

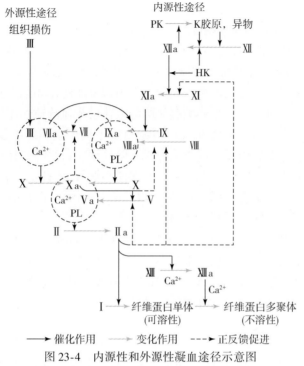

图 23-4 内源性和外源性凝血途径示意图

PL. 磷脂；PK. 前激肽释放酶；K. 激肽释放酶；HK. 高分子激肽原；罗马字母表示凝血因子
（引自朱大年，等.2013. 生理学，第 8 版. 北京：人民卫生出版社.）

的作用。成人口服安络血每次 2.5~5mg，每日 3 次，儿童减半。肌内注射安络血每次 10mg，每日 2~3 次，儿童减半。垂体后叶素，含有催产素和加压素，加压素能直接作用于血管平滑肌，使毛细血管、小动脉和小静脉收缩，有止血效果。由于肺小动脉收缩，可减少肺内血流量，降低肺静脉压力，有利于肺血管破裂处的血栓形成而达到止血效果。本品还可用于门静脉压增高的上消化道出血的止血，特别是对咯血和门静脉高压引起的食管静脉曲张破裂出血更有效。静脉滴注每次 10~20mg，加入生理盐水 250~500ml 中缓慢滴注。

（二）改善和促进凝血因子活性的药物

维生素 K_1 促使肝脏合成凝血酶原及因子Ⅶ、Ⅸ和Ⅹ，是参与肝内凝血酶原合成的必要物质。有助于制止凝血因子缺乏引起的出血；适用于由维生素 K 缺乏所引起的各种出血疾患，如低凝血酶原血症、阻塞性黄疸及胆瘘患者手术前、新生儿出血性素质。由于本品可选择性地作用于消化道平滑肌，故对各种原因所致的胃肠道、胆道平滑肌痉挛所引起的疼痛有解痉止痛作用。出血量少时，可口服维生素 K_1 4mg/次，2~3 次/d；也可肌内注射维生素 K_1 10mg/次，2~3 次/d。出血严重时，可用维生素 K_1 10mg/次加入等渗盐水或 5% 葡萄糖溶液中缓慢静脉滴注，1~2 次/d。

1. 酚磺乙胺 又名止血敏、止血定。可增加血小板数量，并可增强其聚集性和黏附性，促使血小板释放凝血活性物质，加速血块收缩，还可增强毛细血管抵抗力，降低其通透性，减少血液渗出。故可用于防治外科手术出血、紫癜，以及脑、肺、肝、消化道、泌尿道、眼底、齿龈等的出血。用法与用量：一般出血的止血或预防手术出血时，可用

0.25~0.5g/次，肌内注射，2~3次/d；严重出血病例，可用3~4g/d加入等渗盐水或5%葡萄糖溶液250~500ml中静脉滴注。本品口服量为0.5g/次，每天3次。本品勿与氨基乙酸混合注射，以免引起中毒；高分子血浆扩充剂必须在使用本品之后应用。

2. 巴曲酶 又名凝血酶样酶、蛇凝血素酶、巴曲酶、巴特罗酶，是由蛇毒分离精制而得。本品含有两种似血液凝固的酶，其中一类为似凝血酶作用的类凝血酶；另一类为似凝血激活酶作用的类凝血酶。本品的类凝血酶与人体的凝血酶截然不同，仅在出血部位有类似凝血酶的作用，在完好的血管系统内不能使血小板聚集和纤维蛋白原转换为纤维蛋白。因此本品不会引起血管内凝血或血栓形成。除外用、口服外，还可以经静脉、肌内或皮下注射给药。成人1~2kU，紧急情况下可立即静脉注入1kU，并同时肌内注射1kU。妊娠早期妇女和有血栓病史者禁用。本品高浓度（50~100kU）时则成为抗凝剂，具有较强的去纤维蛋白作用，并能降低纤维蛋白活性。

3. 凝血酶 为从猪血中提取的凝血酶原，除在出血部位外，于血管内也可被激活形成凝血酶并促进纤维蛋白原转变成纤维蛋白，引起血管内广泛凝血。所以本品只能口服或外用，不可注射给药。局部止血用50~250U/ml溶液或其干燥粉剂，消化道出血病例可用10~100U/ml溶液口服。如有过敏反应，应立即停药。

（三）抗纤维蛋白溶解药

主要是抑制纤溶酶原的激活因子，使纤溶酶原不能被激活，从而抑制纤维蛋白的溶解。主要药物有氨甲环酸和氨甲苯酸，氨基乙酸由于作用弱、维持时间短和不良反应较多，目前已较少使用。

1. 氨甲苯酸 又名羧基苄胺、止血芳酸、抗血纤溶芳酸。其作用较氨基乙酸强4~5倍，高浓度时（100mg/ml）对纤溶酶有直接抑制作用。通常0.1~0.3g加入等渗盐水或5%葡萄糖溶液10~20ml中缓慢静脉注射，一日最大量为0.6g；亦可口服，0.25~0.5g/次，每日3次。用量过大可促血栓形成。对有血栓形成倾向或血栓栓塞病史、肾功能不全患者禁用或慎用此药。

2. 氨甲环酸 又名止血环酸、凝血酸。作用较强，适于短期应用（2~8天）。可用0.25g/次，口服3~4次；亦可用0.25g加入25%葡萄糖溶液中静脉注射，或加入5%~10%葡萄糖溶液中静脉滴注。禁忌证同氨甲苯酸。此外，获得性色觉不良和蛛网膜下隙出血患者也不宜使用，可引起脑水肿和脑梗死。

（李文涛　王耀辉　程永德）

参 考 文 献

郭启勇.2010.介入放射学.第3版.北京：人民卫生出版社.

姜文进，刘胜，刘晓纲，等.2012.实用肿瘤介入治疗学.北京：世界图书出版公司.

李麟荪，贺能树，邹英华.2005.介入放射学.北京：人民卫生出版社.

王珏，程永德.2009.介入放射药物治疗学.北京：科学出版社.

朱大年，王庭槐.2013.生理学.第8版.北京：人民卫生出版社.

Krishna K, Lindsay M. 2011. Handbook of interventional Radiologic Procedures. 4th ed. Philadelphia：Lippincott Williams &Wilkins, a Wolters Kluwer.

第二十四章　经皮肺穿刺活检

当今社会，随着医疗条件的进步与人们健康意识的增强，越来越多的肺内、纵隔及胸壁病变被发现，需要及早明确诊断从而及时进行治疗。目前，病理诊断是疾病诊断的金标准，为了更加精确地对疾病进行定性、鉴别，势必会要求进行更多细胞学、组织学的病理检查，所需穿刺活检随之增加。目前，对于肺、纵隔及胸壁病变，获取组织标本的方法主要有外科手术、支气管镜、纵隔镜及各种影像设备（B超、X线、CT、MRI）导引下的穿刺活检。随着安全、微创理念的深入人心，影像设备导引下的穿刺活检，尤其是CT引导下的肺穿刺活检，因安全性高、创伤小及病理确诊率高得到广泛认可与开展。

一、适应证

（1）初次就诊、缺乏良性征象的大于8mm的孤立性肺结节。
（2）不断增大的肺结节。
（3）PET阳性并怀疑恶性的肺内病灶。
（4）顽固性局灶性肺感染。
（5）胸膜肿块、胸膜增厚及胸腔积液。
（6）纵隔肿块、肺门肿块及淋巴结病变。
（7）胸壁肿块及肋骨的溶骨性病变。

二、禁忌证

（1）患者不能配合。
（2）不能纠正的凝血功能障碍。
（3）严重的肺气肿。
（4）对侧全肺切除或存在严重的肺功能障碍。
（5）顽固性咳嗽。
（6）怀疑有包虫囊肿。
（7）肺动脉高压，疑似肺动静脉畸形、动脉瘤或肺隔离症。
（8）正压通气的患者。

三、术前准备

（1）术前向患者详细解释手术操作过程及可能产生的并发症。
（2）术前停服阿司匹林至少5天；口服抗凝药物的患者需术前2~3天改用肝素，同时术前几小时停用肝素。
（3）术前1天检查血常规、凝血功能指标。
（4）术前禁食6~8h。

(5) 影像导引设备。

1) 超声：主要有经皮超声和支气管内超声（EBUS）两种。经皮超声多用于胸壁、胸膜、前纵隔及肺周围型病变的穿刺。支气管内超声引导下抽吸活检（EBUS-TBNA）应用于纵隔、气管旁、支气管周围病灶的诊断，在肺癌淋巴结分期方面的应用也越来越广泛，在国外及国内许多医学中心已作为常规诊疗项目。

2) X 线透视：可以获得实时图像，但目前这种导引方式较少用于肺内较小结节的穿刺，相当程度上被 CT 引导下穿刺所取代。

3) DSA 透视：可获得实时图像，并可利用 DSA 的旋转重建功能，但与 X 线透视一样，已较少用于肺内较小结节的穿刺。

4) CT 透视：结合了 CT 和实时图像的优势，但介入医师明显增加辐射剂量，使临床应用受限。

5) CT：CT 引导目前应用于绝大多数的经皮肺穿刺活检。在 CT 的帮助下术者可以设计一条避开叶间裂、肺大疱、较大的肺血管、支气管及骨性阻挡的穿刺路径；此外，CT 还有助于区分病灶内的坏死组织与活性成分。

6) C 臂锥形束 CT：C 臂锥形束 CT 使横断面成像和实时透视成为可能，对较小和较深肺内病灶的穿刺可行性和诊断准确率较高。

7) MRI：MRI 引导下较小肺结节（≤2cm）或孤立性肺结节的穿刺活检不断有新的报道，其可行性、安全性及病理诊断准确率不断得到证实与肯定。同时，MRI 引导下的肺穿刺活检没有辐射暴露的风险，展现了良好的前景。

(6) 活检针及活检技术：目前，常用活检针从作用方式上可以分为抽吸针和切割针两大类。顾名思义，前者穿刺病灶后通过抽吸取材，后者则通过切割取材。抽吸针又分为单纯抽吸针和同时可获得组织片段的抽吸针，前者仅用于获得细胞病理诊断，后者则可以获得组织片段用于制备组织蜡块，进行特殊染色、免疫组织化学及分子生物学分析。活检针从构造上则主要分为单针与套管针，后者由外套管和内芯针组成，内芯针可分为抽吸针或切割针，外套管一次穿中病灶后可通过内芯针多次取材；前者则一次穿中病灶取材后即拔针。

抽吸针直径多为 19～25G，可经 CT、超声引导或盲穿下进行抽吸活检。CT 或超声引导下抽吸活检的穿刺针直径可较粗，部分可以获得组织片段。盲穿下的细针抽吸活检多由有经验的病理科医生进行，只用于锁骨上、腋下淋巴结或肿块及浅表的皮下结节，利用 5ml 注射器针头（相当于国际标准的 25G），穿刺后现场涂片、固定、染色，仅用于获得细胞学诊断，可用于良恶性病灶的鉴别、辅助肿瘤的分期。抽吸活检尤其细针抽吸活检（FNAB）在肺内、纵隔肿块及淋巴结病变中的应用因相对操作简便、安全性高、费用低，其价值已得到普遍认可，但其使患者获益的程度仍存在争议，有学者认为 FNAB 不能对肿瘤进行准确分类，特别是对没有足够取材和未经适当筛选的标本，可能难以区分和准确诊断良性病变、肿瘤或淋巴组织病变。切割针直径多在 16～22G。切割活检可在多种导引设备下进行，如 B 超、透视及 CT，最近 MRI 引导下的切割活检不断有文献报道。目前，CT 引导下切割活检可应用于绝大多数的经皮肺穿刺活检，应用最为普遍。

穿刺活检技术主要有单针技术和套管针系统。单针技术一次穿中病灶取材后即拔出穿刺针。套管针系统指使用直径较粗的外套管针穿中病灶后，再用直径较细的切割针或抽吸针通过外套管针到达病灶进行切割或抽吸活检，一次取材后外套管针可留在病灶内，只将切割或抽吸针取出，如此多次进行，直至取材满意。理论上，单针技术为了获得较多的组织量，可能需要多次穿刺病灶，从而导致多个胸膜穿刺点；而套管针系统可能仅需一个胸膜穿刺点就可以对病灶多次取材而获得较多的组织量。但是，目前尚无一致意见的文献报道证明单针技术和套管针系统在病理诊断获得率及并发症发生率方面孰优孰劣，两者的选择常常是由于术者的偏好或习惯。文献报道较多的外套管直径在 16~20G，研究表明，套管针直径大小与气胸、出血并发症的发生呈显著相关。Patricia 等报道 18G、19G 外套管的诊断准确率无显著差异，而气胸的发生率却有显著差异。Wehrschuetz 等认为，为了获得尽可能高的诊断准确率，对 19G 外套管针而言，推荐至少获取 3 条组织片段。Cheung 等报道 17G 或 19G 的外套管针在获取足够用于基因检测的肺内病灶组织标本方面没有明显差异。综上，对套管针系统而言，综合考虑安全性和组织标本获取量，19G 外套管针可能是较优选择。

（7）评估手术风险及可能的并发症，签署患者术前知情同意书。

四、手术过程

（一）检查药品与器械

穿刺手术包，包括弯盘、5ml 注射器、无菌纱布、无菌手套、碘伏或酒精棉球、2% 利多卡因 5ml；载玻片、标本固定液、标本瓶；穿刺针；急救药品，包括氧气瓶、止血药、抢救车等。

（二）穿刺步骤

1. 选择合适的体位 在手术操作和并发症发生情况不受明显影响的前提下，俯卧位常优先选择。因为俯卧情况下，患者的胸壁运动可以降至最低；同时，避免了患者因看到穿刺针而造成的紧张。

2. 初步检查 ①对 CT 引导下的穿刺活检，初次扫描以查看病灶位置。上叶病灶一般不需要训练呼吸，若病灶位于下肺靠近膈肌，建议给予呼吸训练，指导患者每次屏气前尽量用相同的力度吸气。②对于 B 超引导下穿刺活检，初次检查以明确病灶部位。

3. 规划合适的穿刺路径并标记皮肤进针点 穿刺路径的选择应尽量避开肺大疱、较大的血管、支气管、叶间裂及囊肿等，尽量选取病灶的最大层面和有活性的部分。确定穿刺路径后以记号笔标记进针点。

4. 消毒、铺巾、局部麻醉 消毒皮肤进针点，铺无菌洞巾，2% 利多卡因 5ml（或 1% 利多卡因 5~10ml）局部麻醉。局部麻醉宜浸润至皮下组织而不穿透胸膜。胸膜表面非常敏感，充分进行局部麻醉以减少患者不适及运动，因为取得患者的配合是肺穿刺活检成功的首要保证。

5. 利用局部麻醉针头作为放置活检针的指导 沿穿刺路径前进穿刺针直至针尖到达目标病灶。对于 CT 引导下的穿刺活检，至少应获得穿刺针尖到达病灶的前、后各一组图像，明确针尖确实位于目标病灶内（图 24-1），排除部分容积效应的干扰。

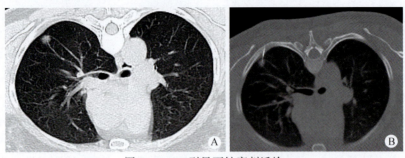

图 24-1 CT 引导下针穿刺活检
A. CT 扫描选定病灶最大层面；B. 调节窗宽窗位明确针尖确实位于目标病灶内

6. 取样、涂片、标本固定 实际的标本取样过程因穿刺针的类型和穿刺技术而不同，抽吸或切割病灶取得细胞和（或）组织片段后拔针。理想状态下，目标病灶的组织提取物（图 24-2A）交由现场的病理科医生当场涂片，95% 乙醇溶液固定后进行现场细胞学评价（图 24-2B），而大的组织片段经甲醛溶液溶液固定后（图 24-2C）进行组织病理学评价。现场细胞学评估允许细胞病理科医生和进行活检操作的医生进行现场交流，可提高结果阳性率，避免因组织量不足而进行再次穿刺，降低并发症的发生率和医疗综合成本。

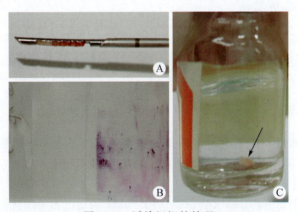

图 24-2 活检组织的处理
A. 用 18G 切割针获得的组织提取物；B. 组织提取物涂片、固定、染色后由病理科医生进行细胞学评价；
C. 组织片段（箭头所示）甲醛溶液固定后用于组织病理学评价

7. 明确有无并发症发生 对于 CT 引导下的穿刺活检，穿刺后立即行 CT 扫描，明确有无气胸、出血等并发症。

（1）术后处理

1）若患者无明显的气胸、出血等并发症且没有明显的不适症状，嘱其在休息区休息观察 2h，期间至少每小时监测一次患者生命体征。采取穿刺点向下体位休息及吸氧措施可避免气胸的发生或促进少量气胸的吸收。对于体征平稳的住院患者，可返回病房休息观察。

2）若观察期间怀疑患者发生明显的气胸，应立即拍摄胸片或 CT 扫描，从而采取进一步措施，如细针抽吸或置管引流。若患者观察期间术情平稳、无明显不适，2h 后可离开医院。嘱其 12h 后或次日拍摄胸片，以明确有无气胸、出血等并发症；若穿刺后 3 天内出现呼吸困难或剧烈胸痛，请立即就近急诊治疗。

(2）并发症

1）气胸：此为经皮肺穿刺活检最常见的并发症，文献报道5%~60%。其中，需插管引流率为2%~15%。可能的危险因素包括慢性阻塞性肺疾病、穿刺针直径较粗、体位（侧卧位时气胸发生概率增大）、穿透脏层胸膜次数增多及长的穿刺路径等。

2）出血：文献报道发生率为1%~32.9%。其中，咯血发生率为5%~10%，多为自限性。尽管大量肺出血罕见，但却是导致肺穿刺患者死亡的最常见原因。可能的危险因素包括病灶直径小、穿刺针直径较粗、长的穿刺路径及调针或穿刺次数增多等。

3）感染。

4）胸壁血肿。

5）皮下气肿：文献报道发生率为0.1%~0.5%。剧烈咳嗽常为明显诱因，多由穿刺部位向同侧邻近胸壁、腋下、颈部皮下蔓延，严重者可波及对侧（图24-3）。皮下气肿常可自行吸收，严重致呼吸困难者可皮下切开引流减压。

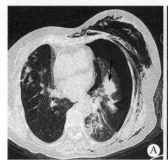 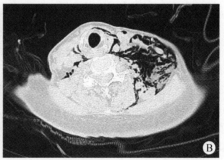

图24-3 经皮肺穿刺并发气胸及皮下气肿

A. 左肺病灶（箭头）穿刺后并发气胸及胸壁皮下气肿；B. 胸壁皮下气肿向同侧及对侧颈部蔓延，严重者可致呼吸困难。该例患者左侧气胸予以胸管引流后皮下气肿1周内自行吸收

6）大咯血。

7）血管迷走神经反应。

8）种植转移：(0.8~6)/10万，发生率极低。

9）空气栓塞。

（李国栋　王　英　李文涛　程永德）

参 考 文 献

陈成水，蔡国平. 2010. 优化细针抽吸活检细胞病理学检查. 中华结核和呼吸杂志，33（1）：60-62.

黄大钡，李晓群，文自祥，等. 2012. C臂CT在肺小结节经皮肺穿刺活检中的临床应用. 介入放射学杂志，21：770-772.

王淞，杨薇，张晖，等. 2014. 超声造影在肺周占位穿刺活检的应用价值. 介入放射学杂志，23：482-486.

杨肖华，黄新宇，汪国祥. 2013. CT引导下经皮肺穿刺活检术并发症的影响因素分析. 介入放射学杂志，22：658-662.

Cham MD, Lane ME, Henschke CI, et al. 2008. Lung biopsy: special techniques. SeminRespiCrit Care Med,

29: 335-349.

Cheung JY, Kim Y, Shim SS, et al. 2011. Combined fluoroscopy- and CT- guided transthoracic needle biopsy using a C-arm cone-beam CT system: comparison with fluoroscopy-guided biopsy. Korean J Radiol, 12 (1): 89-96.

Cheung YC, Chang JW, Hsieh JJ, et al. 2010. Adequacy and complications of computed tomography-guided core needle biopsy on non-small cell lung cancers for epidermal growth factor receptor mutations demonstration: 18-gauge or 20-gauge biopsy needle. Lung Cancer, 67 (2): 166-169.

Figueiredo VR, Jacomelli M, Rodrigues AJ, et al. 2013. Current status and clinical applicability of endobronchial ultrasound-guided transbronchial needle aspiration. J Bras Pneumol, 39 (2): 226-237.

Geraghty PR, Kee ST, McFarlane G, et al. 2003. CT-guided transthoracic needle aspiration biopsy of pulmonary nodules: needle size and pneumothorax rate. Radiology, 229 (2): 475-481.

Henschke CI, Yankelevitz DF, Naidich DP, et al. 2004. CT screening for lung cancer: suspiciousness of nodules according to size on baseline scans. Radiology, 231: 164-168.

Hiraki T, Mimura H, Gobara H, et al. 2009. CT Fluoroscopy-guided biopsy of 1000 pulmonary lesions performed with 20-gauge coaxial cutting needles diagnostic yield and risk factors for diagnostic failure. Chest, 136 (6): 1612-1617.

Hirsh J, Salzman EW, Harker L, et al. 1989. Aspirin and other platelet active drugs: relationship among dose, effectiveness and side effects. Chest, 95: 12s-18s.

Hwang HS, Chung MJ, Lee JW, et al. 2010. C-arm cone-beam CT-guided percutaneous transthoracic lung biopsy: usefulness in evaluation of small pulmonary nodules. AJR, 195 (6): W400-7.

Lal H, Neyaz Z, Nath A, et al. 2012. CT-guided percutaneous biopsy of intrathoracic lesions. Korean J Radiol, 13 (2): 210-226.

Laurent F, Latrabe V, Vergier B, et al. 2000. CT-guided transthoracic needle biopsy of pulmonary nodules smaller than 20 mm: result with an automated 20-gange coaxial cutting needle. ClinRadiol, 55 (4): 281-287.

Liu M, Lv Y, Wu L, et al. 2013. MRI-guided percutaneous coaxial cutting needle biopsy of small pulmonary nodules: feasibility. Eur Radiol, 23 (10): 2730-2738.

MacMahon H, Austin JHM, Gamsu G, et al. 2005. Guidelines for management of small pulmonary nodules detected on CT scans: a statement from the Fleischner Society. Radiology, 237: 395-400.

Shaham D. 2000. Semi invasive and invasive procedure for the diagnosis and staging of lung cancer I. Percutaneous transthoracic needle biopsy. RadiolClin N Am, 38: 525-534.

Tomiyama N, Yasuhara Y, Nakajima Y, et al. 2006. CT-guided needle biopsy of lung lesions: a survey of severe complication based on 9783 biopsies in Japan. Eur J Radiol, 59: 60-64.

Ueda K, Tanaka T, Hayashi M, et al. 2012. Thoracoscopic coaxial cutting needle biopsy for clinically suspected lung cancer: technical details, diagnostic accuracy, and probable complications. Surg Endosc, 26 (7): 1865-1870.

Wang Y, Li W, He X, et al. 2014. Computed tomography-guided core needle biopsy of lung lesions: Diagnostic yield and correlation between factors and complications. Oncol Lett, 7 (1): 288-294.

Wehrschuetz M, Wehrschuetz E, Portugaller HR. 2010. Number of biopsies in diagnosing pulmonary nodules. Clin Med Insights, 8 (4): 9-14.

White CS, Meyer CA, Templeton PA, et al. 2000. CT fluoroscopy for thoracic interventional procedures. RadiolClin North Am, 38: 303-322.

第二十五章 经皮穿刺引流

第一节 肺囊肿穿刺引流

肺囊肿（pulmonary cyst）是胚胎发育障碍引起的先天性疾病，可分为支气管源性囊肿和肺实质囊肿。好发于幼年或青年。可单发或多发，一般囊壁菲薄，囊肿压迫周围气管、心血管，感染，出血和破裂时可危及生命。

一、病理

胚胎发育时期由原肠发生的肺芽，逐渐分化形成支气管树和肺泡，一般在孕期第26~40周。肺芽在发育初期是索条状组织，逐渐演变成管状，如果胚胎发育发生障碍，索条状结构不能分化成管状，远端的原始支气管组织与近端组织脱离，逐渐形成盲管，管腔内的分泌物不能排出，积聚膨胀就形成含黏液的囊肿。因发育阶段不同，病变可发生在不同部位，可单发或多发。发生在气管或主支气管分支阶段的发育障碍形成的囊肿，称为支气管囊肿，最常见位于气管分叉或主支气管附近。发生在小支气管分支阶段的发育障碍形成的囊肿，多数位于肺组织内，称为肺囊肿。根据病灶的部位可以分为肺内型、纵隔型和异位型。本病一般自幼年起病，但在病灶小、未产生压迫症状、亦未并发感染时，一般不易被发现。随患者年龄增长，病灶扩大产生压迫症状或并发感染时始被发现，或无症状而于体检时偶然发现。

先天性肺囊肿的囊壁厚薄不一，内层由柱状或假复层纤毛上皮细胞组成，上覆扁平上皮，部分为炎症肉芽组织。外层为结缔组织，有弹力纤维、平滑肌纤维、黏液腺、软骨等组织。囊肿形成后充满黏液，称为含液囊肿，含液囊肿中的液体可以是澄清液或血液或凝固血块。若囊肿和支气管相通，部分黏液排出，同时气体进入囊内，可成为气液囊肿。若囊肿内的液体全部排出，囊内完全被气体充盈，称为气囊肿。

二、肺囊肿的临床

肺囊肿中，10%~20%为支气管囊肿，85%位于纵隔，约占纵隔肿物的10%，也可位于隆突、气管旁和心后。单个囊肿最为常见，囊肿大小不一，可见圆形薄壁囊肿，内有液面。囊壁菲薄，邻近肺组织无炎性浸润病变，纤维性变不多。张力性气囊肿可占据一侧胸腔，压迫肺、气管、纵隔、心脏。多发囊肿也较多见，可表现为多个大小不一的液、气腔。呼吸困难是肺囊肿最常见的症状，根据发生部位和大小，可出现咳嗽、喘息、哮鸣、胸痛等症状。反复发生肺炎、肺脓肿和胸腔积脓为肺囊肿感染和破裂的证据。多次感染后囊壁周围炎症反应可引起胸膜广泛粘连。

肺囊肿首选手术治疗，目前没有药物可以治疗肺囊肿，无症状者可以选择随访，有缺氧、发绀、呼吸窘迫等症状者多选择手术治疗，手术方式根据病变部位、大小、感染情况而定，包括单纯囊肿摘除术、肺楔形切除术、肺叶或全肺切除术。手术治疗创伤大，且并发症多，合并心肺功能障碍等疾病的患者难以耐受。

三、肺囊肿的介入治疗

（一）经皮囊肿硬化治疗

1989年，Whyte 报道1例支气管肺囊肿患者，在 CT 引导下用 21G 穿刺针穿刺并引入 6F 导管进行抽吸，术后随访6个月，囊肿无增大。单纯抽吸引流并没有破坏囊肿壁，囊肿易复发。1992年，Johnston 等报道1例术后复发的纵隔支气管囊肿患者行经皮穿刺，用生理盐水冲洗后置管引流，5天后囊肿内注入 40mg 博来霉素和 40ml 无水乙醇行硬化治疗，术后随访10个月效果良好。

1. 适应证 不适合手术的肺内或纵隔内囊肿、肺包虫囊肿。

2. 禁忌证 严重的心肺功能障碍、严重咳嗽不能屏气者、穿刺路径无法避开心血管等重要器官、严重出血倾向、肺囊肿已破裂出血。

3. 操作方法 CT 导向下 21~22G 穿刺针穿刺，沿导丝引入 4~5F 导管，引流并用生理盐水冲洗后，将无水乙醇及博来霉素注入囊肿内行硬化治疗。

对于包虫性肺囊肿，术前1周应用抗包虫药物，术前应用抗过敏药物。穿刺针接近囊肿时可拔出针芯，接注射器带负压穿刺囊肿，一旦进入囊肿快速抽吸，以免囊液漏出。一般不交换导管而直接用穿刺针抽吸，后应用无水乙醇硬化，在囊腔内保留部分无水乙醇，以便杀死包虫头节，保证疗效。

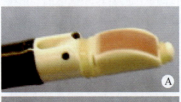
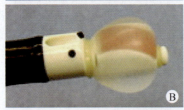
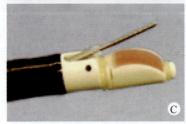

图 25-1 经纤维支气管镜气管内超声及穿刺针

4. 并发症 除经皮穿刺的相关并发症外，可出现囊肿感染、出血、脓胸、纵隔感染等并发症。包虫囊肿穿刺囊液外漏可造成严重的过敏反应及种植。黄进等报道1例胎儿肺囊肿超声引导经皮穿刺抽吸并注入无水乙醇的病例，获得很好的治疗效果，并认为由于胎儿肺内没有气体，无回声干扰和气胸并发症是最好的先天性肺囊肿治疗时机，但因病例报道过少，暂未列入此类治疗适应证。

（二）经纤维支气管镜抽吸治疗

随着气管内超声（endobronchial ultrasound，EBUS）的广泛应用，国外不少研究者做了采用 EBUS 引导对支气管囊肿进行诊断和治疗的尝试。2005年，Kramera 等报道1例经气道支气管囊肿的抽吸治疗。囊肿明显缩小，术后随访2年无明显复发。经气管内超声监视下行抽吸引流，可使囊肿抽吸比较完全，囊肿塌陷囊壁相互贴合容易造成囊壁粘连，进而减少囊肿复发率（图 25-1 和图 25-2）。

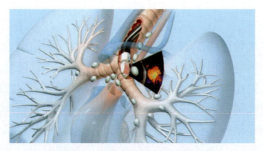

图 25-2　气管内超声穿刺模式图

1. 适应证　不适合手术的气管支气管毗邻的支气管囊肿。

2. 禁忌证　严重的心肺功能障碍、穿刺路径无法避开心血管等重要器官、严重出血倾向、肺囊肿已破裂出血及其他气管镜相关禁忌证。

3. 操作方法　纤维支气管镜常规检查，至囊肿邻近支气管后引入 ENUS 后充盈水囊，超声定位下经气管壁穿刺囊肿并抽吸（图 25-3）。

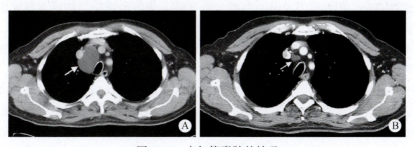

图 25-3　支气管囊肿的抽吸

A. 支气管囊肿；B. 支气管囊肿抽吸术后随访 2 年（引自 Kramera MR, et al. 2005. European Journal of Cardio-thoracic Surgery, 27：151.）

4. 并发症　可出现出血、囊肿感染、纵隔感染、肺炎、囊肿破裂等并发症。术后应用抗生素可减少囊内感染和纵隔感染的风险。

第二节　肺脓肿穿刺引流

肺脓肿（lung abscess）定义为局限的脓液或坏死碎屑位于肺实质内，与支气管相通导致空洞，可见气液平面。肺脓肿是由于多种病因所引起的肺组织化脓性病变。早期为化脓性炎症，继而坏死形成脓肿。多发生于壮年，男多于女。根据发病原因有经气管感染、血源性感染和多发脓肿及肺癌等堵塞所致的感染，口腔吸入为最常见原因。肺脓肿也可以根据相关的病原进行归类，如葡萄球菌性、厌氧菌性或曲霉菌性肺脓肿。自抗生素广泛应用以来，肺脓肿的发生率已大为减少。

肺脓肿根据其病因可分为吸入性肺脓肿、血源性肺脓肿、继发性肺脓肿和阿米巴肺脓肿。

一、病理

化脓性物质进入支气管后引起细支气管阻塞，病变区肺组织发生炎性渗出，肺组织坏死、液化，形成脓肿。菌栓使局部组织缺血，加重组织坏死。液化的脓液，积聚在脓腔内使张力增高，最后破溃到支气管内与支气管相通，坏死组织排出而空气进入可形成空洞。有时炎症向周围肺组织扩展，可形成一至数个脓腔。若脓肿靠近胸膜，可发生局限性纤维蛋白性胸膜炎，引起胸膜粘连。位于肺脏边缘部的张力性脓肿，若破溃到胸膜腔，则可形成脓胸或脓气胸。若支气管引流不畅，坏死组织残留在脓腔内，炎症持续存在，则转为慢性肺脓肿。大量坏死组织残留在脓腔，脓腔壁纤维组织增生，脓腔壁增厚伴肉芽组织形成，周围的细支气管受累，致变形或扩张。

二、肺脓肿的临床

急性（少于6周）吸入性肺脓肿起病急骤，患者畏寒、高热，伴咳嗽、咳黏液痰或黏液脓痰，还可有咯血、胸膜炎性胸痛，病变范围较大，可出现气急。此外，还有精神不振、乏力、胃纳差。如治疗不及时不彻底，病变破入胸腔形成脓气胸或支气管胸膜瘘，迁延不愈可渐转为慢性肺脓肿（超过6周）。慢性肺脓肿有慢性咳嗽、咳脓痰、反复咯血、继发感染和不规则发热等，常呈贫血、消瘦等慢性消耗病态。血源性肺脓肿多先出现全身脓毒血症的症状，经数日至2周才出现肺部症状，通常痰量不多，咯血少见。

早期出现的发热、咳嗽、盗汗等症状很难与肺炎鉴别。当脓肿与支气管沟通后大量排痰性咳嗽是肺脓肿的典型表现。肺脓肿的诊断依赖于病史、临床症状、实验室检查和影像检查，血液检查可有白细胞总数和中性粒细胞计数增高，慢性肺脓肿患者的白细胞无明显改变，但可有轻度贫血。痰液涂片可发现革兰阳性及阴性细菌，培养可检出致病菌，痰培养有助于敏感抗生素的选择。胸部X线检查是肺脓肿的主要诊断方法，肺野大片浓密阴影中有脓腔及液平面的X线征象为典型表现，脓肿有向不同叶蔓延的特点，可多叶甚至全肺累及。CT检查可更好地了解病变范围、部位、空腔情况。肺脓肿需要与支气管扩张、囊性纤维化、肺大疱、肿瘤或异物造成的支气管阻塞、肺隔离症、肺梗死、肺血管炎、肺挫伤、食管气管瘘等鉴别。

肺脓肿首选内科治疗，可应用1~3个月抗生素治疗。免疫力低下、老年、意识障碍、需氧菌感染等情况下内科治疗疗效较差。11%~21%的肺脓肿需外科手术或经皮引流。脓肿>6cm，症状持续超过12周时保守治疗很难治愈，可考虑外科治疗或置管引流（图25-4）。

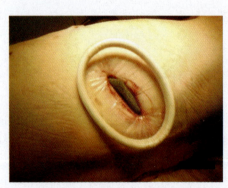

图25-4 肺脓肿的真空泵辅助引流
（引自 Sziklavari Z, Ried M, Hofmann HS. J Cardiothorac Surg, 2014, 9: 157）

肺脓肿的手术治疗已有近百年历史，早期肺脓肿切除手术死亡率高达75%，而相同时期Neuhof的162例局部麻醉下切开抽吸引流并包裹缝合的手术死亡率仅为2.47%，他的手术方式很快被接收。至今，虽然有很多肺叶切除或部分切除治疗肺脓肿的研究，但外科手术的首要目的仍然是清除坏死物。对引流不佳的肺脓肿尚可应用真空泵辅助引流,但报道较少。电子胸腔镜辅助手术多用于肺脓肿靠近胸膜且无胸腔纤维粘连的病例。

三、肺脓肿的介入治疗

(一) 肺脓肿的经皮穿刺引流介入治疗

抗生素出现以前,经皮穿刺引流是肺脓肿的常规治疗方式。现用于抗生素治疗失败的病例,占11%~21%。经皮穿刺引流可用B超、CT、X线透视定位,现X线透视应用较少。

1. 适应证 ①脓肿直径>6cm;②症状持续>12周;③因支气管阻塞无咳嗽反应且内科治疗无改善。

2. 禁忌证 ①无法纠正的凝血障碍;②无法配合手术且无全麻条件;③无法避开的重要组织器官。

3. 操作方法 CT或B超定位确定穿刺路径(尽管通常情况下穿刺引流经过正常肺组织是安全的,但为避免发生支气管胸膜瘘的并发症,最好设计仅经过病变肺和胸膜的路径),穿刺部位局部麻醉(婴幼儿需要全麻)。穿刺方法有2种。①一步法穿刺:用手术刀切开皮肤3~5mm,蚊式钳扩张皮下组织,用一步法穿刺针带引流管直接穿刺脓肿,穿刺入脓肿后行CT或超声检查,证实针尖位于脓肿内,保持针位置不动,推入引流管,要保证所有侧孔均位于脓肿内(图25-5A)。退出穿刺针,连接注射器,抽取脓液送检以指导诊断和治疗后固定引流管并连接负压引流装置(图25-5B)。②两步法穿刺:用18G穿刺针带注射器穿刺肺脓肿,接近脓肿时注射器应略带负压(图25-5C)。进入脓肿中心后,抽取脓液送检以指导诊断和治疗。沿穿刺针送入0.035in导丝,扩张穿刺道,置入10~12F引流导管并保证所有侧孔均位于脓腔内。固定引流管并连接负压引流装置(图25-6)。术后需重新进行X线、CT扫描或超声检查以明确引流导管位置并评估潜在的并发症风险(图25-7)。

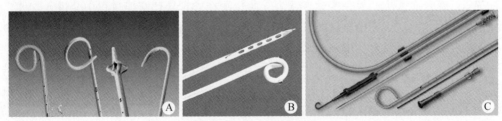

图25-5 常用的经皮引流管
A. 各种引流管的头端形状;B. 一步法穿刺引流管;C. 两步法穿刺引流管

引流导管需每天用5~15ml生理盐水冲洗,充分引流后败血症症状一般48h后缓解,脓肿本身愈合可能需要10~15天。

4. 并发症 经皮肺穿刺脓肿引流的主要并发症有出血、气胸、脓气胸、支气管胸膜瘘等,其他少见并发症为肺动脉损伤。Matsumoto等报道经皮肺穿刺脓肿引流的引流管与肺动脉穿通致咯血和血痰。Mueller等报道了1例经皮穿刺肺脓肿致肺动脉损伤的死亡病

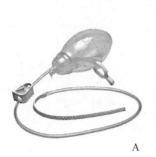 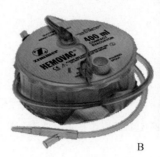 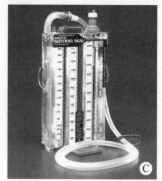

图25-6 常用负压引流装置

A. Jackson-Pratt（JP）负压引流装置；B. Hemovac 负压引流装置；C. Pleur-evac 负压引流装置

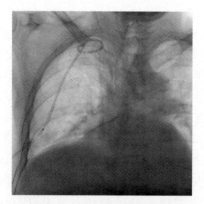

图25-7 经皮穿刺脓肿引流

例，并引发了关于一步法和两步法并发症的讨论。部分学者认为，尽管一步法操作更加省时，也比较安全，但应用 Seldinger 技术的两步法更容易操控，对肺组织的损伤更小，也更加安全，患者痛苦小。另一些学者认为，两步法在导管导丝交换过程中会进入气体，更易引发气胸的并发症，交换导管时进入增厚的胸膜比较困难，并在扩张穿刺道的过程中可能会使脓液沿穿刺道漏出，增加周围感染的机会。

（二）经纤维支气管镜引流

1954年，Metras 等首次报道应用造影导管经纤维支气管镜直接进入脓肿进行引流，而后因经纤维支气管镜引流不经过胸腔，无气胸、脓胸等并发症而应用较多，但所见报道均要求严格选择合适的病例（图25-8）。

1. 适应证 ①脓肿直径>6cm；②症状持续>12周；③脓肿靠近大的气道或纤维支气管镜下能看到脓肿突入气道；④脓肿与气管相通并阻塞脓液排出。

2. 禁忌证 ①周围肺脓肿；②无法配合手术且无全麻条件；③其他纤维支气管镜相关禁忌证。

3. 操作方法 咽喉部表面麻醉后经鼻进行纤维支气管镜常规检查，到靶支气管后从气管镜工作孔进入导丝，部分患者可先进入导管注入造影剂行支气管造影以明确脓肿的引

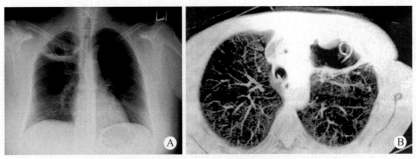

图 25-8 经纤维支气管镜脓肿引流
(引自 Herth F, et al. 2005. Chest, 127 (4): 1378-1381)

流支气管。导丝进入空洞后，沿导丝进入猪尾导管，注入少量造影剂证实导管位于空洞内。部分脓肿壁厚且不与气管相通时可用激光打通气管壁和脓肿壁，形成人工引流通道。

4. 并发症 导管经鼻-气管置放可引起患者不适，杨忠等采用环甲膜穿刺置管，这样可减少对声门的刺激。导管位于气道占据一定空间，可引起部分患者通气困难。另一个潜在并发症是理论上脓液漏入气管可致气管内播散，但未见报道。

（张学军　范　勇）

参 考 文 献

马钦风，宋书邦，张玉英. 2006. 高原地区肺包虫囊肿超声引导穿刺硬化治疗的远期疗效观察. 高原医学杂志，16（1）：45-46.

杨忠，董辉，汪志平. 2013. 纤维支气管镜引导下环甲膜穿刺置管治疗肺脓肿 12 例. 临床军医杂志，41（9）：977.

Aktogu S, Yuncu G, Halilçolar H, et al. 1996. Bronchogenic cysts: clinicopathological presentation and treatment. Eur Respir J, 9: 2017-2021.

Connors JP, Roper CL, Ferguson TB. 1975. Transbronchial catheterization of pulmonary abscesses. Ann Thorac Surg, 19 (3): 254-260.

Cuypers P, De Leyn P, Cappelle L, et al. 1996. Bronchogenic cysts: a review of 20 cases. Eur J Cardiothorac Surg, 10: 393-396.

Erasmus JJ, Goodman PC, Patz EF Jr. 2000. Management of malignant pleural effusions and pneumothorax. Radiol Clin North Am, 38 (2): 375-383.

Erasmus JJ, McAdams HP, Rossi S, et al. 2000. Percutaneous management of intrapulmonary air and fluid collections. Radiol Clin North Am, 38: 385-393.

Galluccio G, Lucantoni G. 2006. Mediastinal bronchogenic cyst's recurrence treated with EBUS-FNA with a long-term follow-up. European Journal of Cardio-Thoracic Surgery, 29 (4): 627-629.

Haas AR. 2009. Infectious complications from full extension endobronchial ultrasound transbronchial needle aspiration. European Respiratory Journal, 33 (4): 935-938.

Herth F, Ernst A, Becker HD, et al. 2005. Endoscopic drainage of lung abscesses: technique and outcome. Chest, 127 (4): 1378-1381.

Hong G, Song J, Lee KJ. 2013. Bronchogenic cyst rupture and pneumonia after endobronchial ultrasound-guided transbronchial needle aspiration: a case report. Tuberc Respir Dis, 74: 177-180.

Johnston SR, Adam A, Allison DJ, et al. 1992. Recurrent respiratory obstruction from a mediastinal bronchogenic cyst. Thorax, 47 (8): 660-662.

Kilani T, Mezni F. 2008. Pulmonary and mediastinal bronchogenic cysts: a clinicopathologic study of 33 cases. Lung, 186: 55-61.

Kramera MR, Shitrita D, Grubsteinb A. 2005. Endobronchial aspiration of bronchogenic cyst: a first report of long-term follow-up. European Journal of Cardio-Thoracic Surgery, 27: 151.

Li L, Zeng X Q, Li Y H. 2010. CT-guided percutaneous large-needle aspiration and bleomycin sclerotherapy for bronchogenic cyst: report of four cases. J Vasc Interv Radiol, 21: 1045-1049.

Lord FT. 1925. Certain aspects of pulmonary abscess, from analysis of 227 cases. Boston Med Surg J, 192: 785-788.

Matsumoto T1, Ikeda T, Miyano Y, et al. 2007. Transient occlusion procedure with a catheter for peripheral pulmonary artery damage caused by percutaneous drainage for lung abscess. Gen Thorac Cardiovasc Surg, 55 (5): 205-207.

Mueller PR, Berlin L. 2002. Complications of lung abscess aspiration and drainage. Am J Roentgenol, 178: 1083-1086.

Mwandumba HC, Beeching NJ. 2000. Pyogenic lung infections: factors for predicting clinical outcome of lung abscess and thoracic empyema. Curr Opin Pulm Med, 6 (3): 234-239.

Nakajima T, Yasufuku K, Shibuya K, et al. 2007. Endobronchial ultrasound-guided transbronchial needle aspiration for the treatment of central airway stenosis caused by a mediastinal cyst. European Journal of Cardio-Thoracic Surgery, 32 (3): 538-540.

Neuhof H, Hurwitt E. 1943. Acute putrid abscess of the lung: VII. Relationship of the technic of the one-stage operation to results. Ann Surg, 118: 656-664.

Ribet ME, Copin MC, Gosselin BH. 1996. Bronchogenic cysts of the lung. Ann Thorac Surg, 61: 1636-1640.

Schweigert M, Dubecz A, Stadlhuber RJ. 2011. Modern history of surgical management of lung abscess: from harold neuhof to current concepts. Ann Thorac Surg, 92: 2293-2297.

Shaw RR. 1942. Pulmonary abscess: value of early one-stage drainage. J Thorac Surg, 11: 453-466.

Shlomi D, Kramer MR, Fuks L, et al. 2010. Endobronchial drainage of lung abscess: the use of laser. Scand J Infect Dis, 42 (1): 65-68.

Silverman SG, Mueller PR, Saini S, et al. 1988. Thoracicempyema: management with image-guided catheter drainage. Radiology, 169: 5-9.

Sonnenberg E, D'Agostino HB, Casola G, et al. 1991. Lung abscess: CT guided drainage. Radiology, 178: 347-351.

Sziklavari Z, Ried M, Hofmann HS. 2014. Vacuum-assisted closure therapy in the management of lung abscess. Journal of Cardiothoracic Surgery, 6 (9): 157.

Wali SO. 2012. An update on the drainage of pyogenic lung abscesses. Ann Thorac Med, 7: 3-7.

Yu H. 2011. Management of pleural effusion, empyema, and lung abscess. Semin Intervent Radiol, 28 (1): 75-86.

第二十六章 肺癌的经皮穿刺介入治疗

第一节 肺癌的射频消融治疗

一、概述

射频消融（radiofrequency ablation，RFA）最早应用于无法手术切除的原发性肝癌和转移性肝癌的治疗，并取得了意想不到的效果。2000年，Dupuy首先报道经皮射频消融治疗肺肿瘤。

RFA治疗肿瘤的原理是采用频率为200~750kHz的电磁波，使射频针电极周围形成高频的交变电磁场，因电磁场的快速变化使得细胞内的正、负离子快速运动，于是它们之间以及它们与细胞内的其他分子、离子等的摩擦使病变部位升温，温度可达到80~100℃，致使细胞内外水分蒸发，细胞干燥、固缩，以致无菌性坏死。还可通过促进肿瘤细胞的凋亡、提高机体抗肿瘤免疫力、改善细胞免疫功能及抑制肿瘤血管生成等方面的作用，从而达到治疗肿瘤的目的。

RFA电极针目前主要分为两类：

1. 单极电极针 只有一个活性电极，需要建立体表回路电极板，两者之间形成回路，主要包括直的杆状电极和带有子针的伞状或锚状电极，目前的技术可在消融过程中向针尖末端灌注生理盐水，从而减轻组织炭化，增大消融体积。

2. 双电极针 即在单杆电极针尖通过绝缘材料隔离出两段导体作为两个电极点，形成射频的正负两极，而不采用体表负极板。这种电极可产生更大的损伤区，原因可能是射频电流仅在同一根电极的两极间流动，电流密度更大，通过多根针的平行组合插入肿瘤瘤体内可获得更大范围的消融。双电极针由于不需要在体表建立回路电极板，因此更适用于体内植入金属物或心脏起搏器的患者。

历经10余年的发展，对于不能手术切除的肺原发性和转移性肿瘤，RFA以其安全、有效、微创的优点深入人心，得到越来越多医生和患者的青睐。

二、适应证

无法手术或拒绝手术的非小细胞肺癌，数量有限的转移性肺癌，国外亦有将早期非小细胞肺癌列入射频适应证的报道，取得了较好的疗效。以3cm以下效果最好，5cm以上局部复发率最高，单侧肺病灶数目不超过5个。病灶距离气管、主支气管、食管、中心静脉血管大于1cm。RFA还可以应用于肿瘤侵犯胸壁引起的疼痛，因肿瘤巨大压迫重要器官的减瘤术。

三、禁忌证

严重肺功能障碍，不能配合，晚期恶病质患者，两肺弥漫性病变，严重凝血功能障碍等。

四、介入术前准备

1. 术前检查 如三大常规、肝肾功能、凝血功能、心电图、胸部增强 CT；对于原发性肺癌或影像学表现不典型的转移性肺癌应进行穿刺活检，取得病理诊断。

2. 术前宣教 向患者解释手术基本原理，术中需要的配合，告知术后可能出现的并发症并签署知情同意书，必要时训练患者吸气屏气。

3. 术前准备 术前使用镇静药物，开通一条静脉通路，对于靠近胸膜的病灶，术前预防性应用止痛药，2% 利多卡因，皮肤消毒液，无菌铺巾。

4. 术中准备 抢救车备抢救性药物、止血药、镇痛药，手术室备简易呼吸器、心电监护仪、氧气、吸引器、胸腔引流包等。

五、介入手术操作程序

（1）根据患者术前 CT 扫描病灶的位置，确定患者体位，应兼顾进针方便与患者舒适度。

（2）CT 扫描定位，确定最佳进针层面、进针点和进针方向，根据肿瘤大小、位置等情况拟定射频消融针的型号和使用数目，做好体表标记。

（3）以 2% 利多卡因进行穿刺点的局部麻醉，留麻醉针头，再次扫描，根据针头位置调整进针的位置、方向，测量进针深度。

（4）按拟定方向和进针深度经皮穿刺入射频针，再次扫描，确定位置合适、正确。

（5）连接射频消融仪，做好必要的防护，术中心电监测。

（6）当病灶周围出现"晕"征，且"晕"的边缘超出病灶边缘 5mm 后，射频治疗结束，拔针，伤口包扎完毕后重新全肺 CT 扫描，了解气胸、出血发生的情况。根据动物模型实验的研究，RFA 治疗后的肿瘤存在 3 个同心圆结构（中心、中间、周围）：前两者无活性细胞，为实际消融范围，在实际消融范围的边缘（2.6~4.1mm）包含坏死和有活性的细胞，因此建议 RFA 治疗范围最好超过肿瘤边缘 0.5~1cm，以杀死肿瘤生长最活跃的周边部分，使正常肺组织与肿瘤间形成一凝固带，防止肿瘤复发、转移。据此建议肺肿瘤 RFA 时应根据 CT 图像上"晕"的范围决定治疗终止时间。

六、介入手术操作注意事项

（1）多数患者在局部麻醉下可以完成手术，如确实有患者不能配合手术完成，可以在静脉麻醉辅助下完成。

（2）当拟定的进针通路上皮肤肌肉层比较薄时，局部麻醉时要注意针头不要过深，防止损伤胸膜，引起气胸。

（3）对于比较深的病灶，可以边进针边扫描确定方向是否准确，随时调整穿刺角度。

（4）肺底病灶受呼吸影响，活动范围比较大，穿刺难度高，术前可嘱患者进行呼吸训练，尽量每次呼吸幅度一样。

（5）靠近胸膜的病灶，RFA时患者疼痛感明显，除预防性应用止痛药外，可在射频针穿中病灶后，制造人工气胸，使脏层胸膜与壁层胸膜分离，减少射频引起的疼痛、胸腔积液等反应。

（6）当进针通路上有肋骨、肩胛骨遮挡时，可考虑改变患者双臂的位置，观察能否避开骨骼。

（7）尽量避免经过叶间裂，减少气胸发生概率。

（8）避免两侧肺同时进行RFA治疗，防止两侧同时出现气胸，引起严重的呼吸窘迫。

（9）对于有些深部、靠近肺门、毗邻大血管的病灶，评估射频消融风险大的，可考虑放疗等其他治疗手段。

七、介入术后常规处理

（1）术后返回病房卧床休息至次日，如无明显不适，可正常进食。

（2）术后2天内避免做憋气、咳嗽等动作，避免剧烈活动，如有逐渐加重的胸闷、胸痛不适，应及时行胸片或胸部CT检查，排除气胸、胸腔出血等并发症。

（3）靠近胸壁的病灶消融治疗后，当局部麻醉药药效过时后，可能会出现相应部位的疼痛，可酌情给予止痛药物对症处理。

（4）术后第2天常规进行胸片检查，以及时发现无症状气胸，并根据情况酌情处理。

八、介入相关并发症及处理

肺射频消融相对安全，对肺功能影响小，死亡率低（0.4%），对肺功能影响小，报道的围术期并发症发生率为15.5%~55.6%，平均35.7%，其中严重并发症发生率为8%~12%。

RFA治疗肺癌的术中并发症主要包括气胸、胸腔积液、发热、胸痛、咳嗽、咯血等，绝大多数较轻，仅个别需特殊处理。一项系统性回顾研究表明，与操作有关的并发症发生率为15.2%~55.6%，死亡率为0~5.6%。气胸是最常见的并发症，发生率为4.5%~61.1%，大部分可以自愈，3.3%~38.9%需要放置胸腔闭式引流。

1. 气胸　可发生在术中或术后，应嘱咐患者术后避免反复用力咳嗽、用力憋气等动作，RFA结束拔针后立刻让患者反方向改变体位并保持10min，使进针侧朝下，可显著减少气胸发生，根据肺脏压缩程度和患者症状，给予吸氧、卧床休息，当患者有胸闷、气促症状或肺胸膜回缩大于4cm时可以细针抽吸、Arrow管负压引流甚至胸腔闭式引流等处理。气胸的相关危险因素：年龄>60岁，肺气肿病史，病灶直径<1.5cm，病灶位于肺中叶和下叶，病灶距离胸膜距离≥2.6cm，穿刺经过叶间裂，多个病灶同时消融或多次穿刺等。

2. 出血（包括肺内出血、胸腔出血及咯血）　肺实质出血发生率8%~10%，多发生在术中或术后即刻，15%可发生少量自限性咯血，偶有大咯血致死（0.4%），也有损伤肺动脉引起假性动脉瘤的报道，表现为迟发型咯血，可用弹簧圈栓塞止血。拟定穿刺路径时尽量避开血管较多的区域，给予止血药，吸氧，注意避免出血引起气管窒息。RFA引起咯血相关的危险因素：病灶直径<1.5cm，病灶位于下肺和中肺，穿刺针经过肺实质的针道长度>2.5cm，穿刺消融路径上有肺血管，使用伸展型的伞状电极针等。

3. 发热 肿瘤坏死引起的吸收热，多数白细胞及中性粒细胞比例轻度升高，38℃以下者可采用物理降温或药物退热，38℃以上者可预防性应用抗生素3~5天，老年、肺功能差的患者出现发热后及时应用抗生素，避免发生感染。肿瘤较大坏死后可形成肺脓肿，需及时明确诊断应用抗生素。

4. 胸腔积液 见于病灶靠近胸膜时或射频消融范围包括胸膜时，为热量沉积时引起的反应性胸腔积液，可根据患者情况酌情予以胸腔置管引流。

5. 疼痛 多为轻中度疼痛，多见于消融范围邻近胸膜时，热损伤、胸膜渗出粘连等可引起疼痛，部分会影响患者呼吸，给予口服止痛药物处理多数可控制，如果病灶靠近胸膜，在射频针穿中病灶后，可制造人工气胸，减轻疼痛及胸膜反应。

6. 皮下气肿 多与气胸伴发，出现时应嘱托患者避免剧烈咳嗽，行胸腔抽气，必要时对瘘口进行压迫，加压捆扎，防止皮下气肿扩大。

7. 支气管胸膜瘘 发生率为0.2%~0.6%。较大支气管与胸膜腔沟通，表现为顽固性气胸或液气胸，通过胸腔负压引流多数可恢复，可采用硅树脂封闭瘘口。

8. 针道种植转移 非常罕见，建议拔针时进行针道消融，避免发生种植转移。

九、疗效评价

肺癌射频消融术后随访建议采用增强CT扫描，肺功能良好能进行屏气配合的患者也可采用增强MRI检查，能多角度了解病灶情况，观察病灶坏死情况。采用mRECIST标准，由于消融范围大于病灶，通常在术后1个月时复查胸部CT所示病变范围会大于病灶范围，此时进行评估，应观察病灶有无强化，而不能单纯以大小评估治疗效果。放射科医生如不了解患者手术史及射频消融原理，往往会做出病灶较前增大的诊断，此种情况术前需与患者及家属沟通。术后2~3个月，炎症逐渐消退，复查可见病灶范围逐渐缩小。影像学复查时除关注肿瘤大小变化外，还应注意病灶周边有无肿瘤生长和强化表现。

到目前为止，关于RFA治疗肺癌的研究包括了原发和转移性肺癌。

国外文献报道，Ⅰ期非小细胞肺癌接受RFA治疗，总生存期为19~29个月，1年生存率为70%~95%。Dupuy等报道了24例Ⅰ期非小细胞肺癌患者先接受RFA治疗然后再接受放射治疗，2年生存率为50%，5年生存率为39%。Grieco报道了一个类似的研究，41例Ⅰ期或Ⅱ期肺癌患者先接受RFA治疗，然后接受放射治疗，患者的平均生存期为19.5个月，1年、2年和3年的生存率分别为87%、70%、和57%。Simon报道75例不适合手术治疗的Ⅰ期肺癌患者接受RFA治疗，1年生存率为78%，3年生存率为36%，5年生存率为27%，平均生存期为29个月。

结直肠癌肺转移患者病灶<3cm，RFA术后局部复发率为11%；>3cm的病灶，复发率为50%，3年生存率为47%，说明肿瘤大小和肺外转移病灶控制是重要的影响因素。Simon等报道，RFA治疗转移性肺癌的整体存活率1年、2年和5年为70%、54%和44%。对于结肠癌肺转移，他们还报告1年、2年、5年总体生存率分别为87%、78%和57%。在另外一项结直肠癌肺转移RFA治疗的回顾性研究中，肿瘤直径2cm及以下组的中位生存期为51个月，3年生存率为64%，2.1~4cm组中位生存期31个月，3年生存率为44%，两组整体3年生存率为57%。Yan报道RFA治疗55例肺转移癌患者，中位生存期33个月，1年、2年和3年总生存率分别为85%、64%和46%。Yan在另一组研究中认为肺转移瘤的位置、较大的肿瘤及RFA术后复发再次进行RFA治疗，显著降低总生存期，肿瘤>3cm独立降低总生存期。Yamakado认为肿瘤直径小于3cm，肺单个转移，没有肺外转移，CEA水平正常是肺射频消融术后良好预后的因素。

十、随访及必要的后续（重复）治疗

根据术后2个月复查胸部增强CT或MRI，观察病灶有无强化，边缘是否有残留病灶，如有可再次行RFA，如无强化，可2~3个月随访（图26-1和图26-2）。PET/CT虽然可以更直观地了解病灶有无活性，但需要注意在术后3个月内，受消融术后炎症的影响，容易出现假阳性。另外，PET/CT费用高昂和辐射剂量大也是需要考虑的因素。

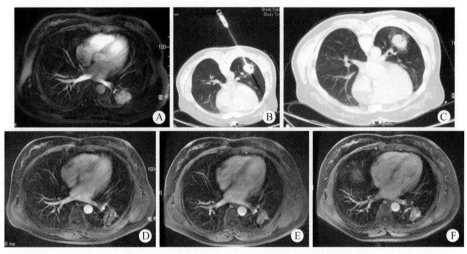

图26-1　左肺下叶神经内分泌癌射频消融
A. 术前MRI，增强后有明显强化；B. 射频消融术中；C. 消融术后病灶周围可见"晕"形成；D. 为术后3个月复查胸部MRI，病灶缩小，强化不明显；E. 术后半年，病灶进一步缩小、稳定；F. 术后1年，病灶稳定

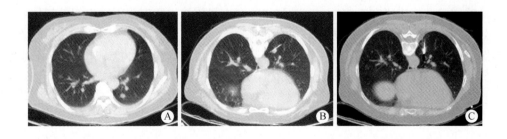

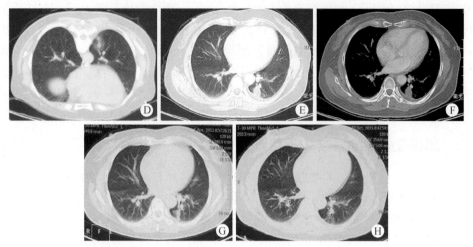

图 26-2 直肠腺癌术后 2 年，左肺下叶孤立结节射频消融

A. 术前 CT；B. 术前行穿刺活检，病理证实为转移性腺癌；C. 行射频消融消融术；D. 射频消融术后，病灶周围可见"晕"征；E、F. 术后 2 个月复查胸部 CT，病灶大小未见变化，增强后无强化，呈坏死表现；G. 术后 1 年，病灶进一步缩小稳定；H. 术后 2 年，病灶形态已不明显

(李文涛　许立超　程永德)

第二节　肺癌的微波消融治疗

一、概述

高温治疗肿瘤的历史悠久，目前热消融的主要方法包括微波、射频、激光等。微波消融治疗将微波的能量转变成热能，造成肿瘤局部高温，使肿瘤组织凝固坏死。经皮微波消融治疗（PMCT）是在影像（CT 或超声）引导下将微波天线插入肿瘤内，肿瘤组织内极性分子在微波场的作用下，高速运动摩擦，在短时间内产生达 65～100℃的高温，使肿瘤组织凝固、变性、坏死，达到原位灭活或局部根治的目的。国内外应用 PMCT 治疗肝癌的研究较多，取得较好的临床疗效，但由于肺脏的特殊解剖位置和组织结构，PMCT 治疗肺部肿瘤的实验及临床研究还较少。正常肺组织含大量气体，肿瘤周围肺组织的气体可提供隔热效应，有利于肿瘤组织的热能集聚；同时治疗过程中微波天线发出的微波有时需通过正常肺组织传导至肿瘤组织，在一定程度上影响到微波传导，这种情况下可能需要增加治疗时间；另外，肺部的解剖特点也决定 PMCT 一般在 CT 引导下进行。

二、适应证

(1) 非小细胞癌的根治性治疗：Ⅰ期周围型肺癌不愿或不宜接受手术或放疗的患者。
(2) 非小细胞肺癌的姑息性治疗：中晚期肺癌的局部姑息性治疗。
(3) 小细胞肺癌：病灶局限不适合手术或放疗化疗不敏感的患者。
(4) 肺转移瘤：①单侧病灶数目不大于 5 个；②双侧病灶，每侧病灶不多于 3 个。
(5) 预期生存大于 6 个月。

三、禁忌证

（1）恶病质或 KPS 评分小于 60 分。
（2）有出血倾向。
（3）全身广泛转移或有症状的脑转移且未控制者。
（4）严重心肺功能不全。

四、术前准备

（1）患者准备：术前检查血常规、出凝血常规、心电图、心肺功能、常规肺部增强CT，有其他慢性疾病者需提前控制相关病情。

（2）器械准备：胸腔穿刺引流包、心电监护设备、微波治疗仪、微波天线（一般选择穿刺针型微波天线）。

（3）药物准备：如可待因、地塞米松、止血敏、镇静止痛药物等。

五、操作过程

（一）制订治疗计划

制订计划前对肿瘤局部行 5mm 层厚 CT 检查，根据肿瘤部位、形状、大小及周围组织关系，计划出治疗区域的大小及形状，计划 PMCT 进针路线及治疗针数。一般情况下，单针治疗范围可达直径 3~4cm，治疗范围应超出肿瘤边缘 0.5~1cm。对于直径小于 3cm 的病灶，单针一次即可完全灭活，对肿瘤直径大于 3cm 的需进行单针多点或多针治疗。

（二）操作步骤与方法

（1）根据术前制订的进针路线、针数、点数选择进针部位、角度、深度。一般采用单针单点或单针多点治疗，如病灶较大可选择双针或分次单针治疗。术中需持续给予心电监护、血氧饱和度监测。

（2）根据病灶的位置和术前治疗计划，选取适当体位，如仰卧位、俯卧位、侧卧位、斜卧位等。CT 扫描前用定位栅格贴于病灶位置，定位后标记相应的体表位置。常规消毒铺巾，2% 利多卡因局部麻醉。

（3）CT 引导下将微波天线穿刺至肿瘤预定位置，最好沿肿瘤长轴插入，针尖至肿瘤远端以外 0.5~1cm。

（4）连接微波天线与微波治疗仪，一般先予 40W 功率治疗 1min，60~80W 功率治疗 12~18min，期间行 CT 扫描观察病灶变化，微波治疗后病灶会有密度下降及小气泡出现。微波治疗时当瘤体边缘温度达到设定的温度时，微波功率输出自动停止。

（5）微波治疗后行 CT 扫描，观察病灶内密度改变及气泡分布区域是否完全覆盖治疗区域，如有未治疗区域需补充治疗。确认治疗结束后拔除微波天线，嘱患者屏住呼吸，边凝固边拔除。术后再次行 CT 扫描，观察有无气胸、血胸、肺内出血等。

(三) 注意事项

（1）选择穿刺点时常受到肋骨的影响，当最佳穿刺点位于肋骨部位时，进针路径的上下或前后角度需要做相应的调整。同时，穿刺时需考虑到呼吸运动对病灶位置的影响，术前训练患者呼吸动作的配合有助于提高穿刺成功率。

（2）治疗功率、时间的选择与肿瘤部位关系密切，当病灶距离胸壁较近时微波治疗容易引起疼痛，病灶近肺门时容易引起刺激性咳嗽，宜采用小功率（60W以下）并适当延长治疗时间。

（3）为确保病灶彻底消融，微波天线尖端应达肿瘤远端以外0.5~1cm。微波消融范围与肿瘤局部血供关系密切，对于大血管周围的病灶，往往需要较大功率和较长时间。

（4）气道不能耐受微波治疗时的高温，对于气管及段以上支气管周围的病灶治疗时应采用低功率、长时间，局部温度不超过60℃。

（5）微波天线距离胸壁不到4cm时，凝固容易引起疼痛。处理方法：治疗前适当给予哌替啶等止痛镇静处理，对穿刺点局部壁层胸膜进行充分麻醉，采用低功率、长时间治疗。

（6）为预防针道出血及针道转移，在治疗后拔除微波天线时，采用30~40W低功率凝固穿刺道。

(四) 术后处理

术后常规给予吸氧、生命体征监测，给予止血药物及解热镇痛药物，预防性应用抗生素3~5天。

(五) 术后疗效评价

术后CT检查可见肿瘤局部密度减低及气化，周围肺组织可见高密度反应区。有时手术当时因密度不均，不能清楚判断疗效。同时微波治疗后病灶大小变化差异较大，少数病灶可见明显缩小，甚至消失，但多数病灶大小不会有明显改变，甚至由于肿瘤周围肺组织物理性炎症渗出实变使病灶短期内增大。因此，行增强CT检查观察病灶血供变化对判断疗效更为准确。

六、常见并发症及防治

术中术后并发症包括：穿刺损伤如气胸、血胸、肺出血等；与微波治疗相关并发症如术中刺激性咳嗽、胸痛、术后发热、胸腔积液、物理性肺炎、咯血等；其他并发症如心律失常、低氧血症。

1. 气胸 多为穿刺针穿破胸膜所致，当肺压缩10%以下时一般可继续操作，超过10%时需暂停操作，按气胸处理原则进行治疗。预防措施包括：术前给予止咳及镇静药物，避免术中剧烈咳嗽；减少穿刺针经过胸膜的次数；尽量不穿过叶间胸膜；穿刺针禁止在胸膜表面刮擦；避免穿刺针经过肺大疱；拔除天线时凝固穿刺道。

2. PMCT术后发热 多为低中度热，多发生于术后1周内。原因包括坏死肿瘤吸收热及损伤部位无菌性炎症，处理包括使用糖皮质激素或解热镇痛药物，预防性使用抗生素等。

3. 肺出血或胸腔出血　多为穿刺针损伤肺组织或胸壁血管所致。对穿刺损伤出血量较少时使用止血药物即可；出血量较大时应立即退出穿刺针，给予补液、输血、升压等处理。穿刺路径设计时应尽量减少经过正常肺组织的长度，尽量避免沿肋骨下缘进针，这样可减少出血的发生。

4. 胸腔积液　周围型肺癌靠近胸膜时因治疗刺激多出现胸腔积液，可给予糖皮质激素促进积液吸收、预防性使用抗生素等。

七、疗效评价

微波消融既能直接杀伤肿瘤，又能尽可能多地保存正常肺组织，为不适合或不能耐受开胸手术的肺部肿瘤患者提供了一种新的治疗方法。对Ⅰ期周围型肺癌可达到根治性治疗效果。对其他局限性肺癌或肺转移瘤能达到减轻肿瘤负荷的姑息性治疗目的。但因肿瘤不规则或体积较大存在消融不完全的可能，这些存活的肿瘤细胞将成为肿瘤复发或转移的隐患，有必要把微波消融与常规的放疗、化疗联合。

PMCT作为一种热消融，存在治疗时容易损伤气道及胸膜、对大血管周围病灶疗效差、治疗胸壁及其附近病灶时疼痛剧烈等缺点，故对于侵及胸壁、纵隔或肺门区的肺部肿瘤，单用微波治疗很难对病灶彻底治疗。对与段以上支气管相通的肿瘤，PMCT治疗后肿瘤坏死组织从支气管咳出后形成较大空洞，可能合并感染或出现大咯血，需引起警惕。因此对于侵及胸壁、纵隔或肺门区肿瘤，有必要探索微波联合其他微创手段的治疗方法。

第三节　肺癌的经皮穿刺冷冻消融治疗

一、概述

20世纪80年代首先报道开胸手术中直接冷冻法治疗肺癌。随着相关器械、操作技术的进步，经皮穿刺物理消融治疗逐渐成为治疗实体性肿瘤的重要治疗手段，包括冷冻消融、射频消融、微波消融、电化学治疗等，其中冷冻消融利用局部超低温（-40℃以下可导致肿瘤细胞坏死）杀伤肿瘤。因冰球范围在CT监视下呈边界清晰的低密度影，更利于动态监控，在临床应用较多。临床应用可分为根治性治疗、姑息性治疗。

二、适应证

（1）不能手术切除的非小细胞肺癌，或因年老、心肺功能较差或其他内科因素不能耐受手术的患者。

（2）放疗、化疗或术后复发的肺癌患者。

（3）中晚期肺癌的姑息性治疗，旨在降低肿瘤负荷，缓解症状。

（4）内镜下冷冻治疗用于不能手术的梗阻性中央型气管-支气管内肿瘤。

（5）患者预期生存期大于6个月。

三、禁忌证

（1）恶病质或 KPS 评分小于 60 分。
（2）有出血倾向。
（3）全身广泛转移或有症状的脑转移且未控制者。
（4）严重心肺功能不全，两肺弥漫性肺气肿。
（5）胸膜广泛转移伴大量胸腔积液，原发灶显示不清。

四、术前准备

（1）患者准备：术前检查血常规、出凝血常规、心电图、心肺功能、常规肺部增强 CT 等，对肺癌进行明确分期。有其他慢性疾病者需提前控制相关病情，重点询问心脑血管病史及了解已接受的治疗情况。
（2）器械准备：胸腔穿刺引流包、心电监护设备、术前计划、冷冻探针。
（3）药物准备：可待因、地塞米松、止血敏、镇静止痛药物等。

五、操作过程

（一）制订治疗计划

制订计划前对肿瘤局部行 5mm 层厚 CT 检查，根据肿瘤部位、形状、大小及周围组织关系，计划治疗时患者体位、治疗区域的大小及形状，计划冷冻探针的进针路线及治疗针数。一般情况下，对于直径大于 2cm 的病灶需要两个探针组合完成，治疗范围应超出肿瘤边缘 0.5~1cm。

（二）操作步骤与方法

（1）根据病灶的位置和术前治疗计划，选取适当体位，如仰卧位、俯卧位、侧卧位、斜卧位等。CT 扫描前用定位栅格贴于病灶位置，定位后标记相应的体表位置。常规消毒铺巾，2% 利多卡因局部麻醉。
（2）根据术前制订进针路线、针数、点数选择进针部位、角度、深度。一般采用多针联合治疗。术中需持续给予心电监护、血氧饱和度监测。CT 引导下将冷冻探针穿刺至肿瘤预定位置，最好沿肿瘤长轴插入，针尖至肿瘤远端以外 0.5~1cm。
（3）开启冷冻治疗，进行两个冷冻（15min）-复温（10min）循环，其间行 CT 扫描观察病灶变化，冷冻范围在 CT 下呈现低密度冰球。当治疗冰球范围超过肿瘤边缘 1cm 时，可适当降低冷冻功率。
（4）冷冻治疗后行 CT 扫描，确认治疗结束后，嘱患者屏住呼吸，拔除冷冻探针。术后再次行 CT 扫描，观察有无气胸、血胸、肺内出血等（图 26-3）。

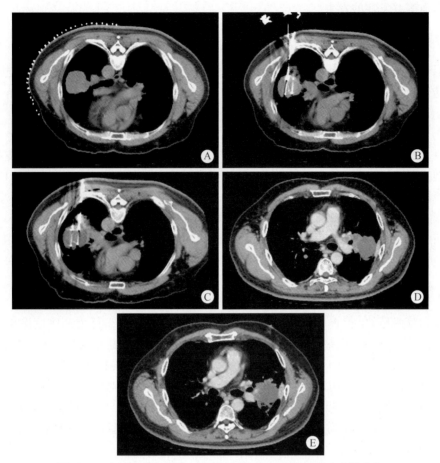

图 26-3　左肺鳞状细胞癌 CT 引导下经皮穿刺肺肿瘤冷冻消融术

A. 胸部 CT 检查确定肿瘤穿刺部位及穿刺路径；B. 两支直径 1.8mm 冷冻探针按 CT 计划穿刺角度、深度穿刺左肺肿瘤；C. 冰球在 CT 平扫上呈现边界清晰的低密度影；D. 治疗结束后拔除冷冻探针；E.1 个月后复查，左肺肿瘤完全缓解

（三）注意事项

（1）术前根据病灶位置选择患者体位很重要，对于中心型肺癌邻近肺门血管或合并肺不张的患者，术前需结合胸部增强 CT 检查，准确评估肿瘤范围。当最佳穿刺路径受肋骨影响时，进针路径的上下或前后角度需要做相应的调整。术前训练患者呼吸动作的配合有助于提高穿刺成功率。

（2）对于贴近胸壁的肿瘤，选择冷冻消融治疗无明显疼痛，较微波或射频热消融治疗更容易接受，但需注意保护局部皮肤，防止冰球范围较大累及胸壁皮下脂肪甚至皮肤表面，可给予局部热盐水保护或适当控制冷冻功率。

（3）为确保病灶彻底消融，冷冻探针尖端应突出肿瘤远端以外 0.5~1cm。消融范围与肿瘤局部血供关系密切，对于大血管周围的病灶，往往需要较大功率和较长时间。

（4）穿刺过程中给予含服可待因，预防患者咳嗽。穿刺过程中发生气胸者，避免再次调整穿刺针，如位置不理想可给予补充冷冻探针，减少反复穿刺可有效减少气胸、血胸、肺出血等并发症的发生。

（四）术后处理

术后常规给予吸氧、生命体征监测，嘱患者平卧4~6h，给予止血药物及解热镇痛药物，预防性应用抗生素3~5天。

六、常见并发症及防治

常见并发症包括咯血、气胸、血胸、胸腔积液、并发感染等，一般给予对症支持治疗。冷冻消融的罕见并发症包括血小板下降、肌红蛋白尿、冷休克等，很少见。冷冻治疗后血小板下降的机制尚不完全清楚，与冷冻范围有关，一般会自动恢复，必要时可输注血小板。肌红蛋白尿发生率极低，治疗前后给予适当水化可预防肌红蛋白尿引起的肾功能损伤。大范围冷冻的病例，偶可并发多脏器功能衰竭（急性呼吸窘迫综合征、肝衰竭、肾衰竭、休克等）、严重凝血异常、弥散性血管内凝血等，其发生与肿瘤溶解、释放炎症因子有关。

七、疗效评价

冷冻治疗术后CT检查可见肿瘤局部密度减低，周围肺组织可见高密度渗出反应区。冷冻治疗后病灶大小变化差异较大，少数病灶可见明显缩小，甚至消失，但多数病灶大小不会有明显改变，甚至由于肿瘤周围肺组织物理性炎症渗出实变使病灶短期内增大。因此，行增强CT检查观察病灶血供变化对判断疗效更为准确。对于直径3cm以内的肺癌，冷冻消融可以达到根治性目的，其1年和3年生存率达90%和60%以上。相对于微波或射频消融而言，冷冻消融除易于监控外，还包括对病灶邻近血管无明显损伤，肿瘤冷冻坏死后可诱导机体产生局部、全身免疫反应。

第四节 肺癌的经皮穿刺放射性粒子植入治疗

一、概述

放射性粒子治疗肿瘤有100多年的历史。1914年法国巴黎镭生物学实验室Pasteau和Degrais首次报道使用镭管经尿道插入治疗前列腺癌，开创组织间近距离治疗的先河。1917年报道镭针插植治疗前列腺癌。20世纪70~80年代，放射性粒子治疗在颅内肿瘤、鼻咽癌放疗后复发、早期前列腺癌取得明确疗效。21世纪初放射性粒子植入治疗肿瘤进入国内，标准化的粒子植入治疗前列腺癌手术迅速开展，但放射性粒子治疗肺癌无论是基础研究、剂量学研究、植入方法学都无经验可循。国内学者对其治疗适应证、手术操作方法、剂量、疗效等进行探讨，对标准化、规范化粒子植入治疗肺癌的开展起到重要作用。对于不能手术切除的早期非小细胞肺癌或晚期不能手术的NSCLC，采用CT引导经皮穿刺放射性粒子植入治疗取得令人振奋的结果。

二、适应证

（1）非小细胞癌。

(2) 小细胞肺癌，对放化疗不敏感的小细胞癌可试用。

(3) 肺转移瘤：①单侧病灶数目不大于5个；②双侧病灶，每侧病灶不多于3个，应分侧治疗。

(4) 肿瘤 TNM 分期为Ⅲ期。

(5) 肿瘤直径小于7cm。

(6) KPS 评分大于60。

(7) 患者预期生存大于6个月。

二、禁忌证

(1) 恶病质或 KPS 评分小于60。

(2) 有出血倾向。

(3) 全身广泛转移或有症状的脑转移且未控制者。

(4) 严重心肺功能不全。

三、术前准备

(1) 患者准备：术前检查血常规、出凝血常规、心电图、心肺功能、常规肺部增强CT。有其他慢性疾病者需提前控制相关病情，重点询问心脑血管病史及了解已接受的治疗情况。有炎症者先控制感染。

(2) 器械准备：胸腔穿刺引流包、心电监护设备、术前计划、购置粒子、粒子植入器械。

(3) 药物准备：可待因、地塞米松、止血敏、镇静止痛药物等。

四、操作过程

(一) 治疗流程

(1) 选择^{125}I 粒子活度：通常选择国产粒子，半衰期60天，活度为 $2.22×10^7 \sim 3.0×10^7$ Bq（$0.6\sim 0.8$mCi）γ射线能量 $27\sim 35$keV。

(2) 选择 PD：120Gy。

(3) 制订治疗计划：将粒子活度、PD、CT 采集到的肿瘤靶区图像输入 TPS，模拟粒子进针方向及通道，计算出所需粒子数量，计算肿瘤靶区最大照射剂量、平均照射剂量及 D_{100}、D_{90}、V_{100}、V_{90} 等。

(4) 按计划植入粒子。

(5) TPS 术后质量验证。

(二) 操作步骤与方法

(1) 根据治疗需要摆放患者体位。

(2) CT 扫描确定肿瘤部位和植入粒子的层数（每层相距1cm）。

(3) 进针平面以肿瘤最大截面积、最宽肋间隙、最近穿刺通道为首选平面，然后标出其上下层面。

(4) 在首选层面上CT模拟进针点及进针路径。

(5) 根据CT计划在体表确定穿刺范围。

(6) 常规消毒、铺手术单，按计划完成粒子针穿刺。针尖距肿瘤边缘0.5cm，每针间隔1cm、每排间隔1cm。

(7) 退针植入粒子，间隔1cm，手术结束后需核对粒子数目。

(8) CT扫描观察粒子排布，如有冷区给予补充。

(9) 拔针后行CT扫描观察有无气胸或肺内出血。根据气胸量决定是否给予胸腔闭式引流（图26-4）。

(10) 术后患者平卧，给予吸氧、心电监护，同时给予化痰、止血等对症支持治疗。

(11) 根据术后验证的DVH图计算出的数据，判断粒子植入手术质量。

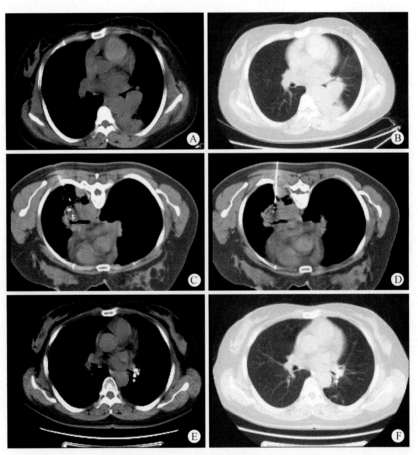

图26-4 左肺腺癌CT引导下经皮穿刺肺肿瘤放射性粒子植入术

A、B. 胸部CT平扫确定肿瘤穿刺部位及穿刺路径；C、D. 18G穿刺左肺肿瘤植入^{125}I放射性粒子；
E、F. 3个月后CT复查，左肺肿瘤完全缓解

（三）常见几种特殊情况的处理

1. 中心型肺癌 病灶位于肺门部，与肺门纵隔重要脏器关系密切，粒子植入前需行增强CT检查，仔细辨认肿瘤、肺不张及周边大血管结构，选择安全穿刺路径及体位。中

心型肺癌穿刺路径长，需小心谨慎，由浅入深，逐步进针，不可一步到位，以免穿入心脏、大血管造成灾难性后果。所有粒子针到达预定位置后逐个拔除针芯，观察有无出血，如有出血应调整穿刺针位置或在其周边5mm处穿刺植入另一穿刺针。当所有针都植入到肿瘤近侧边缘1cm时，行CT扫描观察各针植入疏密程度及针尖位置，确定每个针需补充粒子数，完成粒子植入。

2. 紧贴肋骨周围型肺癌　对于紧贴肋骨直径1cm左右的小肿瘤，要分别做呼气相、吸气相CT扫描，观察肿瘤随呼吸位置移动情况，是否在某一时相内居于肋间隙内，穿刺时利用这一时相令患者配合呼吸穿刺肿瘤。

3. 肿瘤移位　多因穿刺针导致气胸而发生，尤其是老年人，合并肺气肿或肺大疱者。解决的方法是及时使用负压引流，连续抽吸将气体快速抽出，肿瘤复位后，按计划完成手术。如气胸量较大，肺组织不能短时间内复张，需停止手术。

五、常见并发症及防治

1. 气胸　在布针过程中，因多针穿刺造成肺组织损伤，气胸发生率为10%～30%。植入过程中，当肺压缩10%以下时一般可继续操作，超过10%时需暂停操作，经穿刺针负压抽吸，使血氧饱和度恢复正常、肿瘤归位后继续植入粒子。植入完成后，如肺压缩10%以下多不需处理，1～2周可自行吸收，也可经穿刺针负压抽吸。15%～30%者建议CT下负压抽吸后返回病房；超过30%者给予胸腔闭式引流。预防措施包括：术前给予止咳及镇静药物，避免术中剧烈咳嗽；减少穿刺针经过胸膜的次数等。

2. 咯血　常表现为术中、术后少量血痰，术后1～3天停止，常规应用止血药物即可。但也有术后大咯血的报道，可能与术中损伤肺部大血管、术后过早活动有关。

3. 肺出血或胸腔出血　发生率10%～20%，多为穿刺针损伤肺组织或胸壁血管所致。穿刺损伤出血量较少时，使用止血药物即可；出血量较大时应立即退出穿刺针，给予补液、输血、升压等处理。穿刺路径设计尽量减少经过正常肺组织的长度、尽量避免沿肋骨下缘进针可减少出血的发生。

4. 粒子移位　粒子植入部位靠近小气道、血管、胸膜腔时，随粒子发挥作用，肿瘤缩小，可能导致肿瘤边缘粒子游走、移位，甚至咳出。一般不会造成放射性损伤并发症。

5. 术后发热　一般在38℃左右，3～5天恢复正常。

六、疗效评价

从目前国内外发表的文献来看，疗效差别很大，肿瘤完全缓解率为25%～70%，总有效率为71.8%～94.4%。主要原因包括3个方面。①粒子活度：各单位使用粒子活度为0.4～0.9mCi。②粒子间隔：为1.0～2.5cm。③植入方法：有等距离植入、单针锥形植入、多针楔形植入等。另外，由于解剖生理特点，如呼吸运动、肋骨遮挡、气胸移位等因素，各家单位处理方法不同也对治疗疗效产生一定影响。

（司同国）

参 考 文 献

巴音克西，王庆平，玉素甫，等. 2011. I-125粒子在中晚期肺癌植入治疗中的应用价值. 医学前沿，

1（20）：10-12.

步军，全显跃，梁文，等.2010.CT引导下氩氦刀冷冻治疗肺癌后疗效的影像学评价.实用医学杂志，26（9）：1601-1603.

邓灵波，李晓光，明韦迪.2013.射频消融治疗晚期非小细胞肺癌疗效的荟萃分析.介入放射学杂志，22：1000-1006.

郭晨阳，胡鸿涛，黎海亮，等.2009.CT引导经皮穿刺微波治疗周围型肺癌.当代医学，15（35）：674-676.

何文，邬冬芳，胡向东，等.2007.超声引导经皮穿刺微波治疗恶性肿瘤的临床研究.中国医学影像技术，22（12）：1860-1865.

李海波，穆峰，唐葵，等.2014.癌胚抗原（CEA）在Ⅳ期非小细胞肺癌经皮冷冻治疗中的疗效评估及预后作用.现代医院，4：7-10.

李宇鸣，刘阳勇，杨涛，等.2014.CT导向下I-125粒子植入治疗肺癌的临床疗效实用癌症杂志，29（1）：84-85.

牛立志，王静，周亮，等.2010.经皮冷冻治疗644例肺癌的常见并发症分析及处理.中国肺癌杂志，13（8）：832-834.

蒲德利，廖江荣.2013.射频消融联合化疗治疗周围型中晚期非小细胞肺癌疗效观察.介入放射学杂志，22：129-132.

宋谦，李露嘉，夏放，等.2005.CT引导经皮氩氦刀靶向治疗肺癌的临床应用.中国肿瘤临床与康复，12（1）：62-63.

宋谦，詹瑛，李露嘉.2010.CT引导经皮氩氦刀靶向治疗老年人肺癌60例临床观察.中国老年杂志，30（7）：1002-1003.

张丽云，王忠敏，贡桔，等.2009.肺癌射频消融治疗进展.介入放射学杂志，18：67-71.

Acksteiner C, Steinke K. 2015. Percutaneous microwave ablation for early-stage non-small cell lung cancer (NSCLC) in the elderly: a promising outlook. J Med Imaging Radiat Oncol, 59 (1): 82-90.

Ambrogi MC, Dini P, Melfi F, Mussi A. 2007. Radiofrequency ablation of inoperable non-small cell lung cancer. J Thorac Oncol, 2: S2-3.

Bargellini I, Bozzi E, Cioni R, et al. 2011. Radiofrequency ablation of lung tumours. Insights Imaging, 2 (5): 567-576.

Belfiore G, Ronza F, Belfiore MP, et al. 2013. Patients' survival in lung malignancies treated by microwave ablation: our experience on 56 patients. Eur J Radiol, 82 (1): 177-181.

Bilal H, Mahmood S, Rajashanker B, et al. 2012. Is radiofrequency ablation more effective than stereotactic ablative radiotherapy in patients with early stage medically inoperable non-small cell lung cancer. Interact Cardiovasc Thorac Surg, 15 (2): 258-265.

Bonichon F, Palussière J, Godbert Y, et al. 2013. Diagnostic accuracy of ^{18}F-FDG PET/CT for assessing response to radiofrequency ablation treatment in lung metastases: a multicentre prospective study. Eur J Nucl Med Mol Imaging, 40 (12): 1817-1827.

Cackler S, Abbas G. 2009. RFA is an effective alternative to lobectomy for lung cancer. JAAPA, 22 (1): 25-28.

Chaudhry A, Grechushkin V, Hoshmand M, et al. 2015. Characteristic CT findings after percutaneous cryoablation treatment of malignant lung nodules. Medicine (Baltimore), 94 (42): e1672.

Colak E, Tatli S, Shyn PB, et al. 2014. CT-guided percutaneous cryoablation of central lung tumors. Diagn Interv Radiol, 20 (4): 316-322.

Dupuy DE, DiPetrillo T, Gandhi S, et al. 2006. Radiofrequency ablation followed by conventional radiotherapy for medically inoperable stage I non-small cell lung cancer. Chest, 129: 738-745.

Dupuy DE, Zagoria RJ, Akerley W, et al. 2000. Percutaneous radiofrequency ablation of malignancies in the lung. Am J Roentgenol, 174 (1): 57-59.

Gao L, Li Q, Jiang M, Liu C, et al. 2014. Combined therapy of percutaneous cryoablation and traditional Chinese medicine can be a promising strategy for elderly or advanced lung cancer patients based on a retrospective clinical study. Cryobiology, 69 (1): 174-177.

Gillams A, Khan Z, Osborn P, et al. 2013. Survival after radiofrequency ablation in 122 patients with inoperable colorectal lung metastases. Cardiovasc Intervent Radiol, 36 (3): 724-730.

Grieco CA, Simon CJ, Mayo-Smith WW, et al. 2006. Percutaneous image-guided thermal ablation and radiation therapy: outcomes of combined treatment for 41 patients with inoperable stage I/II non-small-cell lung cancer. J Vasc Interv Radiol, 17: 1117-1124.

Hinshaw JL, Lubner MG, Ziemlewicz TJ, et al. 2014. Percutaneous tumor ablation tools: microwave, radiofrequency, or cryoablation-what should you use and why? Radiographics, 34 (5): 1344-1362.

Kodama H, Yamakado K, Murashima S, et al. 2009. Intractable bronchopleural fistula caused by radiofrequency ablation: endoscopic bronchial occlusion with silicone embolic material. Br J Radiol, 82 (983): e225-e227.

LoGiurato B, Matthews R, Safaie E, et al. 2015. ^{18}F-FDG PET-CT: predicting recurrence in patients following percutaneous cryoablation treatment for stage I primary non-small-cell lung cancer. Nucl Med Commun, 36 (9): 908-913.

Nour-Eldin NE, Naguib NN, Mack M, et al. 2011. Pulmonary hemorrhage complicating radiofrequency ablation, from mild hemoptysis to life-threatening pattern. Eur Radiol, 21 (1): 197-204.

Nour-Eldin NE, Naguib NN, Saeed AS, et al. 2009. Risk factors involved in the development of pneumothorax during radiofrequency ablation of lung neoplasms. Am J Roentgenol, 193 (1): W43-48.

Palussiere J, Lagarde P, Auperin A, et al. 2015. Percutaneous lung thermal ablation of non-surgical clinical N0 non-small cell lung cancer: results of eight years' experience in 87 patients from two centers. Cardiovasc Intervent Radiol, 38 (1): 160-166.

Robert Sheu Y, Hong K. 2013. Percutaneous lung tumor ablation. Tech Vasc Interv Radiol, 16 (4): 239-252.

Sakurai J, Hiraki T, Mukai T, et al. 2007. Intractable pneumothorax due to bronchopleural fistula after radiofrequency ablation of lung tumors. J Vasc Interv Radiol, 18 (1): 141-145.

Schoellnast H, Deodhar A, Hsu M, et al. 2012. Recurrent non-small cell lung cancer: evaluation of CT-guided radiofrequency ablation as salvage therapy. Acta Radiol, 53 (8): 893-899.

Simon CJ, Dupuy DE, DiPetrillo TA, et al. 2007. Pulmonary radiofrequency ablation: long term safety and efficacy in 153 patients. Radiology, 243 (1): 268-275.

Wei Z, Zhang K, Ye X, et al. 2015. Computed tomography-guided percutaneous microwave ablation combined with osteoplasty for palliative treatment of painful extraspinal bone metastases from lung cancer. Skeletal Radiol, 44 (10): 1485-1490.

Yamakado K, Hase S, Matsuoka T, et al. 2007. Radiofrequency ablation for the treatment of unresectable lung metastases inpatients with colorectal cancer: a multicentre study in Japan. J Vasc Interv Radiol, 18 (3): 393-398.

Yamakado K, Inoue Y, Takao M, et al. 2009. Long-term results of radiofrequency ablation in colorectal lung metastases: single center experience. Oncol Rep, 22 (4): 885-891.

Yamakado K, Takaki H, Takao M, et al. 2010. Massive hemoptysis from pulmonary artery pseudoaneurysm caused by lung radiofrequency ablation: successful treatment by coil embolization. Cardiovasc Intervent Radiol, 33 (2): 410-412.

Yamamoto A, Nakamura K, Matsuoka T, et al. 2005. Radiofrequency ablation in a porcine lung model: correlation between CT and histopathologic findings. Am J Roentgenol, 185 (5): 1299-1306.

Yan TD, King J, Sjarif A, et al. 2006. Percutaneous radiofrequency ablation of pulmonary metastases from colorectal carcinoma: prognostic determinants for survival. Ann Surg Oncol, 13: 1529-1537.

Yan TD, King J, Sjarif A, et al. 2007. Treatment failure after percutaneous radiofrequency ablation for nonsurgical candidates with pulmonary metastases from colorectal carcinoma. Ann Surg Oncol, 14: 1718-1726.

Yang X, Ye X, Zheng A, et al. 2014. Percutaneous microwave ablation of stage I medically inoperable non-small cell lung cancer: clinical evaluation of 47 cases. J Surg Oncol, 110 (6): 758-763.

第二十七章 肺空洞的经皮穿刺介入治疗

肺空洞是指肺实质病变组织发生坏死后经引流支气管排出并吸入气体形成。很多疾病在发展过程中均可形成空洞，如结核、肿瘤、脓肿、感染等。经皮穿刺介入治疗主要用于肺真菌空洞和肺结核空洞。

一、适应证

（1）耐药或耐多药肺结核干酪空洞，正规治疗1年以上。
（2）慢性肺结核纤维空洞。
（3）曲霉菌空洞伴出血。

二、禁忌证

（1）不能控制的出血倾向。
（2）严重的心肺功能不全。
（3）穿刺路径无法躲开的肺大疱、重要血管。
（4）慢性纤维空洞型肺结核伴毁损肺。

三、操作过程

CT或B超定位确定穿刺路径，穿刺部位局部麻醉。单纯注药可用22G穿刺针，留置导管可用18G穿刺针。穿刺针带注射器穿刺肺空洞，进入空洞中心后，需重新进行CT扫描或超声检查明确穿刺针位置。如置管则沿穿刺针送入0.035in导丝，扩张穿刺道，置入中心静脉导管并复查确定位置。对结核空洞穿刺注药，可每周1次，最多不超过8次。置管注药可每周3次，最多不超过4周。所用药物多为杀菌类药物，如异烟肼、利福平等，配合抗生素如左氧氟沙星等溶入生理盐水中缓慢注入，也可加入载体制成凝胶状注入。对于曲霉菌伴出血的空洞病变，虽肺穿刺注药也有应用，但大多选择置管。选择药物为两性霉素B溶入5%的葡萄糖注射液及溴己新、乙酰半胱氨酸等溶入生理盐水中注入。可每天注药，持续15天，每日用30~50ml生理盐水冲洗2~3次，以便充分引流曲霉菌坏死物（图27-1）。

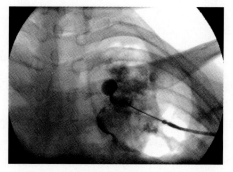

图27-1 肺曲霉菌空洞经皮穿刺注药

四、并发症

气胸是肺穿刺的常见并发症,但肺空洞穿刺的气胸发生率报道并不高,推测可能是此类患者大多有胸膜粘连的原因。出血一般为少量咯血,但在曲霉菌空洞穿刺时有发生大咯血的风险,咯血严重的患者鼓励术前行支气管动脉栓塞术控制出血。注药时咳嗽是肺空洞介入治疗的最常见并发症,术前应用镇咳药或注药前先注入 1~2ml 利多卡因均能控制咳嗽。对于选择多次穿刺注药或者置管哪个更好尚无定论,有学者认为部分曲霉菌空洞仅注药 1 次就可达到良好的效果,不主张置管;另有学者认为反复穿刺增加并发症的概率且患者依从性差,特别是注药时患者容易咳嗽,此时穿刺针位于空洞内有损伤周围器官的风险。Marcellej 报道 1 例空洞注入对比剂后发生气管痉挛,吸氧后缓解。

空洞型肺结核的治疗极为棘手,特别是长期用药后的耐多药病例。久治不愈可导致肺内病变广泛播散、营养不良和心肺功能低下等。空洞局部血供少,洞壁纤维组织增生及干酪坏死组织使药物不易到达空洞局部,结核菌不易被杀死。空洞的介入治疗灌注高浓度抗结核药物与细菌直接接触,从而直接杀灭洞内结核菌。充分的坏死组织引流也能起到良好的净化空洞的目的。空洞闭合率和痰菌阴转率均较高,唐神结等报道介入治疗组 33 例痰菌阴转率(70%)、病灶吸收率(73.3%)、空洞闭合率(50%)明显高于单纯化疗组 33 例的 41.9%、41.9% 和 19.4%。郑永利等报道治疗组痰菌阴转率 75.0%(12/16),病灶显著吸收率 62.5%(10/16),明显高于对照组的 43.8%(7/16)和 31.3%(5/16)。随访 3 个月时治疗组痰菌阴转率 56.3%(9/16),显著高于对照组的 31.3%(5/16)。在肺曲霉菌空洞方面,Kravitz 等报道 20 例曲霉菌空洞并发出血的患者,17 例(85%)出血停止。Giron 报道 40 例曲霉菌空洞出血病例,全部患者随访 6~28 个月,止血率 100%(6 例进行了支气管动脉栓塞术),26 例痰曲霉菌阴转并血清检测阴性,3 例患者空洞闭合。经皮肺空洞穿刺介入治疗有局部药物浓度高、操作简便、并发症少等特点,常用于耐多药的肺结核空洞和曲霉菌空洞并发出血的局部治疗。在局部治疗期间,宜坚持内科药物治疗。

(张洪新　范　勇)

参 考 文 献

黄汉平,张丽.2007.经皮穿刺肺空洞灌注给药治疗空洞型初治菌阳肺结核(附166例报告).医学新知杂志,17(3):155-157.

刘琳,王仲元,张凯,等.2010.经皮肺穿刺注药治疗巨大肺结核空洞 1 例介绍.中国防痨杂志,32(12):845-846.

唐神结,肖和平,李红,等.2009.经皮肺穿刺注药治疗耐多药肺结核空洞的近远期疗效观察.中国防痨杂志,31(2):94-99.

王婷萍,袁保东.2007.经皮肺穿刺介入治疗合并空洞耐多药肺结核.中国防痨杂志,29(2):181-182.

郑永利,田子刚,宋巍峰,等.2009.CT 引导下经皮肺穿空洞内置管介入治疗重症空洞肺结核的初步研究.中国防痨杂志,31(7):410-413.

郑正,杨坤云,王永利,等.2010.CT 引导下经皮肺穿刺空洞内置中心静脉导管介入治疗耐多药空洞性肺结核.中国当代医药,17(21):9-11.

Giron J, Poey C, Fajadet P. 1998. CT-guided percutaneous treatment of inoperable pulmonary aspergillomas: a study of 40 cases. Eur J Radiol, 28 (3): 235-242.

Kravitz JN, Berry MW, Schabel SI, et al. 2013. A modern series of percutaneous intracavitary instillation of amphotericin B for the treatment of severehemoptysis from pulmonary aspergilloma. Chest, 143 (5): 1414-1421.

Shapiro MJ, Albelda SM, Mayock RL, et al. 1988. Severe hemoptysis associated with pulmonary aspergilloma. Percutaneous intracavitary treatment. Chest, 94 (6): 1225-1231.

第二十八章 经皮穿刺胸膜活检

第一节 经皮穿刺胸膜活检

胸膜疾病在临床上是一种常见的疾病，胸膜特殊的结构给胸膜疾病的诊断带来许多的困难。胸膜活体检查术简称胸膜活检，是原因不明的胸膜疾患常用的检查手段。方法有经胸壁针刺胸膜活检、经胸腔镜胸膜活检和开胸胸膜活检3种，但后两种方法创伤大、风险大、费用高、技术要求高，不易被患者接受，也难以在基层医院开展，故临床上以前者最常见。采用胸膜活检能够直接得到病理结果，且具有简单、易行、损伤性较小的优点，阳性诊断率为40%~75%。

美国胸科学会亦建议：对不明原因的渗出性胸腔积液患者，特别是怀疑为结核性和恶性者，胸膜活检应为常规诊断方法。所以对胸腔积液患者，只要有胸膜活检的适应证而无禁忌证，都应该行胸膜活检。

一、设备

不同厂家生产的胸膜活检针有所不同，但原理大同小异，都是利用针上锐利的反钩对胸膜组织进行切取。

（一）钩针

Cope针取材术是目前临床应用最为广泛、效果和安全性相对较好的胸膜活检技术。但是在临床上，使用Cope针只可获取针孔附近的组织，常常不能钩取局灶性病变；常因钩取的组织少或取到脂肪、肌肉等非胸膜组织造成检测结果为阴性或假阳性；临床操作过程复杂，医师由于技术水平不同、操作熟练程度差异造成结果差别大；胸膜组织损伤大、出血多、医源性气胸发生率高等多种缺陷。

（二）切割针

切割针包括Core活检切割针、Abram切割活检针、TSK软组织切割式活检针等。切割针活检与钩针活检比较具有更高的阳性标本获取率与组织定诊率。且切割针活检的适用范围广，在无胸腔积液的情况下仍可以应用（图28-1）。

（三）钳式胸膜活检套管针技术

由套管、针芯和活检钳组成，其中套管外径2.2mm，长15cm，弯曲成C形。针芯前端为锐利针锋，外径2.0mm，长0.7cm，针体为粗钢丝，尾端为密封帽。胸膜活检钳外径1.8mm，长35cm。钳式胸膜活检套管针进行壁层胸膜活检的成功率为95%，明显高于

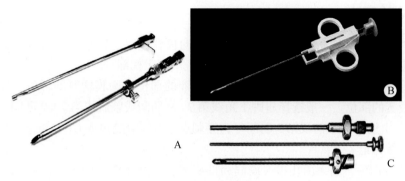

图 28-1　常用胸膜活检针
A. Cope 胸膜活检针；B. TSK 软组织切割式活检针；C. Abram 胸膜活检针

Cope 针进行壁层胸膜活检的 60%；前者的胸膜咬检成功率为 75.8%，显著高于后者的 30.8%。其原因是套管携带活检钳直接抵达活检部位，钳头始终得到套管引导、支撑和固定，前端套管近乎垂直面向壁层胸膜，钳头正面抵压、切割壁层胸膜，避免了活检时钳头与胸膜打滑，活检钳咬空机会减少，且不会出现非胸膜组织如横纹肌，同时胸膜活检范围广，可明显提高胸膜活检成功率。

二、适应证

各种原因不明的渗出性胸腔积液患者均为此项检查的适应证。

胸膜增厚明显而病因不明时，即使无胸腔积液，也可考虑做胸膜活检。

三、禁忌证

（1）出血体质、应用抗凝剂、出血时间延长或凝血机制障碍者；血小板计数<50g/L 者，应在操作之前先输血小板进行纠正。

（2）肺功能严重不全、严重肺气肿、肺动脉高压、肺大疱、肺包囊虫病等和极度衰竭患者。

（3）胸膜粘连，胸膜腔消失者。

（4）已确诊为脓胸或穿刺部位皮肤有化脓性感染者。

（5）不合作或精神疾患者。

（6）肺动脉高压、心功能不全为活检的相对禁忌证。对肺大疱、胸膜下疱及肺囊肿合并胸膜疾病者，选择穿刺部位时应避开上述病变。

四、准备工作

（1）所用物品，除了常规胸腔穿刺包外，还需准备专用的胸膜活检针。

（2）定位方法：一般采用 B 超定位，因为 B 超经济、便携、无辐射、可以得到实时图像，且可以得到与操作体位相同的图像。也有作者使用 CT 进行定位，认为可以通过 CT 尽量选择胸膜明显增厚的位置进行活检。

五、活检方法

（1）患者体位同诊断性胸穿：即坐位，面向椅背，双前臂平置于椅背，前额伏在前臂。如不能起床的患者，取半卧位，患侧前臂上举抱于枕部。

（2）穿刺前应进行物理检查，核实胸腔积液的部位或胸膜增厚的部位，穿刺点选择胸部叩诊最实的部位。一般选择肩胛下角线第7~9肋间或腋后线第7~9肋间；有时也选腋中线第6~7肋间或腋前线第5肋间作为穿刺点。可结合超声或CT检查结果定位，穿刺点可用甲紫做标记。

（3）常规消毒，铺无菌孔巾。浸润局部麻醉，尤其在壁层胸膜表面应注射较多的麻醉剂。使用麻醉针试穿抽得胸腔积液。如果不能使用麻醉针抽到胸腔积液，则不要贸然进行胸膜活检，如果必须进行活检，则应考虑在B超或CT引导下进行。

（4）麻醉满意后换用胸膜活检针进行穿刺，为避免刺破患者的肺脏，有些活检针设计为钝头，将活检针刺入胸腔，当感到明显落空感后，退出针芯，此时从套管中穿刺可抽得胸腔积液，引入钩针或切割针并将其向外退，当刚好抽不到胸腔积液时说明针已到达壁层胸膜；使用钩针时，将外套管针退出至壁层胸膜约0.5cm，然后将钩槽转向下方或一侧，并将针向预计活检的部位反方向加压，需有一定力度，使其锐利面能够钩住组织，即迅速将钩针拉出，同时将外套管针稍向内推，以钩下胸膜组织；使用切割针时，将外套管针的倒钩向下方或一侧外拉，使倒钩钩住壁层胸膜，再旋转推入切割针芯以切下钩住的胸膜组织，最后将外套管针及切割针芯一并拔出；将钩出的胸膜组织放入10%甲醛或95%乙醇溶液中固定送检。一般应在同一穿刺点的不同方向反复穿刺，至少取3块组织。活检完毕后，拔除套管针，迅速用无菌纱布压迫穿刺部位，用弹力胶布固定，一般不必缝合切口。嘱患者卧床休息并密切观察，以预防并发症的发生。

六、并发症及处理

胸膜活检的并发症与胸膜穿刺基本相同，但需要特别指出几点：

1. 气胸 气胸的发生非常常见，也是无法完全避免的，主要是因为活检过程中空气从穿刺针漏入胸腔，所以在穿刺时应尽量使胸腔外面的针孔减少暴露，以尽量减少进气量。如果是经穿刺针漏入胸腔产生的气胸，一般都不用处理。如果胸腔气体量较大，患者症状较明显，则有可能是由于穿刺针刺破脏层胸膜导致漏气，应予闭式引流。

2. 血胸 常由于穿刺针刺破肋间血管所致，所以穿刺时应注意沿肋骨上缘进针，若出现较大量的不凝血液应立即拔除穿刺针，密切观察患者情况，必要时应予闭式引流或手术处理。

3. 邻近脏器损伤 个别情况下，穿刺针位置较低等原因造成误穿肝、脾、肾等邻近脏器。这时穿刺抽不到胸腔积液，患者可能无明显症状，病理检查发现送检的为肝、脾或肾组织。如果刺伤脏器较明显，尤其是较脆弱且易出血的脾，可能会导致大出血而需要手术处理。

七、经皮穿刺胸膜活检在胸腔积液病因诊断中的应用

胸腔积液病因复杂，肿瘤、感染、慢性炎症、免疫系统疾病、循环系统疾病均可引

起，通过临床表现、生化检查、影像资料对部分患者很难做出病因诊断。

胸膜分为脏层胸膜和壁层胸膜，两者之间形成一密闭的腔隙，正常生理情况下，腔内有微量液体（5~15 ml）以保证胸膜的生理需要，减少胸膜在呼吸时的相互摩擦。正常胸膜腔内的液体形成和吸收为动态平衡，保持液体量基本稳定。当各种原因造成动态平衡被打破，使生成量大于吸收量，则形成胸腔积液。造成胸腔积液的病因复杂，分为：①感染性，如细菌、寄生虫、真菌、病毒、支原体、立克次体等；②肿瘤性，如支气管癌胸膜转移、胸膜间皮瘤及淋巴瘤、白血病等；③免疫损伤性，如系统性红斑狼疮、风湿热、类风湿关节炎等；④物理性，如创伤等；⑤化学性，如尿毒症等。有文献报道结核和肿瘤是导致胸腔积液的主要原因，在恶性积液中以原发性支气管肺癌最常见为68.6%，转移性肿瘤为24.3%，胸膜间皮细胞瘤为7.1%。胸腔积液的病因诊断常通过胸腔积液检查和胸膜活检来明确。仅依据胸腔积液的常规、生化、细胞学等检查很难对部分病因做出明确诊断，也为针对病因的治疗带来了困难。如行胸膜活检取得组织病理，大部分胸腔积液的病因则诊断明确，为胸腔积液的病因治疗指明方向。特别是对由结核和肿瘤引起的胸腔积液的诊断更有价值，其他原因引起的也有一定的诊断价值。

在我国，渗出性胸腔积液的病因主要是结核和肿瘤，都可出现血性胸腔积液及消耗性疾病表现等，临床常难以鉴别。根据英国胸科协会（british thoracic society，BTS）2010年成年人单侧胸腔积液诊疗指南建议，超声引导下胸腔积液抽吸送检尚不能明确胸腔积液性质者，建议增强CT检查，并考虑影像学引导下的胸膜活检，以进一步明确积液性质。胸膜穿刺组织活检在胸腔积液诊断中的价值得到广泛认可。

由于胸腔积液时，胸膜病变出现了非均匀弥漫分布，而针刺胸膜活检在非直视的情况下进行，这样所勾取的组织存在局限性，从而出现假阴性结果。通过B超的引导，可以选择在胸膜较厚或者有结节、包块的部位进行穿刺，可提高阳性率。胸膜活检主要是针对原因不明的胸水进行的一种具有特异性的检查手段，在胸腔积液的鉴别诊断中具有较高的应用价值。尤其是对于结核性胸腔积液而言，非常有必要在早期进行胸膜活检。采用多次活检能够大大提高恶性胸腔积液的确诊率。经皮胸膜活检病理诊断为炎性或其他病理类型的胸膜疾病病例，在排除类肺炎性胸腔积液后，建议进一步行胸腔镜胸膜活检，从而防止经皮胸膜活检的假阴性导致误诊漏诊。

（孙 昕）

第二节 经内科胸腔镜的胸膜活检

胸腔镜诞生于20世纪初，至今已有100多年的历史。1910年瑞典斯德哥尔摩内科医生Jacobaeus在局部麻醉下，使用胸腔镜对渗出性胸膜炎患者进行了诊断性检查，这就是最早的"诊断性胸腔镜"，由此开创了胸腔镜的临床应用。人们用该方法进行胸膜粘连的松解治疗，并开始用胸腔镜诊治肺及胸膜疾病，主要用于结核和恶性胸腔积液的诊断。近些年来，由于电子内镜及电视摄像技术的进步，胸腔镜技术不断得到发展。目前，硬质胸腔镜、可弯曲胸腔镜和半硬质胸腔镜已经被广泛应用于内科临床之中。

20世纪90年代，随着内镜技术和微型摄像技术的发展及微创操作的要求，出现了

"外科胸腔镜"，主要是电视辅助胸腔镜手术（video-assisted thoracoscopic surgery，VATS）。内科胸腔镜术与VATS相比，可以在局部麻醉下进行，患者自主呼吸存在且神志清楚，对患者生命体征的干扰较小。因其不需要全麻单肺机械通气，也不必有麻醉科医师参与，故费用相对较低。但是，内科胸腔镜术胸腔视野小，患者耐受时间相对较短，不能进行长时间较复杂的操作。

近年来，随着胸腔镜技术的发展及人们对其认识的提高，内科胸腔镜在全国范围内逐渐开展起来。

技术原理：内科胸腔镜是一种侵入性操作，将光学内镜通过穿透胸壁的戳卡（Trocar）套管（图28-2），直视下观察胸膜腔的情况并可进行胸膜壁层和（或）脏层疾病的诊断与治疗。

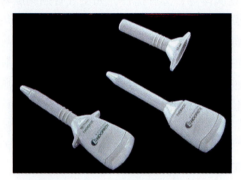

图28-2　内科胸腔镜戳卡（Trocar）

一、设备

1. 普通硬质胸腔镜（德国STORZ内科胸腔镜，图28-3）　将导光束、目镜及活检孔道全部集于一根金属管中，操作时可直接采用硬质活检钳对病灶区域进行活检。通常由于工作孔道较粗，活检钳也相对较大，活检组织亦较大，病理阳性率较高。其不足是操作不灵活、不易变化方向，不能多角度观察胸腔内改变。

2. 支气管镜代胸腔镜　我国一些医生采用这种方法，可在没有胸腔镜设备的地区进行胸膜疾病的诊断。与硬质胸腔镜相比较存在一些缺点，如内镜不易掌控，活组织取材较小，且由于气管镜较长，操作者比较辛苦（图28-4）。

3. 前端可弯曲电子胸腔镜（日本Olympus LTF-240内科胸腔镜，图28-5）　这是近年来出现的新型设备，它是由硬质的干部及可弯曲的前端组成，其硬质杆部具有普通硬质胸腔镜的易操作性，而前端可弯曲部分可多方向观察胸腔内病变，并可在直视下多部位活检，有良好的应用前景。

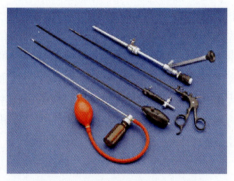

图28-3　德国STORZ内科胸腔镜

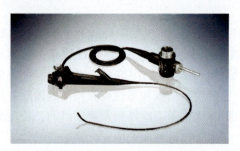

图28-4　Olympus纤维支气管镜

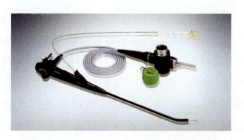

图28-5　Olympus LTF-240内科胸腔镜

二、适应证

内科胸腔镜行胸膜活检主要应用于原因不明的胸腔积液、胸膜占位性病变的诊断。

三、禁忌证

1. 绝对禁忌证 胸膜腔闭塞，具有严重胸膜粘连者不能进行检查。

2. 相对禁忌证

（1）血小板低于 $40\times10^9/L$ 的出血性疾病。
（2）低氧血症。
（3）严重心血管疾病。
（4）无法控制的持续咳嗽。
（5）过度虚弱患者。

四、操作方法

胸腔镜操作的前提条件是有足够的胸膜腔空间，至少 6~10cm，通常对没有粘连的胸腔积液患者容易进行操作。如果没有足够的胸腔空间，则需要在胸腔镜术前或当时行人工气胸来制造一个安全的穿刺空间，避免损伤肺脏。

1. 术前准备 术前检查血小板、凝血功能、心电图、肺功能、血气分析等常规项目。术前 24h 内进行 B 超或 CT 检查，充分估测胸腔内气体或液体的量并帮助穿刺点定位。与患者及家属说明操作过程，并签署知情同意书。

2. 操作过程 通常患者取健侧卧位，切口选择在患侧腋部胸壁第 4~8 肋间，常用第 6~7 肋间。术前可肌内注射阿托品 0.5mg、地西泮 5mg，必要时肌内注射盐酸哌替啶 50mg，并进行心电、血压、血氧饱和度监测，保持患者自主呼吸良好。穿刺点处给予 2% 利多卡因 5~20ml 局部麻醉，在穿刺点行约 1cm 的切口，钝性分离皮下各层至胸膜，用专用戳卡由切口垂直插入胸腔，拔出针芯，使空气自由进出胸腔，使肺处于自然萎缩状态，待患者屏气时，将胸腔镜经套管送入胸膜腔，按照内、前、上、后、侧、下的顺序观察脏层、壁层、膈胸膜和切口周围胸膜。可疑病变可进行活检，遇到胸腔粘连，可采用电凝或电切进行粘连带的松解，但需注意出血，由于内科胸腔镜不如 VATS 止血方便可靠，所以分离时要特别注意，宁慢勿快，比较粗大的粘连带和时间较长的粘连带内容易有小的血管，可首先用去甲肾上腺素局部喷洒，多点分段电凝，慎用电切。遇到恶性胸腔积液或复发性良性积液需行胸膜固定术时，常用 3~5g 消毒的干滑石粉通过雾化装置均匀喷入胸膜腔。对于气胸患者，2~3g 滑石粉即可，术后需要留置胸腔闭式引流进行负压吸引。

3. 术后处理 操作完成后，经套管置入胸腔闭式引流管，术后拍 X 线胸片，了解置管位置及胸腔变化。肺复张后夹管 24h，复查胸片无气胸存在可拔管。

五、并发症及注意事项

常见的并发症包括心律失常、轻度高血压或低氧血症，这些并发症多能够通过吸氧完全纠正。部分患者胸腔镜术后出现一过性发热，多数不需特殊处理，只需针对原发病进行治疗。

胸膜活检应尽量选取壁层胸膜上的病变组织，一是可避免脏层胸膜损伤所致的术后气胸，二是脏层胸膜上的病变不易钳取。活检后出血多数可以自行止血，对于微小的持续出血，可以采用电凝固来止血。Loddenkemper 进行 6000 余例胸腔镜的结果显示，由于胸腔镜造成的出血不需要外科进行干预。相对罕见而严重的并发症是血管损伤造成的出血，也是引起死亡的主要原因，需要进行紧急开胸手术止血治疗。

活检后气胸、支气管胸膜瘘少见，选择安全的穿刺点和小心地活检可以避免这一并发症。人工气胸造成的最危险的并发症是空气或气体的栓塞，发生率为 0.1%。

胸膜间皮瘤或胸膜转移癌的患者，切口局部可发生肿瘤种植，胸腔镜手术后 10~12 天可进行局部放疗，预防穿刺点肿瘤种植。

总之，内科胸腔镜为一项安全的侵入性检查，其并发症发生率报道不同，为 3.0%~22.6%，但严重并发症少见，已报道的死亡率为 0.01%~0.6%。

六、内科胸腔镜胸膜活检临床应用

（一）胸腔积液及胸膜占位性病变的诊断

不明原因胸腔积液是内科胸腔镜最重要的适应证。常规检查方法诊断胸腔积液有许多局限性。脱落细胞学检查诊断恶性胸腔积液的阳性率只有 60% 左右。而结核杆菌在胸腔积液中的检出率更低，诊断结核性胸膜炎主要是依据临床症状，胸腔积液中细胞数量、百分比及腺苷脱氨酶等的检测结果来综合判断。欧洲呼吸学会（ERS）与欧洲胸外科医师学会（ESTS）在 2010 年的指南中强调，脱落细胞不能作为诊断胸膜间皮瘤的依据，对可疑病例需要进一步做胸膜活检。因此，常规方法已经远远不能满足临床诊断胸腔积液的需要，胸膜病理学证据才是确诊胸腔积液性质的可靠方法。

Boutin 曾报道了 1000 例胸腔积液，通过各种手段仍有 215 例患者原因不明而行胸腔镜检查，结果 131 例诊断为恶性，仅有 4% 患者通过胸腔镜检查后仍然原因不明，可见通过胸腔镜检查能够大大提高胸腔积液的病因诊断率（表 28-1）。

表 28-1 胸腔镜对胸腔积液的诊断准确率

作者	病例数	胸腔镜（%）	细胞学（%）	常规活检（%）
毕红霞	82	85.7		
邢彬	40	90		
谢淼	82	96.34		
徐家禄	26	92.3		
Lodden Keper	208	95	62	44
况里杉	100	84		58
Boutin	4301	92.5		
冯学仁	150	90.67		
张延梅	57	94.7		
范富辉	88	96.6		

1985 年，Boutin 从 21 个临床研究的荟萃分析中得出，胸腔镜诊断的阳性率为 92.5%（总共 4301 例胸腔积液患者，1472 例为恶性，其中胸腔镜阳性 1333 例）。镜下的改变可为小结节、息肉样变、肿瘤样新生物、胸膜增厚、卵石样不规则或蜡滴状白色新生物及非特异性改变等多种表现，形态学的改变无特异性，并不能单纯依靠形态学来诊断。

与常规经皮穿刺胸膜盲检相比，内科胸腔镜具有全面性和灵活性的特点。操作者能够在直视下对可疑病变组织进行夹取，故病理确诊率更高。CT 定位或透视下经皮穿刺活检是临床十分有效的方法，但常规胸膜活检对局限性胸膜转移价值低，对膈肌、纵隔胸膜、肋膈角、肋椎沟、脏层胸膜转移及小病灶（<1cm）根本无效。Canto 曾报道 203 例恶性胸腔积液中，97% 患者的转移灶位于下胸部，细针活检很难到达或根本不可能到达的部位。

Metintas 等随诊胸腔镜诊断的非特异性胸膜炎 2 年，证实有 18% 的假阴性率，假阴性病例包括恶性胸膜间皮瘤、胸膜转移癌、结核性胸膜炎。Davies 等也证实内科胸腔镜诊断的非特异性胸膜炎有 12% 被随诊诊断为恶性。徐健等报道内科胸腔镜检查有 21.52% 的假阴性率。造成内科胸腔镜假阴性结果可能与以下因素有关：活检不够充分或没有代表性，操作者缺乏经验，胸腔粘连而不能看到肿瘤组织。

Jancovici 等认为结核性胸膜炎通过盲法胸膜活检阳性率可达 70% ~ 90%，通常没有必要用内科胸腔镜来诊断结核。但是来自南非的 40 例研究结果显示：胸腔镜诊断率为 98%，而胸膜活检阳性率为 80%。Sakuraba 等对 138 例胸腔积液患者行内科胸腔镜术，总诊断率为 97.1%（134/138），其中结核性胸膜炎确诊率为 93.8%（30/32）。因此，通过内科胸腔镜检查诊断结核性胸膜炎同样有很高的临床价值。此外，胸腔镜活检组织的结核培养高阳性率为我们提供了进行抗结核药物敏感试验的可能，这可能会对治疗和预后有一定的影响。另一项关于激素治疗结核性胸膜炎的研究结果显示，胸腔镜术中胸腔积液完全引流对症状的改善优于任何随后的治疗，可能由于胸腔镜检查改善了胸膜内的粘连状态并可充分引流胸膜腔液体，从而改善症状。

(二) 内科胸腔镜术对胸膜间皮瘤的诊治

胸膜间皮瘤的常规诊断手段除临床资料外，主要依靠胸腔积液细胞学及胸膜组织病理学检查。胸腔镜在胸膜间皮瘤的诊断中能够在直视下准确取得标本，故诊断正确性极高。高兴林等对 21 例胸膜间皮瘤患者连续 3 次行胸腔积液细胞学及经皮胸膜活检后实施内科胸腔镜检查，胸腔积液细胞学、胸膜活检及胸腔镜 3 种检查方法在胸膜间皮瘤中的诊断阳性率分别为 14.3%（3/21）、57.4%（12/21）和 100.0%（21/21）。Sakuraba 等对 10 例恶性胸膜间皮瘤患者行内科胸腔镜术，确诊率 100%。另有文献报道 153 例胸膜间皮瘤，胸腔镜诊断的阳性率为 98.4%（150/153），而常规+细胞学的诊断阳性率只有 38.2%（图 28-6）。

确定有无胸膜转移有助于肺癌的分期，从而影响患者的治疗方案。对于单纯性胸腔积液而常规胸膜活检阴性的患者，临床上难于分期，胸腔镜检查可以帮助这部分肺癌患者进行分期。Canto 报道 44 例中 8 例（18%）无胸膜转移，6 例行手术治疗。Deck 报道 4 例胸腔积液通过胸腔镜检查确定无胸膜转移而行手术治疗，生存期均大于 5 年。Neissberg 报道的 5 例中均无胸膜转移。

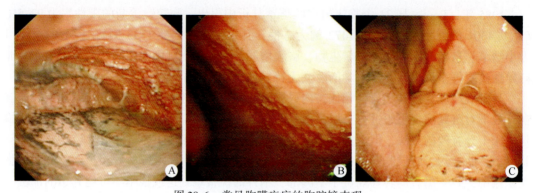

图 28-6 常见胸膜疾病的胸腔镜表现
A. 壁层胸膜见弥漫结节样肿物，病理为恶性胸膜间皮瘤；B. 壁层胸膜见弥漫结节样肿物，病理为结核病；
C. 壁层胸膜见多发肿块，病理为转移性腺癌

（孙　昕）

参 考 文 献

陈国钟，吴春玲，贾维. 2009. 238 例胸腔积液临床分析. 浙江实用医学，14（4）：291.

段艾昆，何连福. 2011. 经皮穿刺胸膜活检对胸腔积液的诊断意义. 临床医学工程，22（2）：136-137.

范富辉，边雨田. 2013. 内科胸腔镜在胸腔积液诊断中的应用价值. 中医临床研究，（16）：114-117.

范勇，梁春宝，孙昕，等. 2009. 可弯曲内科胸腔镜诊断胸腔积液临床应用. 中国实用内科杂志，29（1）：73-74，77.

冯学仁，崔恩海，张炜. 2014. 不明原因胸腔积液 150 例可弯曲内科电子胸腔镜检查结果分析. 全科医学临床与教育，21（3）：306-307.

付秀华，刘建波，徐常丽. 2004. 纤维胸腔镜对疑难性胸膜腔疾病的诊断价值. 中国内镜杂志，10：99-100.

高平，陈正贤，郭纪全，等. 2003. 胸腔镜临床检查应用. 中国内镜杂志，9：42-54.

高兴林，陈正贤，郭纪全，等. 2005. 内科胸腔镜在胸膜间皮瘤诊断和治疗中的应用. 中国内镜杂志，11（1）：30-32.

何世贵，房三友，李和兰. 2006. 经皮穿刺胸膜活检对不明原因胸腔积液的诊断价值. 交通医学，15（4）：188-189.

何一兵，吴宏成，汤耀东. 2005. 内科胸腔镜在难治性气胸的应用. 临床医学，25：18.

金普乐，尹立华，金天杰，等. 2010. 钳式胸膜活检套管针与钝头钩针钳取羊胸膜组织的效果及安全性观察. 中华结核和呼吸杂志，33（1）：68-69.

况里杉，张孝彬，廖秀清. 2014. 内科胸腔镜与经皮穿刺胸膜盲检对渗出性胸腔积液诊断价值的对比研究. 海南医学，25（1）：21-23.

李源，周庆元，房卿. 2001. 胸膜活检术在胸腔积液中的诊断价值. 航空航天医学杂志，9（22）：1088-1089.

尚方明，娄志杰，林红伍. 2008. 应用 Abrams 胸膜活检针经皮经肺胸膜活检 1 例. 现代中西医结合杂志，7（3）：52-53.

童朝辉，王臻，王辰. 2007. 内科胸腔镜技术及其临床应用. 中华结核和呼吸杂志，30（3）：220-222.

谢淼，孙钢. 2014. 内科胸腔镜在不明原因胸腔积液诊断中的价值. 陕西医学杂志，43（6）：728-729.

徐家禄，伍海伦. 2014. 内科胸腔镜在胸膜疾病诊断中的临床应用. 临床肺科杂志，19（6）：1149-1150.

薛立福,苏莉莉,姜淑娟,等.2004.局麻胸腔镜术对胸膜肿瘤的诊断价值.医师进修杂志(内科版),27:35-36.

张常然,林建聪,周华,等.2008.胸腔镜和经皮针吸胸膜活检对结核性胸膜炎诊断价值的分析.中国内镜杂志,9(8):40-41.

张海旺,吴宏成.2009.内科胸腔镜的临床应用进展.临床肺科杂志,14(4):499-500.

张良基,刘建南,黄轶群.2011.经皮细针穿刺胸膜活检在结核性胸膜炎诊断中的价值.临床肺科杂志,12(11):203-204.

张廷梅,刘隆平,袁国琴,等.2010.内科胸腔镜在57例胸腔积液诊断中的应用价值.贵州医药,34(11):1028-1029.

周晶,王海珍,李成行,等.2010.B超引导下切割针与钩针胸膜活检对比分析.浙江实用医学,15(6):435-436.

Baumarm MIL. 2006. Cloused pleural biopsy. Chest, 129: 1394-1400.

Davies HE, Nicholson JE, Rahman NM, et al. 2010. Outcome of patients with nonspeeific pleuritis/fibrosis on thorascopic pleural biopsies. Eur JCardiothorac Surg, 38: 472-477.

Ernst A, Hersh PH, Herth F, et al. 2002. A novel instrument for the evaluation of the pleural space: an experience in 34 patients-semirigid pleuroscope to diagnose and treat pleural diseases. Chest, 122: 1530-1534.

Hansen M, Faurschou P, Clementsen P. 1988. Medical thoracoscopy, results and complications in 146 patients: a retrospective study. Respir Med, 92: 228-232.

Hersh CP, Feler-Kopman D, Wahidi M, et al. 2003. Ultrasound guidance for medical thoracoscopy: a novel approach. Respiration, 70: 299-301.

Hooper C, Lee YC, Maskell N, et al. 2010. Investigation of a unilateralpleural effusion in adults: British Thoracic Society pleural disease guideline 2010. Thorax, 65 (2): 4-17.

Jancovici R, Lang Lazdunski L, Pons F, et al. 1996. Complications video assisted thoracic surgery: a five-year experience. An Thora Stag, 61: 533-537.

Lane FX, Atasei K, Bignon J, et al. 2002. Diagnostic value of medical thoracoscopy in pleural disease: a 6-years tetrospective study. Chest, 121: 1677-1683.

Lee P, Colt HG. 2005. Rigid and semirigid pleuroscopy: the future is bright. Respirology, 10: 418-425.

Loddenkemper R. 1998. Thoracoseopy: state of the art. Eur Respir J, 11 (1): 213-221.

Maskell NA, Butland IL. 2004. BTS guidelines for the investigation of a unilateral pleural effusion in adults. Thorax, 59: 358-359.

Metintas M, Ak G, Cadirci O, et al. 2012. Outcome of patients diagnosed with fibrinous pleuritis after medical thoracoscopy. Respir Med, 106: 1177-1183.

Sakuraba M, Masuda K, Hebisawa A, et al. 2006. Diagnostic value of thoracoscopic pleural biopsy for pleurisy under local anaesthesia J Surg, 76 (8): 722-724.

Sokolowski JW, Burgher LW, Jones FL, et al. 1989. Guidelines for thoracentesis and needle biopsy of the pleural. Am Rev Respir Dis, 140 (1): 257.

Wyser C, Walzl G, Smedema JP, et al. 1996. corticosteroids in the treatment of tuberculosis pleurisy. A double blind placebo controlled randomized study. Chest, 110: 333-338.

第二十九章　经皮穿刺胸腔引流术

经皮穿刺胸腔引流术即胸膜腔穿刺引流术，可用于胸腔内积气、积水、积血、积脓及乳糜胸的诊断与治疗。胸腔积液的定义为胸膜腔内不正常的液体聚集。正常胸膜腔含有 5~10ml 液体，主要由壁层胸膜以 0.01ml/（kg·h）的速度分泌，并由壁层胸膜的淋巴系统吸收。当分泌与吸收的平衡被临床打破，胸腔内形成积液。

胸腔积液分为漏出液和渗出液。漏出液是由于胸膜的静水压增高或胸膜毛细血管床的胶体渗透压下降引起；而渗出液是由于毛细血管本身的通透性增加，液体漏入胸膜腔引起。漏出液主要见于心力衰竭、肝硬化等疾病，渗出液常见于肺炎、肺栓塞、恶性胸膜疾病等。肺炎旁积液是最常见的胸腔积液，常继发于细菌性肺炎、肺脓肿和支气管扩张症。一般情况下经保守治疗吸收，但有时积液可以感染形成脓胸。脓胸最常见于肺炎，其次可见于肺脓肿、支气管胸膜瘘、食管穿孔、手术后或者外伤。脓胸的渗出期指胸膜漏入少量感染的液体聚集于胸膜腔，此时保守治疗即可，不需引流。第二期为纤维脓性期，表现为黏稠不透明的液体聚集，细胞数增加，纤维沉积并有形成分隔的趋势，单纯保守治疗可能无效。第三期为机化期，成纤维细胞长入胸膜形成较厚的胸膜板并限制肺的膨胀。60 岁以上人群最常见的胸腔积液为恶性胸腔积液，可由受累胸膜过多渗出、淋巴管阻塞回流障碍、邻近肺不张引起。恶性胸腔积液可见于肺癌、乳腺癌、淋巴瘤、胸膜间皮瘤、卵巢癌和胃癌，其中肺癌和乳腺癌约占 75%。恶性胸腔积液的病死率较高，平均生存期 3~12 个月。胸腔积液临床表现主要有呼吸困难、胸膜炎胸痛、咳嗽、发热、寒战和体重减轻。临床表现主要依原发疾病而异。胸腔积液的治疗目的主要是清除积液、改善症状并治疗原发疾病。在治疗前首先明确胸腔积液的类型和分期。漏出液可以保守治疗或单独应用抗生素治疗，但大量的渗出液被界定为难以控制的胸腔积液，还包括脓胸、恶性胸腔积液和血胸，治疗的主要目的是清除积液使肺复张，主要治疗手段有治疗性胸腔穿刺、胸腔置管引流、纤维蛋白溶解治疗、胸膜固定术及外科手术。经皮穿刺置管引流术是最常用的胸腔积液引流手段。

一、适应证

经皮穿刺胸腔引流术的适应证包括：①大量渗出液；②脓胸；③血胸；④恶性胸腔积液；⑤复发胸腔积液；⑥乳糜胸；⑦气胸、血气胸；⑧食管或胃穿孔胸膜瘘。

二、禁忌证

胸腔穿刺引流无绝对禁忌证，相对禁忌证包括：①复发的慢性脓胸；②凝血功能障碍；③少量无症状胸水宜保守治疗。

三、操作过程

穿刺部位应根据 CT 或超声定位选择,通常在肩胛线下第 7~9 肋间隙,可选择腋中线或腋后线肋骨上缘进针。气胸则在呼吸音消失、叩诊鼓音区的胸前壁第 2~3 肋间隙进针(图 29-1)。

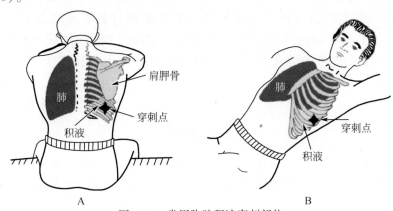

图 29-1 常用胸腔积液穿刺部位
A. 坐位穿刺部位;B. 卧位穿刺部位

CT 或 B 超定位确定穿刺路径,穿刺路径应避免经过感染组织和创伤的组织,穿刺部位局部麻醉,先用麻醉注射器试抽积液,如无法抽出要考虑定位是否准确。18G 穿刺针带注射器穿刺胸腔,进入胸腔后,沿穿刺针送入 0.035in 导丝,扩张穿刺道,置入带侧孔引流导管并复查确定位置,引流管直径视引流物性质而定,可 7~30F。将导管与胸壁皮肤缝合固定。胸腔积液引流首次不能超过 1500ml,引流后要复查 CT 或超声确定导管位置并评估可能的并发症(图 29-2 和图 29-3)。

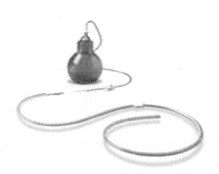

图 29-2 带有单向阀门的 Pleurx 引流管,常用于恶性胸腔积液

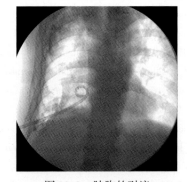

图 29-3 脓胸的引流

四、并发症

气胸是胸腔穿刺的常见并发症,其他并发症包括血胸、肋间动脉损伤、肋间神经损伤造成的神经痛、重要的血管、器官损伤、皮下气肿和肺复张性肺水肿。

其他并发症包括蜂窝织炎、导管移位脱落等,恶性胸腔积液引流术的并发症还包括肿瘤的种植转移。

与手术置管相比，手术置管较粗，患者需住院4~7天且费用较高。介入用引流管较细，患者容易耐受，但也容易被纤维碎片阻塞。引流管需定期用生理盐水冲洗以保持通畅。脓液变成清亮黄色且连续3天每日少于50ml时可以拔除引流管。脓胸引流的技术成功率约为100%，临床成功率为70%~89%，与脓胸的分期有关。脓胸引流失败多发生在3期慢性脓胸，引流时间一般不少于6周，慢性脓胸时胸膜增厚限制了胸腔闭合。Tremblay等对233例恶性胸腔积液行胸腔穿刺引流，随访2周，完全缓解和部分缓解率为38.8%~50%，仅3.6%的患者无效，42.9%的患者自然形成胸膜固定。

（张洪新　范　勇）

参 考 文 献

赖京玉，陈晓红，林敏芳. 2001. 用中心静脉导管经皮穿刺胸腔埋管治疗气胸. 天津医药，29（10）：601.

夏晓阳. 2002. 经皮穿刺胸腔内置深静脉导管及胸腔内注射顺铂治疗恶性胸腔积液. 肿瘤研究与临床，14（6）：396-397.

张涛，杜敏，钟兴莉，等. 2002. 经皮穿刺胸腔内置管负压引流并注入去甲肾上腺素及顺铂治疗肺癌血性胸腔积液. 中国肿瘤临床与康复，9（5）：61-62.

Dev SP, Nascimiento BJ, Simone C, et al. 2007. Videos in clinical medicine. Chest-tube insertion. N Engl J Med, 358（7）：749.

Elias AS, Oliveira GP, Ornellas DS, et al. 2014. Effects of early and late pneumothorax drainage on the development of pulmonary oedema. Respir Physiol Neurobiol, 195：27-36.

Ghaye B, Dondelinger RF. 2001. Imaging guided thoracic interventions. Eur Respir J, 17（3）：507-528.

Gilbert TB, McGrath BJ, Soberman M. 1993. Chest tubes: indications, placement, management, and complications. J Intensive Care Med, 8（2）：73-86.

Lai YF, Chao TY, Wang YH, et al. 2003. Pigtail drainage in the treatment of tuberculous pleural effusions: a randomized study. Thorax, 58（2）：149-151.

Light RW. 1985. Parapneumonic effusions and empyema. Clin Chest Med, 6（1）：55-62.

McGuire AL, Gilbert S. 2015. Calculation of individual expected pleural drainage from total body lymph flow: a guide for fast-tracking removal of chest drains. Eur J Cardiothorac Surg, 47（1）：199.

Miguel M, Glatstein MD, Jonathan Roth MD, et al. 2012. Late presentation of massive pleural effusion from intrathoracic migration of a ventriculoperitoneal shunt catheter. Pediatr Emer Care, 28：180-182.

Miller EJ, Idell S. 1993. Interleukin-8: an important neutrophil chemotaxin in some cases of exudative pleural effusions. Exp Lung Res, 19（5）：589-601.

Moulton JS. 2000. Image-guided management of complicated pleural fluid collections. Radiol Clin North Am, 38（2）：345-374.

Musani AI. 2009. Treatment options for malignant pleural effusion. Curr Opin Pulm Med, 15（4）：380-387.

Sahn SA. 1988. State of the art. The pleura. Am Rev Respir Dis, 138（1）：184-234.

Tremblay A, Michaud G. 2006. Single-center experience with 250 tunnelled pleural catheter insertions for malignant pleural effusion. Chest, 129（2）：362-368.

Yu H. 2011. Management of pleural effusion, empyema, and lung abscess. Semin Intervent Radiol, 28（1）：75-86.

附录一　纵隔肿瘤介入治疗

第一节　纵隔肿瘤概述

纵隔内组织和器官较多，胎生结构来源复杂，所以纵隔区内肿瘤种类繁多，有原发的，有转移的。原发肿瘤中以良性为多见，但也有相当一部分为恶性。

转移性肿瘤多数为纵隔淋巴结的转移，血行性转移非常少见。原发性纵隔肿瘤通常包括位于纵隔内各种组织和结构所产生的肿瘤和囊肿。它们常以肿块性病变为其共同表现，不少肿瘤缺少特征性表现，鉴别较困难。常见的原发性纵隔肿瘤，一般有其好发部位，根据肿块所在部位、形态进行分析，对诊断有一定意义，常可推测肿瘤的类别。根据肿瘤的形态与密度可大致区分良、恶性表现。

一、症状

近1/3纵隔肿瘤临床上无症状，多于体检时发现，恶性纵隔肿瘤常有症状。

1. 呼吸道症状　胸闷、胸痛常发生于胸骨后或患侧胸部，当恶性肿瘤侵犯骨骼或神经时，则疼痛剧烈。咳嗽常为气管或肺组织受压所致，咯血较少见。

2. 神经系统症状　由于肿瘤压迫或侵蚀神经产生各种症状，如膈神经受侵引起呃逆及膈肌运动麻痹；喉返神经受侵导致声音嘶哑；交感神经受累产生霍纳综合征；肋间神经侵蚀产生胸痛或感觉异常；压迫脊神经引起肢体瘫痪。

3. 感染症状　如囊肿破溃或肿瘤感染影响到支气管或肺组织时，则出现相应的感染症状。

4. 压迫症状　上腔静脉受压引起上腔静脉综合征，气管、食管受压出现气憋和吞咽困难等症状。

5. 特殊症状　畸胎瘤破入支气管，患者咳出皮脂物及毛发。支气管囊肿破裂与支气管相通，表现有支气管胸膜瘘症状。少数胸内甲状腺肿瘤的患者，有甲状腺功能亢进症状。胸腺瘤的患者有时伴有重症肌无力症状。

二、诊断

根据干咳、胸痛、气促或声嘶、膈肌麻痹、上腔静脉压迫综合征等症状和体征进行初步诊断胸片或CT、MRI检查可发现纵隔病变，活检病理可明确诊断。

三、治疗

纵隔肿瘤主要依靠手术切除治疗，但肿瘤常常压迫、侵犯周围重要结构，尤其是浸润性生长的巨大纵隔肿瘤常侵犯心包、上腔静脉、肺组织、膈肌及胸壁等，呈冰冻固定状态,给根治性手术切除带来很大难度,易导致大出血。纵隔肿瘤供血动脉的栓塞治疗临床应用尚少,文献报告不多。近年来国内有对纵隔型肺癌进行放射性粒子植入配合常规化疗,取得了满意疗效。对于纵隔肿瘤可能引起的气管、食管及上腔静脉等受压症状,需要介入技术分别予以球囊扩张、支架置入等治疗。有些非血管介入技术前面章节已经涉及,本章只介绍纵隔肿瘤的动脉栓塞技术及放射性粒子植入技术。

第二节 纵隔肿瘤的经动脉栓塞治疗

纵隔肿瘤的经动脉栓塞治疗在文献中仅见少量个案报告。因纵隔肿瘤的动脉栓塞基本操作与其他肿瘤类似,本文结合部分病例选择以下方面做重点介绍。

一、纵隔肿瘤的动脉供血来源

纵隔肿瘤的供血动脉根据肿瘤部位可能有甲状颈干、内乳动脉、支气管动脉、膈下动脉和肋间动脉,发生胸壁侵犯时可有胸壁外侧动脉供血。肝动脉也可向邻近纵隔肿瘤供血。因此要根据肿瘤大小、生长部位尽可能寻找可能的肿瘤供血动脉来源,以便彻底栓塞。举例如下:

病例1 男,65岁,胸闷2个月,穿刺活检提示胸骨后甲状腺肿。血管造影见附图1-1。

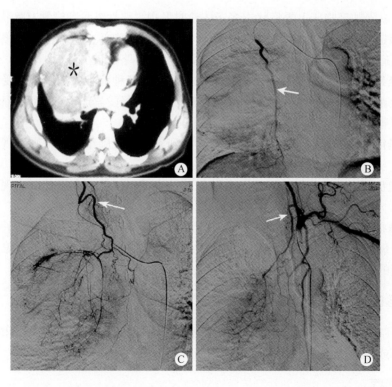

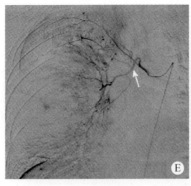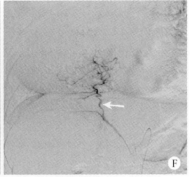

附图1-1 右上纵隔肿瘤的血液供应

A. CT增强图像,显示右上纵隔巨大肿瘤(*),血供丰富;B. 右内乳动脉造影,提示末梢动脉有少量肿瘤供血;C. 右甲状颈干(箭头)造影,提示甲状颈干参与肿瘤供血,并见"抱球征";D. 左甲状颈干(箭头)造影,显示参与肿瘤供血。E. 右支气管动脉(箭头)造影,提示右支气管动脉增粗,发出大量分支动脉供应肿瘤,肿瘤染色明显;F. 右膈下动脉(箭头)造影,显示膈下动脉上支参与肿瘤供血

此病例肿瘤较大,占据右上胸腔,涉及的供血动脉较多,除了同侧支气管动脉、内乳动脉、甲状颈干、膈下动脉,对侧的甲状颈干也参与供血。

病例2 男,51岁,纵隔旁肺癌术后10个月复发。CT提示右上纵隔旁巨大肿块,侵及胸壁。血管造影见附图1-2。

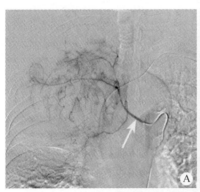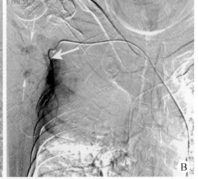

附图1-2 右纵隔肿瘤侵及胸壁

A. 右支气管动脉造影(箭头),提示右支气管动脉增粗,发出大量分支动脉供应肿瘤;B. 右胸外侧动脉造影,提示右胸外侧动脉供应肿瘤外侧部分(粗箭头)及腋窝淋巴结(细箭头)

此病例提示,对靠近外侧胸壁或侵犯胸壁的肿瘤,要注意寻找来自锁骨下动脉发出的胸壁分支动脉,如胸外侧动脉、肩胛动脉等。

病例3 女,20岁,左纵隔滑膜肉瘤切除术后27个月,左季肋部疼痛5个月,发现左纵隔、胸腔肿瘤1个月余。血管造影及栓塞见附图1-3。

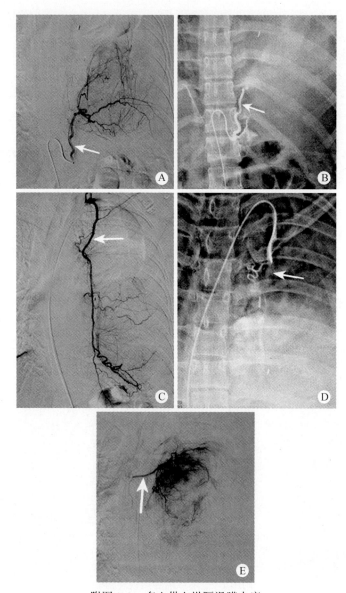

附图 1-3　多血供左纵隔滑膜肉瘤

A. 左膈下动脉造影（箭头），显示左膈下动脉参与肿瘤供血；B. 左膈下动脉栓塞后造影，显示其主干闭塞（箭头）；C. 左内乳动脉造影（箭头），提示其分支动脉参与肿瘤供血；D. 左内乳动脉栓塞后造影，显示其主干闭塞（箭头）；E. 左支气管动脉（箭头）造影，提示左支气管动脉增粗，发出大量分支动脉供应肿瘤，肿瘤染色明显

此病例显示生长活跃的纵隔肿瘤，血供丰富，动脉来源多样，对术后复发者，动脉栓塞可以较好地控制肿瘤生长。

病例 4　女，48 岁，神经纤维瘤病恶变术后 2 年复发。血管造影及栓塞见附图 1-4。

此病例提示纵隔肿瘤不要遗漏邻近腹部来源的动脉供血，如膈下动脉、肝动脉等。

病例 5　女，30 岁，恶性纤维瘤术后 13 个月复发。血管造影及栓塞见附图 1-5。

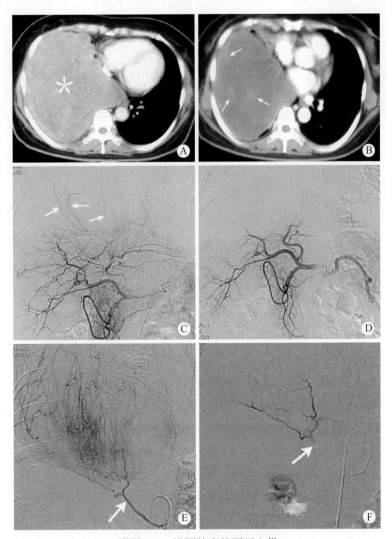

附图 1-4 纵隔肿瘤的膈下血供

A. CT 增强横断图像，显示右胸腔巨大肿瘤（*），血供丰富；B. 栓塞后 1 个月复查 CT 增强横断图像，显示右胸腔肿瘤大部分缺血坏死，肿瘤体积萎缩，患者胸部胀痛缓解，但瘤体内仍见少量血供（箭头）；C. 肝动脉造影，提示肝动脉发出新生滋养动脉（箭头）供应肿瘤；D. 肝动脉栓塞后造影，显示滋养动脉及邻近肝动脉分支闭塞；E. 右膈下动脉造影，提示右膈下动脉发出大量新生血管供应肿瘤，肿瘤染色明显，为主要供血动脉（箭头）；F. 右膈下动脉栓塞后造影，显示膈下动脉末梢分支闭塞，肿瘤染色消失（箭头）

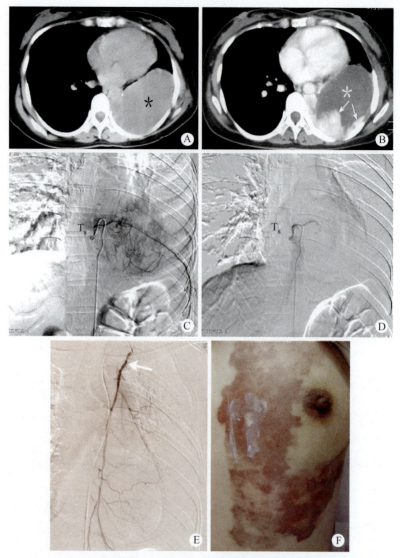

附图1-5　左胸腔恶性纤维瘤的血供

A. CT横断图像，显示左侧胸腔巨大肿瘤（*）；B. 栓塞后1个月复查CT增强横断图像，显示肿瘤大部分缺血坏死（*），体积萎缩，患者胸部胀痛缓解，但周边仍见存活肿瘤（箭头）；C. 左侧第8肋间动脉造影，提示明显肿瘤供血；D. 左侧第8肋间动脉栓塞后造影，提示血管闭塞，肿瘤染色消失；E. 左侧内乳动脉（箭头）造影，显示末梢分支增多，无明显肿瘤染色；F. 左前胸壁照片，显示左侧内乳动脉及左侧第7~9肋间动脉分布区皮肤大片红斑

此病例提示纵隔肿瘤供血动脉来源于同侧内乳动脉、肋间动脉。

二、纵隔肿瘤的动脉栓塞材料

纵隔肿瘤的动脉栓塞材料以永久性栓塞剂为主，临床多用PVA颗粒，辅以明胶海绵颗粒，栓塞效果安全、满意。靠近胸壁的动脉血管栓塞合并灌注化疗后可能出现区域性皮肤红斑、水肿反应。预期近期手术者可单用明胶海绵颗粒或钢圈栓塞。文献有用微球及钢圈栓塞，也有用丝线栓塞的，均可达到良好栓塞的目的。末梢栓塞颗粒直径以 300～700μm 为宜，既可防止末梢坏死及生理性瘘口，又可防止侧支循环的再建立。估计无手术切除机会者一般无需用钢圈栓塞，以备保留血管主干，将来重复治疗。

三、纵隔肿瘤动脉栓塞的临床意义

纵隔肿瘤术前介入栓塞可以较好辅助手术的顺利进行并大大减少了手术风险和并发症。栓塞的优点：①促使肿瘤假包膜形成，易于手术分离切除肿瘤；②使肿瘤缺血坏死，术中可分块逐步切除肿瘤，减少出血；③使瘤体萎缩，解除或减轻肿瘤对周围组织的侵犯、压迫，便于术中解剖剥离；④栓塞后减少乃至避免了姑息性切除，防止术后复发；⑤缓解上腔静脉综合征，消除头颈部水肿，缓解呼吸困难、声嘶、吞咽困难等症状，利于气管插管、全麻下手术的顺利进行。

除术前栓塞外，栓塞对纵隔肿瘤也是重要的姑息性治疗手段，对于不能手术及手术切除后复发者，无其他更佳治疗策略时，通过对供血动脉区域性灌注化疗及栓塞，使肿瘤缺血坏死，可有效控制肿瘤进展，缓解临床症状。

四、纵隔肿瘤栓塞并发症及对策

（一）脊髓动脉栓塞

甲状颈干、肋间动脉、支气管动脉等都有分支动脉参与脊髓动脉供血，一旦脊髓支发生栓塞，常发生脊髓损伤相关症状，是最严重的并发症。因此，相关动脉栓塞前必须进行规范的 DSA 检查，确定避开脊髓动脉分支，特别是避开脊髓根动脉后方可进行栓塞。一旦发生脊髓损伤、截瘫情况，可立即给予大剂量激素、活血化瘀、营养神经等挽救性治疗。

（二）皮肤坏死

某些靶动脉有时候会发出皮支，一旦灌注刺激性强的化疗药物或栓塞颗粒进入相应区域，可能发生皮肤损伤，甚至坏死。早期一般表现为局部疼痛、红肿，严重者可以发生水疱、坏死。一旦发生，可以适当对症治疗，给予止痛、活血化瘀、局部湿敷等处理。

（三）化疗相关并发症

对恶性纵隔肿瘤，经动脉治疗可以并用化疗栓塞。应用化疗药物前，需要恶性肿瘤细胞学或病理学证据，以便选择合适的化疗药物。一旦使用化疗药物，就可能发生与化疗相关的药物不良反应。

（四）栓塞后综合征

对实体性纵隔肿瘤栓塞后可以发生疼痛、发热、消化道反应等栓塞后综合征。反应程度与肿瘤大小、栓塞程度、个体差异等有关，可以适当对症处理，一般 1 周左右消退。

第三节 纵隔肿瘤的放射性粒子植入治疗

近年来,放射性粒子植入组织间近距离放疗对实体瘤的治疗已经被临床广泛应用。因纵隔肿瘤位置复杂多变,周围毗邻肺组织、胸廓骨性结构、气管、食管、大血管等,加之肿瘤可能包绕纵隔内组织结构,给穿刺操作带来的难度和风险较高,因此纵隔肿瘤的消融治疗、放射性粒子植入治疗开展较少。近年来国内陆续有文献报道对纵隔肿瘤、纵隔型肺癌等肿瘤实施放射性粒子植入治疗配合化疗等,取得了较满意的临床疗效。

一、适应证

纵隔实体恶性肿瘤,只要具备安全的穿刺路径,一般均可行放射性粒子植入治疗。

二、禁忌证

(1) 穿刺路径难以避开大血管、肺大疱或有胸骨、脊椎阻挡者。
(2) 肿瘤发生囊变及大部分坏死者。
(3) 凝血机制障碍、纵隔感染等穿刺禁忌者。
(4) 正在使用抗凝治疗者应停药3天后操作。
(5) 未取得恶性肿瘤细胞病理证据者。
(6) 心肺功能较差,不能平卧,预期难以耐受穿刺过程,或者完全不能耐受,可能出现的气胸、血肿等并发症。
(7) 全身衰竭、恶病质。

三、术前准备

(1) 详细询问病史:尤应注意有无高血压、心脏病、慢性阻塞性肺疾病等。
(2) 常规化验检查:包括血常规、凝血机制、肝肾功能、生化电解质以及心电图、胸片、胸部CT等;签署知情同意书。
(3) 术前认真分析CT或MRI等影像学资料:了解纵隔肿瘤的大小、数目和位置,尤应注意肿瘤与胸骨、大血管的关系,根据病灶大小和部位确定穿刺点、穿刺路径。纵隔肿瘤常与气管、大血管包绕在一起,体表有胸骨、肋骨、脊椎的遮挡,给穿刺带来难度。为了避免骨骼、肺组织对超声的影响,一般选择CT扫描引导,且CT的密度分辨率高,利于判断纵隔内肿瘤及毗邻器官的关系。术前应该仔细阅片,根据肿瘤在纵隔的位置,选择安全可行的穿刺入路。选定穿刺入路后,采取有利于术者操作兼顾患者舒适的仰卧、侧卧、斜卧、俯卧等体位。
(4) 预定放射性粒子:国内目前多用 ^{125}I 粒子。
(5) 术前无病理者,预约术中快速冰冻病理检查。

四、操作过程

(1) 术前先行CT扫描,将图像传送到放射性粒子计算机治疗系统(TPS)进行三维立体数字化图像重建,勾画靶区。根据肿瘤靶体积三个互相垂直的直径,计算肿瘤匹配图像剂量,由此确定植入粒子数量和空间排列,并确定穿刺进针方向和深度。

(2) 根据病变的部位选择不同的体位。肿瘤位于前、中纵隔,多选择平卧位,必要时适当斜位。后纵隔的肿瘤可取俯卧位或斜位。

(3) 面罩吸氧,开通静脉通路。

(4) 充分局麻,在 CT 引导下,按预先计算好的粒子间距,将一根或数根穿刺针进入肿瘤内,开始植入粒子。

(5) 根据肿瘤大小确定所要穿刺点的数目。对较小的肿瘤可选择一个穿刺点,调整进针方向,同一穿刺点多次进针(2~3针),可有效地减少或避免术后出血等并发症的发生。较大的肿瘤选择多个穿刺点,采用平行进针,间隔为 1.0~1.5cm,采用周边布匀的方式植入。可先行多支穿刺针同时穿刺至肿瘤内,再行 ^{125}I 放射性粒子植入,能有效地缩短手术时间,减少不能耐受手术患者,如心力衰竭、全身体质差的患者并发症的发生率。根据 TPS 治疗计划结合 CT 实时图像调整进针方向和深度,注意避开周围大血管和重要器官(附图1-6)。

由于纵隔肿瘤穿刺的特殊性,有作者提出单针锥形植入法,选择一个穿刺点,然后在增强 CT 扫描的引导下,通过一个针道在肿瘤内通过改变针的方向避开纵隔内重要器官,使每个针道在瘤体内散开,形成锥形分布,使粒子越到瘤体内分布越散开,既保证患者的安全,又能最均匀地植入粒子,术后评估得到满意的结果。

(6) 粒子植入后行 CT 扫描,检查有无血肿、气胸、血胸和粒子移位。并了解粒子分布是否均匀,如果粒子空间分布欠均匀,可以进一步补充粒子,避免剂量学冷点。

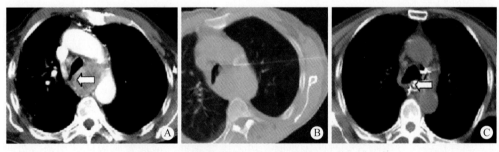

附图1-6 纵隔肿瘤致气道狭窄,^{125}I 粒子植入

A. 气道受压(箭头);B. 经主动脉窗穿刺植入粒子;C.2 个月后气道受压减轻(箭头)

(引自胡永进,等.2012.介入放射学杂志,21:230.)

五、术后处理

术后卧床休息,心电监护 2~6h。常规给予止血、止痛和酌情抗感染等对症治疗,密切观察患者有无胸闷、气急、呼吸困难、胸部疼痛等。

六、操作注意事项

(1) 术前认真分析肿瘤位置及毗邻关系,通过增强 CT 或 MRI 影像学资料,辨别肿瘤周围大血管、气管、食管及胸骨、肋骨、椎体及附件等,选择最安全可行的穿刺路径和体位。

（2）纵隔肿瘤位置隐蔽，穿刺针应缓慢进针，特别注意受心血管波动的影响，针尖容易移位和偏离方向，要实时监测针尖位置，以免误穿入心脏和大血管，造成严重后果。每次植入粒子之前，将穿刺针针芯抽出，证实无回血，方可植入粒子。

（3）位于下纵隔的肿瘤，由于肿瘤与下腔静脉、胸主动脉及膈肌邻近，随呼吸运动，肿块上下移动幅度较大，容易误伤膈下组织，因此在操作前先训练患者呼吸，嘱患者平静呼吸，在进针的瞬间应屏气。

（4）注意纵隔肿瘤与阻塞性肺炎、肺不张鉴别，术前可先行 MRI 多功能成像，将肿块与不张的肺组织分开，使肿瘤靶区勾画更为准确。

七、并发症的预防和处理

与粒子植入有关的并发症主要有血肿、气胸、粒子脱落、植入区皮肤破溃及正常组织放射损伤等。主要并发症及其预防和处理措施如下：

1. 血肿 可以发生皮下血肿及纵隔血肿，减少穿刺点及进针路径是预防血肿的关键。另外，术前询问患者是否有使用抗凝、抗血小板药物病史，如有口服阿司匹林、氯吡格雷、华法林，或皮下注射肝素者，应停药 3~5 天后再安排穿刺操作。血肿发生后，CT 扫描可以显示穿刺点皮下或肿瘤周围新出现的积血，较小血肿及肿瘤周围少量渗血可不予特殊处理，术后立即给予止血药物即可。根据患者胸痛、胸闷情况适当复查胸部 CT，动态观察出血活动情况。如果血肿或渗血较多，患者出现胸闷、胀痛及其他气管、血管压迫症状，应紧急处理。在给予静脉止血药物的同时，适当采取压迫止血、穿刺抽吸、置管引流及必要的外科手术。

2. 气胸 CT 引导下穿刺尽量避开肺组织、肺大疱。必须经过肺组织时，应尽可能选择肺气肿较轻、无明显纤维化及炎症的肺组织。应该根据肿瘤生长部位，选择合适的穿刺点、减少穿刺的次数、多针穿刺粒子植入减少手术时间等各种因素可以有效地减少气胸的发生率。为了防止气胸的发生，首先要充分止咳，避免患者术中咳嗽，在吸气或呼气后屏气时进针。充分麻醉胸膜以减轻患者咳嗽，是预防气胸的关键，不要穿过叶间胸膜，禁止穿刺针在胸膜面摩擦。出现气胸，但肺组织压缩均未超过该侧肺体积的 30%，无需特殊处理。当气体较多发生憋气、呼吸困难时，可考虑穿刺抽气或放置胸腔闭式引流等处理。

3. 疼痛 对于 ^{125}I 粒子植入后疼痛不适的，特别有呼吸困难的患者，在排除气胸后，可给予镇痛、吸氧、补液及心电监护对症处理，一般 3 天后可明显缓解。

4. 粒子脱落 ^{125}I 粒子脱落主要由肿瘤缩小所致，预防方法为粒子应植入病灶内，且距病灶边缘 1.0cm 以上。

5. 植入区皮肤破溃及正常组织放射损伤 植入前应精心计划、合理布源，病灶中心选择较大活度的粒子，病灶边缘及重要器官如血管、神经走行处选择较小活度的粒子。

八、疗效评价

肿瘤疗效评估：术后 1、2、6、12 个月 CT 或磁共振增强扫描，采用 WHO 制定的实体瘤疗效评估标准（RECIST 标准）进行评价。①完全缓解（CR）：肿瘤完全消失，影像学检查不能显示肿瘤或仅有条索状影像；②部分缓解（PR）：肿瘤消退 50% 及以上；③无变化（NC）：肿瘤增大不足 25%，减少不足 50%；④进展（PD）：肿瘤增大超过

25%或有新病灶出现。可结合 mRECIST 标准,根据存活肿瘤情况,评价更客观。

粒子植入后影像学复查期间,要仔细观察肿瘤周围是否有浸润性生长及淋巴结、肺内是否有转移。如原肿块仍有部分肿瘤存在,表示植入时存在冷区,若患者全身状况允许,经仔细研究,决定是否需要再次植入粒子还是改用外放疗或其他治疗方法。如疗效满意,可以配合免疫、中药等辅助治疗,并定期随访。

(刘玉金　程永德)

参 考 文 献

程永德,程英升,颜志平,等.2013.常见恶性肿瘤介入治疗指南.北京:科学出版社.

杜学明,许建辉,朗建华,等.2005.CT 导引下组织间植入^{125}I 治疗纵隔肿瘤的临床应用.介入放射学杂志,14(6):634-635.

胡永进,杜学明,许建辉,等.2012.^{125}I 粒子植入联合长春瑞滨加顺铂方案治疗纵隔肿瘤压迫性中心气道狭窄的疗效观察.介入放射学杂志,21(3):228-231.

刘玉金,张孝军,宋鹏,等.2012.纵隔肿瘤血管造影及栓塞的临床应用.介入放射学杂志,21(11):918-921.

柳荫江,邱社祥,陈秋兰.2011.复杂纵隔肿瘤的外科诊治.实用临床医药杂志,15(5):60-62.

欧阳忠,江柏青.2005.巨大纵隔肿瘤的外科诊治(附 11 例报告).赣南医学院学报,25(2):74-75.

王平,钟红,程冠中,等.2006.纵隔肿瘤的外科诊治(附 25 例报告).广西医学,28(9):1445-1446.

席玮,顾连兵,陈骏,等.2012.气管内支架置入抢救气管重度狭窄性急性呼吸困难.介入放射学杂志,21(6):507-509.

赵开飞,石荣书.2013.介入治疗左中纵隔海绵状血管瘤一例.介入放射学杂志,22(12):1014-1015.

George R, Pasquale F, Eric T, et al. 2001. Preoperative embolization in the management of a mediastinal paraganglioma. Ann Thorac Surg, 24: 601-603.

Lorenz JM, Zangan SM, Leef JA. 2009. Mediastinal Castleman disease: embolization without surgery. JVIR, 10: 1393-1394.

Morandi U, Stefani A, de Santis M, et al. 2000. Preoperative embolization in surgical treatment of mediastinal hemangiopericytoma. Ann Thorac Surg, 69: 937-939.

Robert JH, Sgourdos G, Kritikos N, et al. 2008. Preoperative embolization of mediastinal Castleman's disease of the mediastinum. Cardiovasc Intervent Radiol, 31: 186-188.

Safford SD, Lagoo AS, Mahaffey SA. 2003. Preoperative embolization as an Adjunct to the operative management of mediastinal Castleman disease. J Pediatr Surg, 38: E43.

Warren S, Ahmed M, Housseini J, et al. 2009. Preoperative embolization of Castleman's disease using microspheres. Ann Thorac Surg, 88: 1999-2001.

附录二 呼吸系统疾病经内镜的微创治疗

第一部分 经气管镜的微创治疗

第一节 气道肿瘤的气管内消融术

气管内肿瘤生长或受肿瘤外压致气管狭窄会造成喘息、呼吸困难甚至窒息，严重威胁患者生活质量甚至危及生命，需要尽早处理恢复气道通畅。除应用球囊、支架等方式使狭窄的气道扩张外，还可利用射频、冷冻、电烧灼等方式将气道内肿物切除，以达到治疗目的。这些消融技术主要处理气道内的增生性病变，其中冷冻还可以快速清除气道内的异物、坏死组织和凝血块，即刻发挥治疗作用。机械技术包括球囊扩张和气道支架，二者对气道都有支撑作用，只不过前者为临时性的，而后者为长期性的，需要长期留置于气道。

一、气道肿瘤的射频消融治疗

射频消融术是一种微创治疗方式，广泛应用于肝癌、肾癌、乳腺癌的治疗，射频电极插入肿瘤后，利用同频率电流振荡产生的射频电磁波直接作用于病变的组织细胞，致其产生强烈的分子运动。分子摩擦使组织产生内生热效应（60%~80%），组织产生凝固性坏死和细胞死亡，病变组织萎缩、坏死、脱落，较放化疗更加快速地使肿瘤缩小（附图2-1）。2000年Dupuy等首次将这一技术经皮应用于3例肺癌的临床治疗，其后很多研究证实射频治疗肺癌的效果。经皮治疗不适合气管内肿瘤的治疗，Tsushima等首先利用支气管镜低温射频进行了绵羊的动物实验，发现射频发生后周围的坏死组织阻抗很快增加，故而研制了一种直径1.67mm、长4mm的电极端，其可通过2.2mm的支气管镜工作通道。这种电

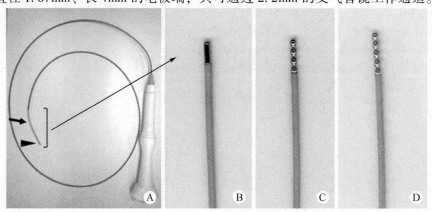

附图2-1 不同规格的支气管镜用射频电极

极导管可消融 20mm 的区域,因组织热量只围绕在电极端而不能通过凝固坏死后高阻抗的组织传递热量,所以比较安全。其后又研制了多种各有其消融范围的电极并进行了 10 例非小细胞肺癌的治疗,每个消融部位用 20W 的输出功率重复 3 次,取得良好效果,除 2 例出现胸痛外无其他并发症。杨红忠等对 42 例支气管肺癌经支气管镜下射频消融治疗 3~4 次后,有效率为 92.8%,无严重并发症。

二、气道肿瘤的微波消融治疗

微波是波长 1mm 至 1m 的电磁波,频率介于高频电和激光之间。微波辐射治疗是通过微波场的局部热效应,组织中的极性分子主要是水分子随微波频率高速运动,互相摩擦产生热量,造成癌细胞蛋白凝固、变性,使细胞死亡。肿瘤组织的微血管呈不规则分布,阻抗大,散热慢,加温后瘤组织升温较快,正常组织微循环健全,散热较快。在瘤体温度升至 45℃以上时,周围正常组织的温度仍在 40℃以下。因此,高温对瘤组织细胞具有选择性杀灭作用。内加热的特点是组织从里至外瞬间凝固,但温度较低,损伤部位边界清晰且无炭化,无烟雾和气味,比较安全。微波温度调至 42~44℃时,就可有效地破坏癌组织,并防止扩散。冯起校等应用纤维支气管镜微波治疗支气管肺癌 20 例,完全缓解 9 例,部分缓解 8 例。张庆宪等利用支气管镜微波治疗 8 例支气管良性肿瘤患者,全部肿瘤切除并随访 0.5~9 年无复发。刘翱等利用支气管镜微波治疗 20 例恶性肿瘤,有效率 87%,均未出现严重并发症。

三、气道肿瘤的冷冻消融治疗

据文献记载,公元前 3500 年人类就开始尝试采用冰敷治疗组织肿胀和战伤,但直至 1845 年前后,人们才真正将冷冻作为一种治疗手段。对于相对难以到达的支气管腔内病变的冷冻治疗,则起步较晚。一般认为,冷冻对组织的破坏作用包括以下几方面:①物理变化,包括低温冷冻使组织内产生冰晶,细胞内冰晶导致细胞内功能紊乱,这是细胞死亡的主要原因;细胞外冰晶造成细胞内脱水;②化学变化,冷冻可以改变 pH,破坏细胞蛋白和酶系统,破坏细胞代谢,引起细胞死亡;③血管效应,包括由于微小血管内冰晶阻塞,血流缓慢淤滞,红细胞凝集,血管壁破坏,毛细血管栓塞,局部组织坏死。冷冻造成的损伤对不同组织的敏感性各不相同,通常含水多的组织(如皮肤、黏膜、肉芽组织等)对冷冻比较敏感,而一些含水较少的组织(如脂肪、骨骼、纤维结缔组织等)对冷冻的耐受性较好。1975 年,Sanderson 等首次报道了采用支气管镜下对 1 例肺癌患者实施冷冻治疗的经过,开拓了冷冻疗法在支气管腔内治疗的新领域。1994 年,德国的 ERBE 公司研制的适用于可弯曲支气管镜的可曲式冷冻电极的问世,使支气管腔内的冷冻治疗变得更加方便(附图 2-2)。进行支气管腔内冷冻治疗既可以选用可弯曲支气管镜,也可以选用硬质支气管镜。但相比之下,可弯曲支气管镜操作可在局麻下进行,患者的耐

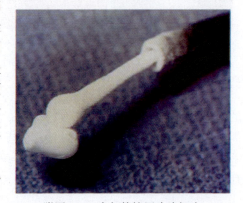

附图 2-2 支气管镜用冷冻探头

受性亦较好,因此临床应用得也更普遍。

(一)适应证

(1) 气道内良性气道狭窄,包括气道内良性肿瘤、肉芽肿或管腔瘢痕狭窄。
(2) 气道内恶性肿瘤,包括气道内原发性恶性肿瘤和转移性恶性肿瘤。
(3) 管壁病变或活检后引起的出血。
(4) 气道内坏死物及异物的取出。

(二)禁忌证

主气道狭窄过于严重患者。

(三)操作方法

术前用药同支气管镜检查,冷冻在电子支气管镜直视下进行,冷冻探针末端可以看见,将可弯曲式冷冻探头经气管镜的工作通道插入。将冰冻探头的金属头部放在病变组织表面或推进到病变组织内,踩动脚踏板开始冷冻,使其周围产生冰球。

冷冻治疗可分为冻切和冻融两部分。①冻切:在冷冻状态下将探头及其黏附的病变组织取出,此谓冻切,然后再插入探头,直至将腔内的病变组织全部取出,同时可与APC和止血药物结合应用,以便于止血。②冻融:在病变区域持续冷冻1~3min,探针末端在15mm范围内出现一个冰球,连续1~3次冻融循环作用于相同的或当前的区域,组织被冷冻至-60~-70℃,此谓冻融。如病灶较大,可设定几个冷冻点,在每一点反复冻融1~3次。冷冻可使细胞内的水结晶成冰,细胞停止分裂并融解,血流停止、微血栓形成。缺血性损伤在冷冻治疗后的几天中细胞坏死或凋亡,产生延迟效应和冷冻免疫反应(附图2-3)。

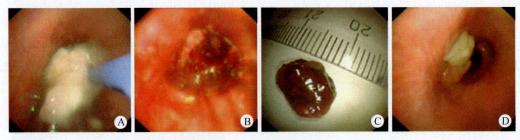

附图2-3 气管内肿瘤冷冻治疗
A. 治疗前;B. 治疗后;C. 冻切的肿瘤;D. 复查

冻融治疗效果较慢,通常在第1次冷冻治疗后8~10天进行气管镜复查,并评估组织的破坏情况,取出坏死组织。如果需要,进行第2次冷冻治疗。治疗的间歇时间分别为2周、4周和8周,可根据患者的治疗反应和临床情况决定。冷冻疗法引起的坏死组织在下一次治疗时很易取出,一般不致出血,必要时也可局部应用1:1000肾上腺素。在冷冻治疗后的任何时候,也可加用其他治疗。

对支气管恶性肿瘤来说冷冻治疗是一种姑息性治疗。气管镜下冷冻治疗管腔内生长的中央型气管、支气管肿瘤,能使瘤体缩小,管腔得以重新疏通,使阻塞性肺炎得到控制,缓解呼吸困难、咯血等症状,明显提高患者的生活质量。但恶性肿瘤患者的生存率是否可以明显改善,生存期是否可以明显延长则还没有证明。经支气管镜腔内冷冻治疗的并发症很少,文献报道的病例均无出血、穿孔等并发症发生。实验及临床均证明,冷冻后的支气管、气管不易发生管壁破裂或管腔胸膜瘘等并发症。有报道冷冻治疗后部分病例可有轻度发热,极少患者发生心律失常,但这在通常的支气管镜检查中也可发生。冷冻气管、大支气管虽较安全,但应避免制冷过深使管腔内形成冰晶堵塞气道,更应注意经气管冷冻区的大量冷空气进入肺内发生肺水肿。

四、气道肿瘤的氩等离子体凝固治疗

氩等离子体凝固(argon plasma coagulation,APC)是利用电离的氩粒子,传导高频电,非接触式地作用于组织,产生热消融作用,属于高频电的一种(附图2-4)。APC 最早于 1991 年由 Grund 引入消化内镜治疗,积累了很多经验。1994 年在德国 APC 技术被引入了气管内镜的治疗,由于此技术自身的特点及安全性,有可能取代高频电刀及激光治疗。

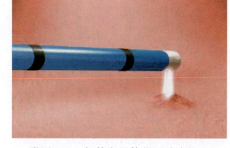

附图 2-4 氩等离子体凝固治疗探头

(一)适应证

(1)增生型气道狭窄,如气管切开后、气管插管后或内支架置入后的增生性改变等。

(2)瘢痕性狭窄,如气管切开后、气管插管后、气道外伤后或气道结核所致瘢痕形成。

(3)气道内良、恶性肿瘤,如原发性或继发性肿瘤。

(4)气道内或黏膜活检后出血,包括气道内大出血。

(5)气管食管瘘。

(6)气道局灶性感染,如真菌、结核感染。

(二)禁忌证

(1)管外型病变。

(2)严重呼吸衰竭。

(3)气管食管肿瘤贯通性浸润。

(三)操作方法

术前用药同支气管镜检查;部分咳嗽剧烈患者术前肌内注射哌替啶 50~100mg;2% 利多卡因局部麻醉。连接电极板于上臂或下肢上部,氩气流量 0.5~2 L/min,功率 40~60 W。插入 APC 电极并露出活检孔道约 1 cm。APC 电极末端距离病变组织 5 mm 以内时,启动电凝,出现电弧后,开始热凝固病灶,表面变为焦痂。每次脚踏持续 2~3 s,不超过

5s。如表面焦痂较厚,需用活检钳取出,然后继续 APC 治疗。低功率(25W)快速脉冲 APC:弥漫性出血、瘢痕性狭窄。高功率(60 W)连续 APC 用于较大肿瘤的切除。

(四)注意事项

(1)电极要指向活组织进行烧灼,不要烧灼已凝结的坏死组织。

(2)要随时注意控制烧灼深度以避免损伤气管壁,一般烧灼深度在 3mm 以内。

(3)APC 电极应始终控制在视野之内,未看清解剖结构时,切记不要盲目使用 APC。

(4)应采用短促并多次重复的烧灼方法,而不要采用长时间的烧灼方法。

(5)术后清理同激光、冷冻等其他技术一样,在实施 APC 的 24~48 h 之后,需要再次进行支气管镜检查,以清除坏死组织等。大多数患者经过术后的清理,气道可完全再通。

(6)患者条件允许时,尽可能延长 APC 手术时间,使气道一次性贯通。一次较长的、有效的 APC 要好于随后几天的多次手术。

(7)APC 烧灼时应停止吸氧(吸入氧浓度>40%时易失火),若氧饱和度低于 90%,应立即停止操作,再次给氧,待氧饱和度升高至 95% 以上时再操作。功率过大时有起火危险。

(8)应严密进行血压、心电及氧饱和度监测,有麻醉医师参与,必要时行人工通气。

APC 技术是治疗中心气道内生性、阻塞性病变的一种方法,具有如下特点与优势:①非接触式热凝切技术,有效地使病变组织失活并干燥;②可成功地对良、恶性肿瘤进行切除或消融;③高效的止血效应;④可安全地进行堵塞支架的再通术(不会损伤金属或硅酮支架);⑤正确操作时很少出现并发症;⑥APC 是一种容易掌握的技术。但对于体积较大的病灶常常需要反复多次进行,且用时较长,患者往往很难耐受,应结合冷冻等其他局部治疗手段(附图 2-5)。

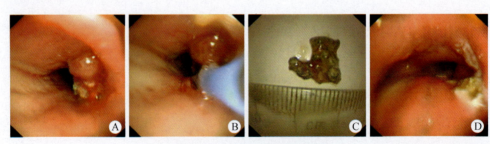

附图 2-5　氩等离子体凝固治疗
A. 治疗前;B. 治疗后;C. 热凝切的肿瘤;D. 复查

五、气道肿瘤的近距离照射和放射性粒子植入治疗

气道内的近距离内照射是通过支气管镜的工作通道向阻塞气道的肿瘤内插入一根可产生放射性辐射的导丝,利用放射辐射切除肿瘤(附图 2-6)。1995 年 Villanueva 等对铱-192(^{192}Ir)内照射治疗进行了较全面的论述。2001 年 Kramer 等对 1 例气管内恶性肿瘤进行内照射治疗,随访 15 个月无复发。2003 年王继英等采用铱-192(^{192}Ir)对 40 例肺癌气管内肿瘤进行 4~6Gy 低剂量气管内照射结合 X 线外放疗,有效率 97.5%,3 年、5 年控制率

分别为75%和65%。2008年张映铭等对两例急性气管肿瘤呼吸困难病例行环甲膜穿刺腔内照射抢救，取得满意的疗效。

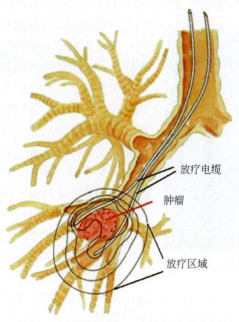

附图2-6 近距离内照射治疗示意图

放射性粒子碘-125（^{125}I）治疗恶性肿瘤已广泛应用，经支气管镜植入^{125}I粒子治疗气道狭窄也有学者进行尝试（附图2-7）。邢月明等报道11例叶支气管或段支气管阻塞的肺癌进行支气管镜介导的粒子植入治疗取得满意疗效。高立芳等报道22例肺癌的支气管镜介导粒子植入，有效率81.8%，随访1年仅3例复发。柯明耀等报道15例中心气道狭窄植入35颗^{125}I粒子，取得良好效果，无严重并发症。放射性^{125}I粒子植入气管支气管内肿瘤后，因肿瘤缩小，部分粒子可能咳出，是否会造成环境放射性污染尚无答案。

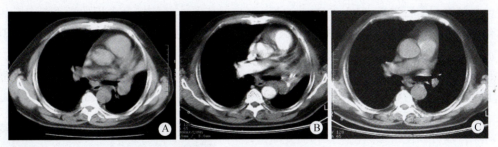

附图2-7 支气管镜粒子植入
A. 治疗前；B. 治疗后；C. 复查（图片由陈欣提供）

六、气道肿瘤的高频电烧灼消融治疗

高频电烧灼是由电极发出电流转换成热能的接触性切除方式，可有不同的电极样式，如电刀切除组织以解除狭窄、电钳止血、电套圈切除息肉样肿物等（附图2-8）。尽管电烧灼不像激光那样精确，但同样可以切除组织以解除中心气道阻塞并缓解症状，而且费用较低。电烧灼作为一种热切除方式必须小心使用，以免损伤周围的正常组织，造成气管穿孔或出血，电烧灼也可以毁损金属或硅酮支架，在处理支架再狭窄时要特别注意。气道内需要供氧时使用电烧灼也有气道内起火的危险，尽管发生率很低。1994年王贵谦等通过纤维支气管镜对11例气管癌患者进行了53次高频电刀治疗，全部患者解除了大气道阻塞症状，呼吸困难症状缓解，肺功能改善。丁卫民等报道38例气管良恶性狭窄患者行高频电刀治疗，有效率为100%，治疗结束后3个月中央气道狭窄再通总有效率

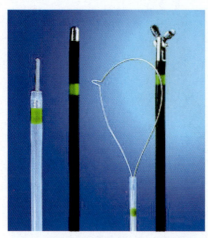

附图2-8　不同规格的支气管镜用电烧灼电极

94.7%。王辰飞等报道108例气管良恶性肿瘤的高频电刀治疗，98.1%解除了气道阻塞，呼吸困难明显减轻，阻塞性炎症减轻，其中恶性肿瘤84例，有效率97.6%，1年生存率21.7%。

七、气道肿瘤的激光消融治疗

激光（laser）是"light amplification of stimulated emission of radiation"的缩写，是一种辐射能，经支气管镜介导的激光评价包括功率参数、软组织吸收和散射参数、传输系统。功率参数与激光技术、组织类型和照射时间有关。吸收和散射参数决定了组织的切割和凝血的应用，较高的吸收和散射参数能得到较高的凝固效果，不同类型的激光有不同的特点。钇铝石榴石激光（Nd-YAG）波长1064 nm，是支气管镜最常用的激光设备，因为其有很好的组织汽化和凝固效果。但因为其不可见光，所以需要一个指示灯来标明其范围，通常用红色指示灯（附图2-9）。激光可以接触或不接触应用，在不接触模式时，激光通常距组织约1cm，有20～40W的功率，0.5～1s的脉冲可得到良好的凝血效果。激光的组织穿透深度为3～5mm。对炭化的组织可将激光探头接近至3mm或用更多的脉冲消融。中心气道狭窄可将组织凝固或炭化后用异物钳清除，也可以使组织汽化。操作激光时应用护目镜。二氧化碳（CO_2）激光波长10 600nm，组织穿透力为0.1～0.5mm，虽可用于精细的组织切除但止血效果差，耗时长，再加上其传输系统复杂，多用于耳鼻喉科，不用于支气管镜。Dumon等报道了4个团队839例1503次Nd-YAG激光的临床应用，取得满意疗效，死亡率

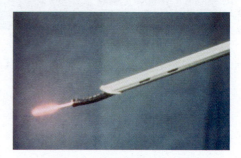

附图2-9　支气管镜用激光探头

仅 0.4%。李峻亨等应用 Nd-YAG 22 例均获满意疗效，无明显不良反应。Nd-YAG 激光还可以联合光敏剂使用，以期得到更好的治疗效果。徐国良等对 56 例气管肿瘤患者应用光敏剂和 Nd-YAG 激光治疗，完全缓解率 57.1%，部分缓解率 37.5%，无严重并发症。国内有作者应用波长 2140nm、最大穿透深度 0.4mm、热损伤带 0.5~1.0mm 的钬激光（holmium yttrium-aluminum-garnet，Ho：YAG）经纤维支气管镜治疗气管内肿瘤，也取得较好效果。

激光能快速汽化、炭化、凝固组织，有较好的治疗效率，也有较高的使用风险，使用激光的主要并发症包括出血、穿孔、感染等，同时，使用激光时气道内氧浓度过高可造成气道起火（附图 2-10 和附图 2-11）。

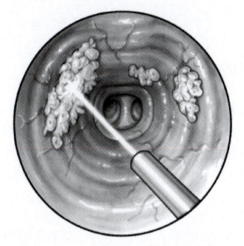
附图 2-10　支气管镜介导激光消融示意图

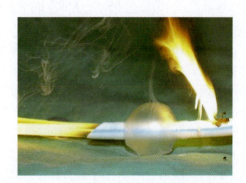
附图 2-11　支气管镜介导激光气管内起火模拟图

气道内肿瘤可由多种原因引起，一旦发生可致呼吸困难甚至窒息，危及生命，对气道肿瘤的管理有很多方法，每种方法都有其自身的特点，介入工作者应尽可能地熟悉这些治疗方式和特点，以便综合应用（附表 2-1）。

附表 2-1　不同气道肿瘤内切除方法的特点

治疗方法	作用机制	优点	缺点
钇铝石榴石激光	非接触性，激光热辐射	组织穿透力和止血能力强，较大组织切除效果好	周围组织损伤严重
CO_2 激光	非接触性，激光热辐射	穿透力小，精细切除组织	止血效果差，传输设备不适合气道应用
氩等离子体凝固	非接触性，离子化氩气产热	止血效果好，对散在组织和边缘部组织效果好	穿透力小，对大的组织切除不利
电烧灼	接触性，电产热	价廉，多种电极可用，止血效果好	需频繁清洁电极，不如激光精细
冷冻	重复冷冻和融化	容易清除异物，无起火风险	组织坏死延迟不利迅速切除，需重复应用

续表

治疗方法	作用机制	优点	缺点
近距离照射	直接辐射	集中、长时间对组织产生辐射	出血风险和并发症较多
放射性粒子植入	直接辐射	长时间对组织辐射	出血风险和咳出后污染风险
光动力疗法	光敏和光毒性反应	可治疗早期黏膜下肿瘤细胞	需延期气管镜清除坏死组织，4~6周皮肤光敏反应
机械切除器械	机械旋转切除	无起火风险	出血风险、近端气道应用限制

（范 勇）

第二节 大咯血的气道微小球囊介入治疗

咯血是呼吸系统常见急症，常见原因为结核及新生物，其他原因有支气管扩张、真菌感染、血管疾病和外伤，医源性损伤见于气管内操作和肺动脉操作。少量的咯血可用药物治疗控制。当24h咯血量达200ml以上时即有窒息的危险，严重时可导致患者迅速死亡，肺肿瘤病变咯血的死亡率为13%~85%，与原发疾病有关，死亡原因多为窒息而不是失血造成。因此，不论何种原因造成的咯血，尽快找出出血部位，采取有效措施，及时止血是防止窒息和治疗大咯血的关键。

内科止血药物治疗有时难以奏效，部分患者需行外科手术或其他处理，而部分患者因心肺功能差等原因不适合进行手术。咯血的局部治疗方法很多，包括血管栓塞术和经气管镜局部治疗，慢性出血可用电烧灼、局部凝血酶注入等方法进行尝试，但对于大咯血，球囊压迫出血点或阻塞局部出血支气管更适合急症治疗。

一、适应证

（1）24h出血600ml或200ml/h的大咯血。
（2）>50ml/h伴呼吸衰竭。

二、禁忌证

（1）气管内出血（如杜氏病等）。
（2）弥漫性出血（如ARDS、H1N1等）。

三、操作方法

硬质气管镜时可全身麻醉，虽硬质气管镜止血方便并可保证气管通畅，但很难到达支气管段以下支气管，常用可弯曲支气管镜治疗。可待因镇咳，必要时给予地西泮镇静。2%利多卡因10~20ml局麻咽喉喷雾麻醉或雾化吸入。经鼻插入支气管镜，仔细找到出血部位后，将交换导丝通过支气管镜工作通道准确送至出血部位远端，退出纤维支气管镜。在导丝旁边再次经鼻或经口插入支气管镜达出血部位，确认交换导丝位置，沿导丝引入球囊导管，使球囊近端位于出血支气管开口，注入生理盐水（有X线监视时可注入稀释对比剂），当球囊膨胀至出血停止，证实无出血后退出支气管镜，双腔球囊可经导丝腔注入凝血酶、肾上腺素等局部止血药物提高止血效果，必须牢固固定球囊导管。处理大咯血时必须注意保持气道的通畅和维持基本的心肺功能。若发现双侧主支气管均被鲜血浸满，需先抽吸一侧主支气管的积血以判断出血侧别，数段支气管均被鲜血浸满时同样处理。若吸引效果不佳，不断有鲜血涌出，表明出血来自该侧支气管。应先将球囊放入此侧支气管，暂时膨胀球囊，阻塞该侧主支气管，使鲜血不流向健侧。立即清洗对侧支气管，吸引干净后，给予高流量吸氧，使氧饱和度回升至正常后，再松开球囊，吸引患侧的出血，仔细寻找出血部位，在相应部位放置球囊。球囊导管置入后可用镇静剂和镇咳剂，避免剧烈咳嗽导致球囊脱位，同时应用静脉止血药物，如垂体后叶素、普鲁卡因等。术后经球囊导管导丝腔抽吸压迫管腔的积血和分泌物，如仍有鲜血吸出，表明仍有活动性出血，反之活动性出血可能已停止。确定出血停止后，可考虑拔管，一般先放空球囊，观察1~2天，如无出血可拔管。拔管后注意患者是否存在肺不张，若出现可能为血块阻塞所致，应再次用纤维支气管镜进行反复冲洗，直至气管通畅。

四、并发症

常见咽喉部及声门不适，为球囊摩擦所致，可用激素治疗。长期高压球囊压迫气道可造成相应支气管黏膜缺血坏死，在球囊压迫过程中，宜每隔6h放松球囊15~30min，放松球囊时注意有无活动性出血。肺不张一般是由支气管内积血所致，可在明确止血后经支气管镜冲洗吸出。

1974年Hiebert首先报道经纤维支气管镜球囊压迫治疗右主支气管来源的大咯血取得成功。Freitag等应用可分离尾端的双腔球囊经纤维支气管镜工作通道直接进入出血部位并经球囊导管的导丝腔注入冰盐水、凝血药物等治疗27例咯血患者，26例取得成功，球囊止血时间15min至1周（附图2-12）。根据经支气管镜微小球囊止血的原理，其他止血方式还有覆膜支架压迫止血及支气管塞止血（附图2-13），均取得了很好的效果。

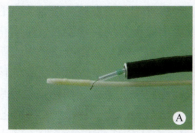 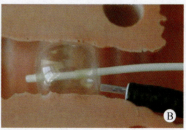

附图2-12 经支气管镜非导丝交换球囊放置方法
A. 气管镜抓捕器携带球囊至出血位置；B. 球囊阻塞出血支气管
[引自 Correia S, et al. 2014. J Bronchology Interv Pulmonol, 21 (4): 361-365.]

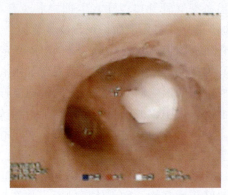

附图 2-13　经支气管镜支气管塞止血
（引自 Sakr L, et al. 2010. Respiration, 80: 38-58.）

（范　勇）

第三节　经气道肺及淋巴结活检

一、经气道肺活检

（一）气管镜简单的发展史

支气管镜的发展和其他内镜一样，大致经历了三个阶段，即硬质支气管镜、纤维支气管镜和电子气管镜。1897 年，德国科学家 Killian 首次报道了用食管镜第一次从气管内取出骨性异物，从而开创了硬质内镜插入气管和支气管进行内镜操作的历史。1907 年 Jackson 在气管镜远端引入了微型电灯泡，解决了气管镜检查的照明问题。同时他发明了各种钳子来钳取组织和异物，完善了硬质气管镜。随着光导纤维的发展，为硬质不可曲的内镜成为可曲的内镜提供了基础。1964 年在日本学者池田（Ikeda）的要求下，奥林巴斯厂经多次改造，终于研制成了标准光导纤维支气管镜。1967 年池田正式将其命名为可曲式纤维支气管镜（flexible bronchofibroscope）。经过几十年的发展，纤维支气管镜已经广泛应用于呼吸系统疾病的诊断和治疗，并已经发展为呼吸科的常规检查。随着电子技术的发展，电子支气管镜应运而生。1987 年，日本 Asahi PENTAX 公司推出世界上第一台电子可弯曲支气管镜，随后气管镜的发展进入了电子气管镜的时代。肺部病变的确诊有赖于病原学和病理学检查。除感染性疾病外，经过免疫学细胞学甚至某些创伤性检查后仍不能确诊者，最终要依赖肺组织的病理学检查。因此，肺活检就成为肺科医师必须掌握和熟悉的诊断技术。经纤维支气管镜（纤支镜）肺活检术，由于创伤小并发症少，已逐渐取代经皮肺活检术而普遍采用，由于获得组织较小，有时不能满足检查要求，故经皮肺活检或开胸肺活检术仍有重要的地位。狭义的经纤支镜肺活检系指用活检钳钳取肺标本，但针吸、毛刷、刮匙均属广义范畴的活检，甚至支气管肺泡灌洗亦有称为液体活检者。

（二）方法

（1）无辅助设备下活检（盲检）：硬质支气管镜、纤维支气管镜和电子气管镜（附图

2-14~附图2-16)。

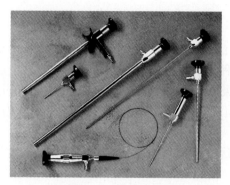

附图2-14 硬质气管镜

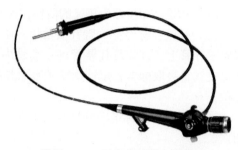

附图2-15 可弯曲纤维支气管镜

(2) X 线引导下活检。
(3) 超声引导下活检。
(4) 导航系统。

(三) 适应证

凡经过各项检查(含肺外活检)仍未能确诊的肺弥漫性病变和周边型肿块、结节和浸润病变。

(四) 禁忌证

(1) 严重的心肺功能不全者。
(2) 穿刺范围有严重的肺大疱。
(3) 严重的肺动脉高压、高血压者。
(4) 凝血功能障碍、出血素质者。
(5) 各种原因不能配合检查者。

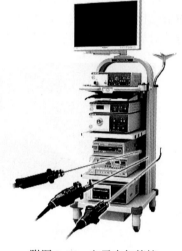

附图2-16 电子支气管镜

(五) 术前准备与麻醉

按常规术者习惯进行,但应予强调的是影像学资料应能满足准确定位的要求。心肺功能欠佳者应测心电图及血气,必要时在吸氧或高频通气下操作。为便于活检操作,术中常需支气管镜追加麻药。一般使用剂量为2%利多卡因10 ml左右,总量不超过400mg。

(1) 详细询问病史、体检。
(2) 明确病灶的位置:正、侧位片、断层或CT片测量段支气管开口至病灶或拟活检部位的距离。
(3) 交代病情、签署同意书。
(4) 常规检查术前准备,并予静脉补液。

(六) 活检方式与操作

1. 活检方式

(1) 钳检：钳检即为狭义的活检，为使用最广泛的活检工具（附图2-17和附图2-18）。

(2) 针吸：称经支气管针吸活检。吸取针的种类颇多，但其基本结构相似，即金属针附于导管上，该针及其导管可在套管内伸缩，吸取针的长度为0.5~1.3cm。长针适用于经支气管吸取标本，短针则用于吸取黏膜下组织或肺外周病变。该法出血少并可达较深部位。

(3) 刷检：除标准毛刷外尚有双关节毛刷。优点为操作简便，并发症少，接触病灶面广。

(4) 刮检：除标准刮匙外，尚有双关节刮匙，有认为是早期周围型肺癌确诊阳性率最高的方法（附图2-19和附图2-20）。

2. 活检操作 活检操作是否需在X线引导下进行应根据病变性质和各医疗单位的具体情况权衡利弊而定。一般认为对分布较均匀的弥漫性肺病变活检无需在X线引导下进行，对局限性周围型肺病变，原则上以在X线引导下操作为宜。

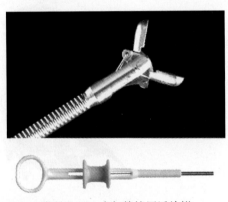

附图2-17 支气管镜用活检钳

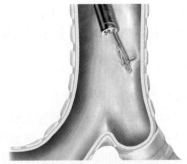

附图2-18 支气管镜活检示意图

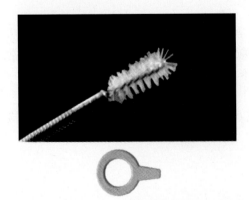

附图2-19 支气管镜用细胞刷

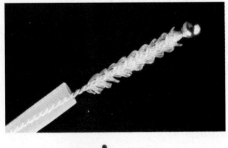

附图2-20 支气管镜保护性细胞刷

(1) X线引导下对周围性肺病变活检：在完成常规检查后，将纤支镜直接插入病变区的段支气管。在X线电视透视下，活检钳、刮匙或毛刷分别循所选择的亚段支气管插入。在X线多轴透视下核对活检器械位置，如为钳检则张开活检钳，再推进少许，在呼气末关闭活检钳再缓慢退出。无明显出血时，同法取活检4~5块。为防止钳取后出血，可在活检前先滴入1:20 000肾上腺素2~3ml。

（2）X线引导下对弥漫性肺病变活检：双肺弥漫性病变常常选取右下肺B_8、B_9和B_{10}上叶–各段支气管为活检部位。纤支镜到达段支气管后，活检钳送至亚段支气管，在X线透视下活检钳穿过支气管壁直至病变区，张开活检钳，在呼气末活检钳再推进少许后钳夹，缓慢退出。再换其他肺段活检，可取5~6块，甚至10块，以提高阳性率。

（3）无X线引导下对周围型肺病变活检：除在术前要准确定位外，尚需估计出段支气管分叉部至病灶中心的距离。这一距离的长度作为活检钳进入的深度。常规窥视达到病变所在支气管段或亚段，然后插入活检钳。按胸片估计的距离，掌握活检钳离开活检孔前端的长度。如遇阻力，轻轻加压亦不能推进，且进钳深度已够，此时稍后退在吸气中张开钳子，再在前伸遇阻力时钳取组织。如深度不足，可能触及亚段或亚亚段的分支间隔，可稍退后轻轻旋转稍加压力至不能继续推进时为止。再按上法钳取组织3~5块，至获取满意的组织块为止。如进钳时患者感觉疼痛，常提示触及胸膜，可退回1~2cm后再试进钳。

（4）无X线引导下对弥漫性肺病变活检：活检部位应选择受累较重一侧的下叶，如两侧大致相同则取右下叶。纤支镜达下叶支气管后，经活检孔插入活检钳至事先选定的段支气管内，直至遇到阻力或患者感到微痛时再将钳后撤2cm。此时嘱患者深呼吸，在深吸气末将活检钳张开后，再将活检钳缓慢伸进约1cm，于呼气末将活检钳关闭并缓慢撤出，按同样操作在不同亚段取组织3~5块。

以上所述均为钳检的操作过程，如进行经支气管针吸活检，可提高对肺部外周肿块的诊断率，但应在X线引导下进行，在针尖刺入病灶后，以20~50ml注射器负压吸引3~5次（或持续10s左右）。停止吸引后将针尖退回鞘内拔出。刷检常与钳检同时进行。操作简便，毛刷能进入活检钳不易进入的部位，可贯穿整个块影，充分发挥毛刷与癌肿接触面大的优点。

3. 影响经纤支镜肺活检诊断率的因素

（1）病变大小：一般认为病灶直径越大，确诊率越高。但亦有报告病灶直径大于6cm者确诊率反而降低，可能为挤压邻近支气管使之扭曲，也可能有纤维包膜或假包膜形成。病变部位位于尖段、后段及背段病变，活检钳有时难以达到病变部位，故阳性率低。

（2）病变性质：恶性较非恶性病变的阳性率高，因后者有时特异性差，难以做出明确诊断。

（3）病变与肺门距离：距肺门2cm以内的病变诊断率低，活检钳进入有技术上困难。

（4）活检方式：一般的规律是阳性率钳检>刮匙>刷检。但对周围型肺癌有推崇刷检者，亦有认为针吸比钳检为优者。共同的结论是联合应用较单一方式为优。

4. 提高阳性率的措施

（1）对局限性周围型病变的准确定位是活检成功的关键之一。

（2）操作者必须熟悉纤支镜下支气管解剖关系，才能保证活检工具准确进入病变所在部位的段支气管。

（3）根据病变特点选用适当型号的纤支镜和采样工具，如对尖段或尖后段病变尽量选用口径较细、可曲度型号较大的纤支镜，紧靠肺门或较大的块影，应以针吸为主。

（4）认真辨认提示病变所在部位的迹象。如黏膜充血，分泌物增多，甚至有溢血表现，为正确选择活检工具进入的支气管管口提供了线索。

（5）采用2~3种活检工具比任何单一工具的阳性率高。

（6）对弥漫性肺病变虽应选择病变密集的部位，但也要考虑病变的新老程度，因新鲜病灶更能反映该病变的特征与本质。

（7）钳取标本以4~6次为好，有研究对弥漫性肺实质病变最佳活检次数为6次，再多取并无更大好处。

（8）术后留痰对肿瘤或结核也能增加一定的阳性率。

（9）加做支气管黏膜活检弥补肺活检之不足。如结节病、播散型肺结核，在行肺活检的同时，如发现支气管黏膜异常亦应进行活检。

（10）有条件时活检均应在X线引导下进行。

（七）并发症

主要并发症为气胸与咯血。气胸发生率一般为5%左右，在X线透视下操作可减少发生频率，只要不损伤脏层胸膜就不致发生气胸。咯血以血痰为主，在肺外围钳取组织时，因该处肺血管均细小，撕裂一般不致引起大咯血。肺癌和慢性炎症则出血机会多。出血的发生率约9%，可局部滴入1∶2000肾上腺素、静脉应用止血药、垂体后叶素等。气胸发生率为3%~5%，一般多能自行吸收，也可行胸穿或闭式引流，如呼吸困难明显、胸腔积气>30%。

二、经气道淋巴结活检

（一）TBNA发展简史

20世纪40年代阿根廷Schieppati首次开展硬镜下隆突下淋巴结穿刺术。20世纪80年代美国霍普金斯大学医学院华裔专家Ko-pen Wang教授发明，使用气管镜操作TBNA并改进穿刺针及方法，使此技术得到推广。

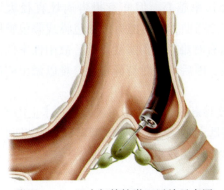

附图2-21 经支气管镜淋巴活检示意图

经支气管镜针吸引活检术（transbronchial needle aspiration）是应用一种特制的带有可弯曲导管的穿刺针通过气管镜的活检通道进入气道内，然后穿透气管壁对气管、支气管腔外病变进行针刺吸引，获取细胞或组织标本进行细胞学或病理学检查的一种新技术（附图2-21）。

当前，纵隔淋巴结主要的检查方法有CT、MRI、PET-CT等影像学检查、纵隔镜检查，以及包括常规经支气管镜针吸活检术（conventional tansbronchial needle aspiration，C-TBNA）和经支气管镜超声引导针吸活检术（endobronchial ultrasound-guided tansbronchial needle aspiration，EBUS-TBNA）在内的经支气管针吸活检术。影像学检查方法对疾病的诊断敏感度较高，但其不能为疾病诊断提供确诊依据；纵隔镜被视为纵隔疾病诊断的金标准，但其创伤大，需全身麻醉下手术的特点亦限制了其应用。随着呼吸内镜技术的发展应用，多家机构研究结果显示，经支气管镜针吸活检术在纵隔疾病诊断中的地位逐步提高，并且均取得了令人瞩目的成就，二者均可以获得较高的诊断阳性率。

（二）方法

方法包括 C-TBNA 与 EBUS-TBNA 活检、穿刺针活检、Wang 活检、NA-1C-1、NA-2C-1（经支气管吸引针活检 TBAB）（附图 2-22）。

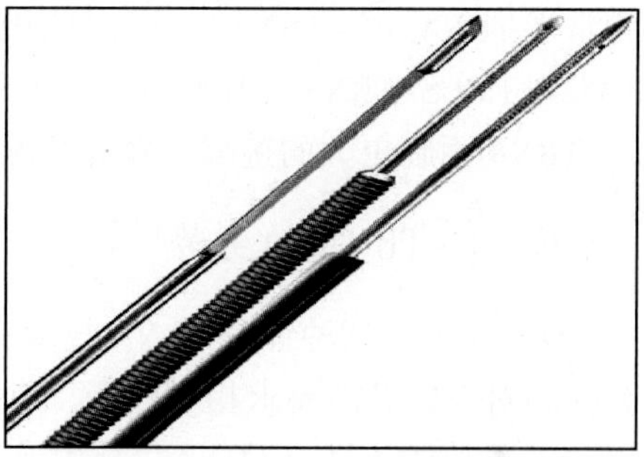

（三）适应证

（1）纵隔或肺门淋巴结。
（2）与气管支气管树相邻但位于气道外的淋巴结及病灶。
（3）黏膜下病变。
（4）肺癌诊断与分期。
（5）肺周围性病灶。
（6）纵隔囊肿及脓肿的诊断和引流。

附图 2-22　经支气管镜淋巴活检针

（四）禁忌证

（1）严重的心肺功能不全者。
（2）哮喘、主动脉瘤或大出血。
（3）严重的肺动脉高压、高血压者。
（4）凝血功能障碍、出血素质者。
（5）气道炎症明显。
（6）各种原因不能配合检查者。

（五）术前准备与麻醉

（1）按常规术者习惯进行，但应予强调的是影像学资料应能满足准确定位的要求。心肺功能欠佳者应测心电图及血气，必要时在吸氧或高频通气下操作。为便于活检操作，术中常需经支气管镜追加麻药。一般使用剂量为 2% 利多卡因 10 ml 左右，总量不超过 400mg。
（2）详细询问病史、体检。
（3）明确病灶的位置：正、侧位片，断层或 CT 片测量段支气管开口至病灶或拟活检部位的距离。
（4）交代病情、签署同意书。
（5）常规检查术前准备，并予静脉补液。

（六）操作过程

30 余年来，该技术逐渐被广泛接受并不断发展，在肺癌的诊断和分期、纵隔原发和转移肿瘤、结节病、纵隔淋巴结核及肺外周疾病等病变的诊断中发挥着重要的作用，可使日常的气管镜诊断率从 24% 提高到 67%，对腔外病变、黏膜下病变及肺外周病变，TBNA 的诊断率由 65% 提高到 91%，其中外周病变由 52% 提高到 87%、腔外病变由 85% 提高到 100%、黏膜下病变由 84% 提高到 97%。但由于种种因素，该技术并未得到广泛的应用。2002 年凸面超声气管镜（CP-EBUS）应用于临床，可在直视下对病变部位进行活检，使得 TBNA 技术得到了充分的诠释，所有 CT 扫描显示的淋巴结均能被 CP-EBUS 探测，引导穿刺区分良恶病变的敏感度、特异度和准确度分别为 95.7%、100% 和 97.1%。气管内超声（EBUS）-TBNA 的可视性、易操作性等特点使得该技术迅速推广，既往的 TBNA 被称为常规 TBNA（C-TBNA）。同时应用 C-TBNA 和 EBUS-TBNA 对同样的病灶进行穿刺活检发现 EBUS-TBNA 的阳性率（69%）远高于 C-TBNA（36%）。EBUS-TBNA 的发展使 C-TBNA 面临更大的挑战，在此情况下，医生应该如何选择？

（七）C-TBNA 的劣势

与 CP-EBUS 这种针对 TBNA 技术的专业设备不同，C-TBNA 利用普通的支气管镜进行操作，对操作者的要求相对较高，有学者认为影响 C-TBNA 应用的因素包括操作技术（30%）、细胞学支持（14%）、技术员（1%）、所有上述因素（25%）、对 TBNA 技术缺乏信心（30%）。这些因素客观反映了 TBNA 未得到广泛应用的原因，其中操作技术是最关键的因素，影响操作者信心的主要原因是由于操作技术因素所导致的低阳性率。据统计，1995 年美国仅 10% 的呼吸专业受训医生在日常气管镜检查中应用 C-TBNA，40% 的医生极少使用。TBNA 操作者中仅约 2% 的人活检操作的阳性率超过 80%，54% 的操作者阳性率为 25%~80%，近 45% 的操作者阳性率<25%。较低的阳性率使操作者在初步尝试后易放弃继续使用该技术。此外，惧怕在穿刺过程中损伤大血管导致严重并发症亦是影响 C-TBNA 开展的主要原因之一。因此与 EBUS-TBNA 相比，C-TBNA 易发生穿刺点选择错误和穿刺技术尚不完善是其主要的劣势。

1. 穿刺点的选择 EBUS-TBNA 最大的优势是可在超声直视下进行活检，测量病灶的大小、性质及穿刺针在病灶内的状况，利用多普勒超声区别病灶和血管，避免损伤血管等重要脏器的可能，确保了穿刺活检的安全性。相对于 EBUS-TBNA 可在直视下操作，C-TBNA 操作的定位主要依靠胸部 CT 提示病灶的位点，结合管腔内解剖结构标志，因不能直视腔外病灶，亦不能肯定穿刺针是否位于病灶内，被称为"盲穿"。由于穿刺位点不明确、惧怕损伤重要脏器是 C-TBNA 难以开展的重要因素之一。

2. 穿刺技术 与 EBUS-TBNA 使用专门的超声支气管镜进行操作不同，C-TBNA 使用常规气管镜即可进行穿刺活检操作，对初学者来说，C-TBNA 的初始操作难度肯定高于 EBUS-TBNA。由于 C-TBNA 操作中存在一系列技巧，任何一个环节不完善均可能导致穿刺针不能透过气道壁，或穿刺针针尖未进入病灶，导致活检失败。对初学者而言，穿刺针未能穿透气道壁可能与穿刺时进针的角度、针尖的方向和穿刺针的尾端固定等一系列问题有关。①穿刺针的角度，与穿刺针的出镜的长度、穿刺针与气道壁的夹角相关，在操作时要求穿刺针伸出镜体的长度与针的活检部分夹角>45°，穿刺针过长必然导致穿刺角度过小、针尖摆动而不易透过气道壁，这是初学者最常见的问题。影响穿刺角度的另一原因是操作者未能较好地控制调节旋钮，通常穿刺时操作者需尽可能下压调节旋钮，使镜体的前端形成尽可能大的弯曲度，初学者通常未注意此技巧，导致穿刺针未能与气道壁间形成较好的夹角，不能透过气道壁。而专业的 CP-EBUS，其穿刺针的长度可通过调节并固定，穿刺针出镜体时已经形成适当的角度。②穿刺针尾端的固定，操作者单独操作时，常常忘记固定穿刺针的尾端，使得穿刺针在穿刺时后退，不能透过气管壁。

（八）C-TBNA 的优势

C-TBNA 利用日常的支气管镜进行操作，在掌握操作技术后，仅需一条穿刺活检针就可以开展工作，无需另换支气管镜，具有简单、方便和性价比高等特点；C-TBNA 有多种类型的针对不同部位病变的穿刺针可供选择，组织学穿刺活检针用于获取较大的组织学标本，进行良性病变的鉴别诊断和恶性病变的进一步基因检测等，组织学穿刺针应用于纵隔及肺门病变，获取的组织学标本较单纯的细胞学标本诊断率提高 36%，肺外周病变可选用较柔软的穿刺针（MW522、MW521）。而 CP-EBUS 为专用设备，价格高昂，需日常支气管镜进行配合检查，且镜体粗大，通常需经口操作，增加了操作难度和患者的痛苦，因此具有操作烦琐、性价比低的特点，目前暂时无组织学穿刺活检针应用于 EBUS 的研究报道。但对熟练掌握 C-TBNA 技术的人员进行对照研究结果表明，C-TBNA 和 EBUS-TBNA 对纵隔良恶性病变的诊断无明显差异。对 200 例患者分别进行 C-TBNA 和 EBUS-TBNA 检查，EBUS-TBNA 比 C-TBNA 多获得了 5 例正常大小淋巴结的病理诊断，表明只要熟练掌握操作技术和定位方法，C-TBNA 同样可达到超声引导类似的效果。

（九）C-TBNA 问题的解决方法

1. 操作技术 TBNA 看似简单，但实际操作有一定困难。操作者要有较好的解剖学、影像学知识和熟练的支气管镜操作技术，经过反复操作和积累经验才能获得较好的结果。研究结果显示，经过手把手教学培训，50 名培训人员均可获得较好的活检阳性率；另有报道，经过系统的培训 24 个月，C-TBNA 敏感度可从 32% 提高到 78%，阴性预测率从 23.5% 提高到 50%，准确度从 38% 提高到 80%，随着阳性率的提高，C-TBNA 的使用率也从 30% 提高到 90%。由此可见，操作技术需要一个训练和累积过程，可通过不断的训练而达到熟练掌握其中的技巧而使穿刺针能顺利透过气道壁。训练需要注意 5 个方面。①穿刺针的角度：操作者应尽可能下压调节旋钮，使支气管镜前端向上引导穿刺针以较好的角度进入软骨环间，如果初始穿刺针刺入软骨环间未形成较好的角度，可适当前推支气管镜，利用支气管前端调整穿刺针针尖与气道壁的角度。②穿刺针的类型：王氏穿刺针系列中 2 型和 5 型偏柔软，较易调整角度，3 型比较硬，不同部位的病变应有针对性地选择穿刺针；OlympusN1/N2C 穿刺针属柔软型，可针对任何部位病灶，但对坚韧的病灶穿透力欠佳，NA-401D 型较 N1/N2C 偏硬。③活检通道的位置：需要注意 Olympus 和 Pentax 支气管镜的活检通道开口于 3 点位置，穿刺左侧的位点如隆突下和主动脉弓-左肺动脉窗时，应适当转动使穿刺针尖向下。④穿刺针出镜长度：应尽可能控制穿刺针鞘伸出活检口长度为 0.5cm 左右，整个穿刺过程都要控制出镜长度。⑤穿刺针尾端固定：初学时可配合使用固定器，通过在活检通道口卡锁穿刺活检针的尾端进行固定，避免穿刺针穿出气道壁时忘记固定穿刺针尾端造成进针过深。

2. 定位方法 与肺部疾病受呼吸运动影响而时刻处于动态不同，纵隔及肺门病变基变不受呼吸运动影响，且与管腔内的解剖标志相对应，只要掌握好管腔内解剖标志与 CT

扫描片所示病变的对应关系，对纵隔和肺门疾病进行准确的定位，避免损伤重要血管等脏器。管腔内的解剖标志主要有主动脉弓（压迹或搏动）、左右气管和支气管转角及各个分嵴等。纵隔及肺门淋巴结均位于纵隔内脏器间所形成的自然间隙内，如右气管旁淋巴结位于上腔静脉下气管前间隙内、左气管旁淋巴结位于主动脉弓-左肺动脉窗内、隆突淋巴结位于隆突上下间隙内，这些淋巴结直接与肺癌的诊断分期、结节病、纵隔淋巴结结核、各种肿瘤的纵隔转移、纵隔原发肿瘤等纵隔常见疾病密切相关。主动脉弓标志的右气管1~2点为上腔静脉轨迹，上腔静脉与气管间为右气管旁淋巴结，沿此轨迹进行多点穿刺，唯一可能穿刺到的血管为变异的奇静脉；主动脉弓-左肺动脉窗位于左气管支气管转角处（环绕气管的第一个完整的软骨环），9~10点为穿刺左气管旁淋巴结；气管第1软骨环正中上下各1个软骨环上方为隆突上间隙，上方穿刺点为前隆突淋巴结，是所有TBNA操作中定位和操作最容易的一组淋巴结；从隆突尖9点至右中间支气管开口的9点连线，8~9点间为隆突下间隙，隆突下淋巴结及隆突远端淋巴结位于此间，以右上支气管开口为标志点，对应右上开口上下各1个软骨环为隆突上淋巴结，下方2~3个软骨环为隆突远端淋巴结等；右上及右下支气管分嵴、左上支气管分嵴均为肺门淋巴结的定位标志。事实上，如果能仔细体会和理解王氏TBNA定位法，相信每位医生都能对C-TBNA的穿刺定位有深刻的理解。

为明确C-TBNA和EBUS-TBNA在纵隔疾病中的应用价值方面的差异，多家机构对这两种诊断技术进行了随机比较性的研究，国外随机比较性研究结果表明，C-TBNA的诊断阳性率（76%）明显低于EBUS-TBNA的阳性率（88%~93%）。有研究提示：①尽管C-TBNA检查可以获得较高的诊断阳性率（81.0%），但EBUS-TBNA的诊断阳性率（93.4%）仍要明显优于C-TBNA。并且在C-TBNA检查结果阴性的患者中，EBUS-TBNA检查仍有较高的诊断阳性率（90.7%），这也进一步说明C-TBNA检查结果阴性时，可进一步选择EBUS-TBNA检查，并且可以获得满意的诊断结果。②当淋巴结最大短径<15mm时，EBUS-TBNA对于淋巴结的穿刺阳性率（74.0%）要明显优于C-TBNA的穿刺阳性率（52.6%），提示当患者各组淋巴结的最大短径均<15mm时，可考虑直接选用EBUS-TBNA，而不考虑选择C-TBNA，可以此减少患者因C-TBNA检查阴性而再次行EBUS-TBNA检查的可能性及痛苦。尽管EBUS-TBNA在诊断阳性率方面较C-TBNA具有更为明显的优势，但EBUS-TBNA检查费用高及难操作的特点也在一定程度上限制了其在基层医院的开展，故C-TBNA仍有较为广阔的应用空间。为明确C-TBNA阴性的原因，并提高C-TBNA检查的阳性率，Herth与Arslan等研究发现，淋巴结的位置可以影响C-TBNA的诊断阳性率，C-TBNA在隆突下淋巴结的阳性率与EBUS-TBNA无明显差异，但在其他组群的淋巴结的诊断中，C-TBNA的诊断阳性率要明显低于EBUS-TBNA。

淋巴结的大小可以影响C-TBNA的诊断阳性率，并且淋巴结越小，C-TBNA的诊断阳性率越低。而荣福等的研究则显示，在熟练掌握操作技术和方法后，尽管存在淋巴结位置及大小的差异，但两种方法均可获得满意的穿刺结果。在C-TBNA和EBUS-TBNA操作安全性方面，通过对术前胸部强化CT的详细分析，判断淋巴结周围的血流情况，进而对行淋巴结穿刺患者进行适当分组检查，使C-TBNA"盲穿"的安全性得到提高，与EBUS-TBNA可视下穿刺一致，均可获得较高的安全性。

（孙　昕）

第四节 肺气肿的介入治疗

慢性阻塞性肺疾病（chronic obstructive pulmonary disease，COPD）是一种具有气流受限为特征的疾病状态，气流受限呈慢性进展、不可逆性，最终致残率和病死率均较高，并有逐年上升趋势。慢性阻塞性肺气肿是其最常见的临床表现。美国胸科协会对肺气肿的定义为肺气肿是肺内与终末细支气管相通的气腔持久性地异常扩大，并伴有肺泡壁的破坏，但无明显的纤维化。肺泡壁的破坏使肺泡之间形成很多小孔，呼吸气腔不均匀性扩大，肺泡及其结构成分排列紊乱甚至缺失，影响了肺泡气体交换。肺气肿按病变组织在肺内分布可分为均质性和非均质性。WHO 估计至 2020 年 COPD 将成为人类第三大死亡原因和第五位致残因素。COPD 的病因学非常复杂，吸烟被认为是 COPD 最常见的致病因素，但只有少部分吸烟者会出现此类症状。空气污染、职业的粉尘或烟尘暴露、微生物暴露等均视为 COPD 的原因，另外，基因易感性也可造成 COPD。

晚期慢性阻塞性肺疾病患者的常规治疗方法包括解痉、平喘、手术、吸氧和功能锻炼治疗，吸入支气管扩张剂和激素药物虽然有一定的治疗作用，但是对于重症患者即使药物使用到极限量也不能缓解静息呼吸困难。晚期 COPD 患者症状难以缓解的原因与其疾病的病理生理学改变有密切关系。COPD 出现的呼吸困难是由于肺泡破坏和肺动力学机制受损引起，这些改变将导致不可逆的用力呼气流速降低，最大呼气流速-容量曲线向容量轴凹陷，由此出现的 COPD 患者吸气肌力和膈肌收缩力减低。肺过度充气将膈肌推平引起很多副作用，如降低膈肌收缩力、吸气时腹压不能有效地作用于胸壁、阻碍了肋骨的活动、形成内源性正压通气等。内科药物治疗并不能改变肺部的解剖结构。1997 年，Massaro 等报道补充反式维甲酸可使大鼠的气肿肺结构得到重建，并带来了维甲酸的研究热点。反式维甲酸是维生素 A 的代谢产物，有报道其能使包括肺在内的不同细胞、组织和器官得到修复，也有补充维甲酸可以使危及生命的重度 COPD 肺功能改善的少数报道。其后，许多学者将其应用于各种动物实验，包括几内亚猪的吸烟诱导肺气肿模型、破坏弹力纤维诱导的小鼠和大鼠肺气肿模型等均未得出阳性结果，这些实验引起了学者对用维甲酸治疗肺气肿的关切，其中的偏差尚不清楚。2008 年，Takahashi 等报道辛伐他汀能使弹力纤维破坏诱导的小鼠肺气肿模型中的肺泡上皮增殖，而其后的许多研究认为辛伐他汀对已破坏的肺泡无效。至今，没有任何治疗能够使肺气肿破坏的气血交换结构重建。

自 19 世纪末就有许多外科手术方式尝试治疗肺气肿，包括肋软骨切除术、胸骨横断切开术、胸廓成形术、膈切除术、人工气腹及肺大疱区域肺折叠切除术等，手术治疗虽然可以缓解症状，但除肺大疱切除外，所有其他手术都未证实肺气肿患者能从中受益，却伴随着非常高的并发症和手术死亡率，而且重症患者体质较差，不能耐受手术创伤。根据疾病的病理生理变化，在 20 世纪 50 年代后期 Brantigan 等首先提出开胸肺减容手术（lung volume reduction surgery，LVRS），通过切除膨胀过度的肺组织改善膈肌和胸廓的代偿状况，从而改善通气-血流灌注比例达到缓解晚期患者症状的治疗方法。1995 年 Cooper 等成功对 20 名患者行 LVRS，并改善了所有患者的生活质量和肺功能。2003 年，美国国家肺气肿治疗研究项目（nationalemphysema treatment trial，NETT）研究结果认为，对于非均质性肺气肿，LVRS 可明显改善肺功能，对其治疗肺气肿的评价基本趋于一致。但是，

LVRS 适应证较窄，仅限于上肺叶病变、活动受限的 COPD 患者，不适用于非常严重的肺气肿患者（第 1 秒用力呼气量 $FEV_1 \leq 20\%$，加上一氧化碳弥散率 $DL_{co} \leq 20\%$ 或均质性肺气肿），而他们恰恰最迫切需要改善肺功能；2005 年 Berger 等对 8 个随机临床试验进行 Meta 分析发现 LVRS 优于药物治疗。但术后并发症发生率可达 90% 以上，术后 90 天的死亡率为 7.9%，术后再住院率为 22%~28%，而且手术费用高昂。这些都限制了 LVRS 在临床中的应用。为解决这一矛盾，学者们开始探索用微创技术治疗重度性肺气肿，其后胸腔镜下的肺减容手术包括直线切割缝合器的使用、真空泵辅助肺减容手术等取得了一定效果，但仍存在并发症高的问题。肺移植被认为是重度肺气肿的最佳治疗手段，但手术要求复杂加之供体缺乏，难以广泛开展。

经纤维支气管镜肺减容术（bronchoscopic lung volume reduction，BLVR），被认为是一种微创、有发展前景的肺气肿介入治疗手段。目前有三种方式，但基于两种理念：闭合现有解剖学气道或建立额外的解剖学气道。

一、非均质性肺气肿的介入治疗

肺减容手术是通过切除过度气肿的肺组织留出胸腔空间以改善膈肌和胸廓的运动，进而改善肺功能。BLVR 是根据肺减容手术原理，通过支气管镜阻塞或其他手段，使远端支气管及肺泡内空气弥散到肺毛细血管循环中而近端空气不能进入，引起肺萎陷，即所谓"内科切除"无效腔肺组织，改善血流动力学、通气血流比值和过度充气的肺组织与胸廓之间的失调状态。虽然这种方法没有产生新的有功能的肺组织，但它使肺的弹性回缩力增加，以膈肌为主的呼吸肌恢复正常的收缩状态，改善呼吸泵功能，减少无效腔，胸腔负压降低，肺血管阻力及右心负荷下降。

非均质肺气肿有明确可以萎缩减容的靶区，目前 BLVR 的方法有两种，即针对气肿肺组织本身和针对气肿肺的支气管。

（一）针对气肿肺组织本身的 BLVR

1. PneumRx 弹簧线圈肺减容术 应用支气管镜将 70~200mm 长的镍钛合金弹簧置入气道，弹簧线圈可直接压迫肺组织，使靶肺组织萎缩达到减容的目的。弹簧线圈设计时考虑可在有侧支通气造成效果不佳时取出，但实际长期置入后取出比较困难。平均每个肺叶要置入 10 个弹簧圈。Slebos 等注册研究 16 例非均质肺气肿患者，共置入 260 个弹簧圈，结果显示肺功能、呼吸困难评分均有显著改善，无威胁生命的并发症，主要并发症有呼吸困难、COPD 加重、胸痛和少量可自愈的咯血。弹簧线圈肺减容严格地适用于非均质性肺气肿，靶肺组织周围不能有巨大的肺大疱，靶肺叶无侧支通气（附图 2-23）。

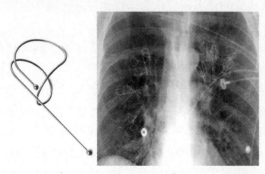

附图 2-23　PneumRx 弹簧线圈

2. 经纤维支气管镜热蒸汽肺减容术 经纤维支气管镜热蒸汽肺减容术（bronchoscopic

thermal vapor ablation，BTVA），热蒸汽肺减容装置包括蒸汽发生部和导管部，在纤维支气管镜引导下将导管插入靶支气管（亚段支气管），释放热蒸汽，使支气管及相关肺叶造成热损伤，支气管瘢痕形成、靶肺叶不张萎缩（附图2-24）。Snell等对44例上叶肺气肿患者进行热蒸汽肺减容术，靶区肺叶体积缩小48%，患者FEV_1用力呼气量、残气量及呼吸困难评分、6min步行实验等均有显著改善，主要并发症有COPD加重且有1例死亡、肺炎、下呼吸道感染和咯血。BTVA是一种依赖热损伤后炎性反应的永久性减容方法，不受侧支通气的影响。

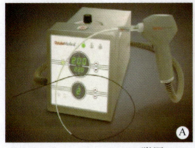 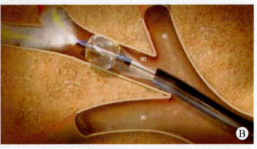

附图2-24　BTVA蒸汽肺减容装置

3. 经纤维支气管镜肺泡灌注肺减容术　经纤维支气管镜肺泡灌注肺减容术是在纤维支气管镜引导下，将导管插入亚段支气管，向肺泡内注入聚乙烯醇和戊烷混合胶，致使肺泡萎缩，肺体积缩小。无论有没有侧支通气，肺泡一般会在3~6周后萎陷。Herth等25例多中心注册研究显示，3个月后患者肺功能和临床症状显著改善。Kramer等单中心研究20例均质性肺气肿患者进行双侧肺泡生物胶灌注治疗，3个月后观察肺体积缩小，肺功能改善。该方法非常安全，主要并发症是一过性的炎性反应和COPD加重。该方法不受侧支通气的影响，可用于均质性和非均质性肺气肿（附图2-25）。

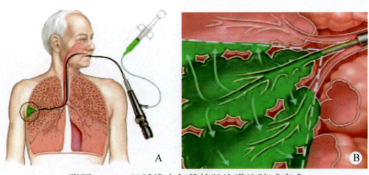

附图2-25　经纤维支气管镜肺泡灌注肺减容术
（引自Grigoris，et al. 2013. Current Drug Targets，14：253-261.）

（二）针对气肿肺支气管的BLVR

1. 支气管塞肺减容术　Sabanathan等报道经纤维支气管镜引导将硅酮材料制成的支气管塞阻塞靶支气管，致支气管远端肺叶形成肺不张，达到肺减容的目的。难以避免的阻塞性肺炎和较高的支气管塞移位率限制了此项技术的开展（附图2-26）。

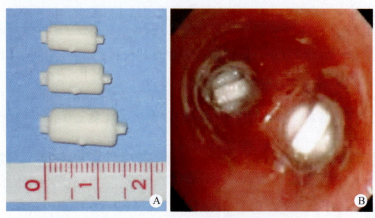

附图 2-26 支气管塞

2. 单向活瓣支架 BLVR 单向活瓣法是目前研究得最多的 BLVR 方法。通过纤维支气管镜置入靶支气管内，使支气管呈单向通气，即只允许肺组织内气体呼出而阻止气体吸入，慢慢造成靶区的气肿肺组织不张或萎缩。不张区的肺体积缩小，一方面减少了肺的容积和通气无效腔，另一方面可以减小相对正常肺组织的压迫，改善呼吸效率。同时，单向活瓣还能使支气管及肺内的分泌物排出，从而减少了发生阻塞性肺炎的可能。

（1）Emphasys 支气管活瓣（emphasys endobmnchial valve，EEV）：第一代活瓣装置是以金属支架作为固定装置，其内是带有鸭嘴状单向活瓣的硅胶塞子。该装置需通过硬质支气管镜引导，通过专用的导管导丝释放系统置入靶支气管中，释放后还可通过活检钳调整其位置。第二代活瓣装置（Zephyr 活瓣装置）是以类似于网状支架的镍钛合金自膨式管状固定装置，外覆带有活瓣的硅酮膜。Zephyr 活瓣装置可经可弯曲纤维支气管镜直视下释放（附图 2-27）。

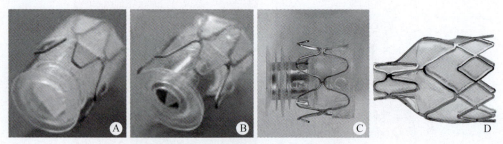

附图 2-27 Emphasys 支气管活瓣装置
A～C. 为第一代 Emphasys 及其改进装置；D. 为第二代 Zephyr

（2）Spiration 支气管活瓣（spiration intra-bronchial valve，IBV）：由镍钛记忆合金伞形支架做骨架，包含 6 个固定钩，上覆聚氨酯膜构成。通过导管释放系统直接置入靶支气管，伞形的凸面朝向支气管远端，空气和分泌物可通过支架膜的边缘流出，反向流动受限。伞的中心部有一活动杆，用于回收或调整位置（附图 2-28）。

（3）国产支气管活瓣支架：吴琦等根据肺减容原理设计了一种以镍钛合金网状支架为骨架、内覆硅酮膜的支气管活瓣支架，硅酮膜的近端延伸形成穹顶状膜，并在穹顶开口

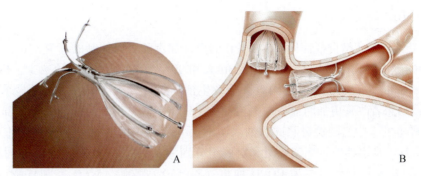

附图 2-28 Spiration 支气管活瓣装置

形成三瓣式活瓣。该支架需经纤维支气管镜定位测量后，在 X 线透视监视下经 9~10F 鞘管释放。为减少支气管黏膜损伤造成增生，该活瓣装置无固定钩设计，故此设计成内覆膜，外边的裸支架能够卡住亚段支气管软骨块，防止移位（附图 2-29）。

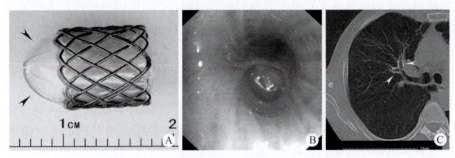

附图 2-29 国产支气管活瓣支架及释放位置

（4）Miyazawa 支气管活瓣（miyazawa valve，EMV）：是一种硅树脂材料制成的单向活瓣装置，其近端设计成环形以便利用气管镜活检钳放置或取出，远端为鸭嘴状，可使肺内气体单向排出，外表面有小柱状突起防止移位。该装置突出的特点是可用支气管镜异物钳直接取放而无需其他设备材料，使用非常方便（附图 2-30）。

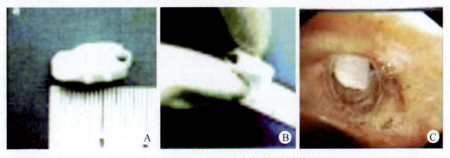

附图 2-30 Miyazawa 支气管活瓣装置

（引自 Giovanni G，et al. 2010. Interactive CardioVascular and Thoracic Surgery，11：213-215.）

(三) BLVR 并发症

术后主要并发症是自限性气胸、COPD 的急性加重和可以控制的肺炎。Wan 等报道了 98 例患者的多中心临床试验结果，术后 30 天和 90 天肺功能示残气量减少，FEV_1 增加，FVC 增加，6min 步行实验、呼吸困难评分及生活质量评分均有改善。结果显示低 FEV_1、高 RV 基线的患者改善更加明显，单侧治疗效果优于双侧，整叶治疗疗效优于部分肺段的趋势。大样本的多中心随机对照试验纳入了欧美 492 例应用 Zephyr 活瓣装置上叶减容的患者，6 个月不良事件发生率实验组和对照组分别为 6.1% 和 1.2%，但 12 个月随访两组相似。术后 90 天并发症主要为 COPD 加重（7.9%）、咯血（5.6%）和气胸（4.2%），长期观察最常见的并发症为阻塞支气管远端肺炎（4.2%）。亚组分析显示 FEV_1 和 6min 步行距离的改善依赖于显著的非均质肺气肿基础、完整的叶间裂和成功的阻塞支气管且没有侧支通气。定群分析显示无叶间裂患者 FEV_1 显著增加（16.2%）、6min 步行距离改善明显（7.7%）、CT 扫描靶肺叶体积显著缩小，明显的非均质肺气肿患者也有统计学意义。单向活瓣装置肺减容术主要用于明显的非均质肺气肿、叶间裂完整和无侧支通气的患者，该方法的另一个优点是即使活瓣装置置入了较长时间，也比较容易取出。

二、均质性肺气肿的介入治疗

肺气肿从病理上讲本身就是非均质性的，所谓均质性肺气肿其实是相对肺的整体而言，也就是两肺均有肺气肿，严重程度相差不多。此类患者行肺减容手术或胸腔镜辅助手术时没有明确的靶区。以肺不张或"内科切除"无效腔肺组织为目的的经纤维支气管镜肺减容手术同样面临手术靶区选择的问题。经纤维支气管镜气管旁路肺减容术主要针对此类患者。

肺气肿是由于细支气管阻塞致呼气障碍，肺泡内气体无法排空造成的，气管旁路肺减容术则是在肺实质与大气道之间建立额外的解剖学气道，使远端肺泡绕过阻塞性肺气肿的"阻塞气道"得以排空，以改善通气，减少残气量。此种方法虽不像肺减容手术那样切除肺组织，也不像其他纤维支气管镜减容术那样造成肺不张达到减容效果，但它使气肿的肺泡能够顺利排空气体，肺泡缩小，进而达到减容效果。此种方法最早由 Macklem 报道，其病理学理论基础是 van Allen 提出的"侧支交通"的概念，1930 年 van Allen 等在阻塞犬的小叶支气管时，观察到其远端肺组织未出现不张。他们用"侧支交通"来解释这种气体通过在解剖学尚未认识到的路径进入肺组织的现象。侧支交通是指气体可以经过非解剖学路径从一个肺小叶进入另一小叶。人肺中共有三个段水平的侧支交通：Kohn 肺泡间孔、细支气管-肺泡交通支和支气管间交通支。Lausberg 等将 12 组肺移植患者术中摘除的气肿肺置于一个密闭的通气装置中，在气管与肺实质之间用纤维支气管镜射频穿孔及支架置入模拟旁路通气，证明旁路通气可能是治疗肺气肿过度充气及严重肺组织破坏的一种方法。Rendina 等对 15 例需要肺切除的患者手术前实验性地进行了旁路通气的人体试验，应用纤维支气管镜结合超声定位避开大血管等重要器官，共建立 29 个气管旁路证实了气管旁路通气的安全性。

Moore 等 2010 年报道气管旁路可使呼气气流增加。该手术方法是，气管内超声定位避开大血管，在纤维支气管镜下利用针-球囊-支架一体装置向肺实质内穿刺，扩张球囊并将支架充分扩张形成通路，为防止支架再狭窄造成通路闭塞，应用了紫杉醇药物洗脱支架（附图2-31和附图2-32）。

Shah等2011年报道了旁路通气肺减容术用于重度均质性肺气肿的大样本多中心随机对照研究，研究纳入了315例重度均质性肺气肿患者，证实此项技术是安全的，严重并发症<3%。术后第一秒用力呼气量（FEV_1）、肺活量（FVC）、残气量（RV）均有显著改善，但3个月或6个月没有统计学意义。呼吸困难评分无统计学意义。CT检查术后89%的患者靶肺体积下降，但6个月后56%的患者肺体积重新增大，因为76%的通气旁路在6个月随访时闭塞。人工通气旁路的闭塞成为此项研究的最大问题。

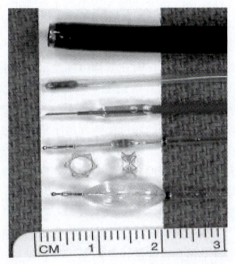

附图2-31　气管旁路的针-球囊-支架联合装置

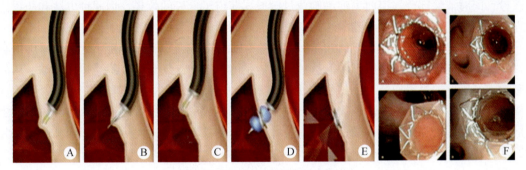

附图2-32　支气管旁路肺减容术
A~E. 气管旁路的手术步骤；F. 气管旁路镜下观
（引自Stratakos G, et al. 2013. Current Drug Targets, 14：253-261.）

综上所述，尽管经纤维支气管镜肺减容术出现了很多方法和装置，进行了很多研究并取得了较好的临床效果，但仍缺乏足够的证据证实其优于LVRS。考虑到理论和器械的逐步进展，特别是许多患者不能或者拒绝接受外科LVRS，经纤维支气管镜介入肺减容术仍然会在重度肺气肿的治疗中占有重要地位。

（范　勇）

第五节　哮喘的经气道消融术治疗

支气管哮喘（简称哮喘）是常见的慢性呼吸道疾病之一，近年来其患病率在全球范围内有逐年增加的趋势。目前全球哮喘发病率为5%~6%，我国哮喘发病率为1%~4%。许多研究表明，规范化特别是长期管理对提高哮喘的控制水平、改善患者生命质量有重要的作用。哮喘是由多种细胞包括气道的炎性细胞、结构细胞和细胞组分参与的气道慢性炎症性疾病，重度哮喘气道类似于慢性损伤，炎症和修复持续进行。这种慢性炎症导致气道高反应性，通常出现广泛多变的可逆性气流受限，并引起反复发作性的喘息、气急、胸闷或咳嗽等症状，多与接触变应原、冷空气、物理、化学性刺激及病毒性上呼吸道感染、运动等有关。发作时在双肺可闻及散在或弥漫性、以呼气相为主的哮鸣音，呼气相延长。常在夜间和（或）清晨发作、加剧，多数患者可自行缓解或经治疗后缓解。临床上常用的治疗哮喘的药物有糖皮质激素、长效和短效 β_2 受体激动剂、茶碱类药物及白三烯拮抗剂等，这些药物能通过松弛气道平滑肌减少气道痉挛，但不能阻止哮喘继发的气道平滑肌慢性结构改变，即气道重塑。药物治疗通常能有效地控制轻中度哮喘发作，但 15%～20% 的患者经过药物控制不佳，即控制不佳的哮喘和重度哮喘，其死亡率为 5%～10%。寻找哮喘治疗的新靶点，改善哮喘患者症状、肺功能及生活质量，成为临床哮喘治疗的研究重点。

因哮喘过敏反应导致小气道内黏液细胞大量分泌且黏液成分改变，炎症反应影响小气道纤毛运动系统的正常功能，使黏液排出不畅，造成小气道内黏液栓形成，气道阻塞。许多学者进行了经纤维支气管镜灌洗治疗。纤维支气管镜灌洗可溶解并迅速清除小气道内黏液栓，同时清除部分气道内炎症细胞及过敏原，获得了良好的效果。但此种方法和药物治疗一样，不能改变支气管哮喘的小气道狭窄、阻塞的解剖结构，长期效果有限。

支气管热消融术（bronchial thermoplasty，BT）是在支气管镜下将可控的射频热量直接作用于支气管壁的平滑肌细胞。这种射频能量的传导使支气管壁组织受热而凝结，从而减少支气管壁的平滑肌数量，进而降低其收缩能力。这种技术可使哮喘患者减少用药剂量，部分患者甚至完全脱离药物治疗。虽然支气管热成形术对患者潜在的获益和风险及生活质量的改善仍存较大的不确定性，而且此种技术的长期结果尚无定论，但因其前期研究所取得的良好效果，仍获得了欧洲呼吸学会/美国胸科学会重度哮喘治疗国际指南的强力推荐。

支气管热成形术是基于气道平滑肌（airway smooth muscle，ASM）在支气管哮喘中的作用。气道平滑肌痉挛引起的气道阻塞一直被认为是哮喘的主要发病机制，多年来被广泛研究和证实，在哮喘急性发作和哮喘持续状态时，平滑肌的痉挛是最危险的症状之一。慢性哮喘的特征之一是气道的重建，包括黏液腺增生、血管生成增加和气管平滑肌肥大。如果肺部经常受到刺激，平滑肌数量和体积都会发生变化，造成平滑肌层的变厚和气道的变窄。Mitzner 提出，如果将 ASM 去除，气道内径可能会轻微增大，但是不会造成其他明显的生理学改变。Cox 认为 BT 能在指定的部位精确地控制能量释放、作用时间和所需温度，去除增生的平滑肌，恢复气道通畅。其物理原理是通过治疗电极将高频交流电磁波（350～500 kHz）导入组织，通过电磁转换使组织中带电离子发生振荡后产热，当局部温度达到预设值时，就能使正常的细胞膜溶解，细胞内蛋白变性，细胞内外水分丧失，气管组织受热而凝结，导致组织凝固性坏死从而减少 ASM 的数量，进而降低其收缩能力。Miller 等 2005 年报道 8 例拟行肺叶切除的非哮喘患者支气管内射频消融试验，从射频消融到手术切除期间患者无新加症状，如咯血、呼吸困难、感染等不良事件，离体支气管显示平滑肌平均减少 50%，证实人体可耐受 BT 治疗。

一、适应证

(1) 年龄≥18岁。
(2) 按指南正规治疗后仍有症状的重度哮喘。
(3) 戒烟≥1年。
(4) 1s用力呼气量（FEV_1）>65%预计值。
(5) 无呼吸道感染。
(6) 近4周无哮喘加重。
(7) 可耐受气管镜检查。

二、禁忌证

（一）绝对禁忌证

(1) 支气管镜检查相关禁忌证，如严重心肺功能衰竭等。
(2) 活动性呼吸道感染。
(3) 2周内哮喘恶化。
(4) 2周内激素剂量变化。
(5) 未控制的糖尿病。
(6) 无法停用抗凝和抗血小板药物。
(7) 体内电子装置（起搏器、除颤器等）。
(8) 同一位置已行支气管热成形治疗（重复治疗的安全性尚不清楚）。
(9) 假性重度哮喘（用药方法错误、未规律用药等）。

（二）相对禁忌证（手术相关不良事件危险性增加）

(1) 术前吸入支气管扩张剂FEV_1<65%预计值。
(2) 48h内使用短效支气管扩张剂>12喷/24h。
(3) 使用口服激素>10mg/d。
(4) 怀孕、癫痫、肾衰竭及未控制的高血压、冠心病。
(5) 合并其他呼吸疾病，如肺气肿、声带功能障碍、机械性上呼吸道梗阻、囊性纤维化等。
(6) 未治疗的阻塞性睡眠呼吸暂停。
(7) 2年内曾ICU抢救或曾气管插管患者。
(8) 1年内下呼吸道感染≥4次。
(9) 1年内因呼吸系统症状住院≥3次。
(10) 1年内口服冲击量激素治疗哮喘急性发作≥4次。

三、操作方法

支气管镜检查常规准备，因需进入较小气道，支气管镜外径≤5.2mm，工作通道内径≥2mm以便射频导管通过，选用耐热的治疗用气管镜。术前1周应对患者重新评估，术前3天、手术日和术后1天应用50mg泼尼松,共5天。手术日应再次评估患者能否耐受手术,肺功能测定使用支气管扩张剂后至少达到未使用时的85%,以确定疾病处于稳定期。术前应用短效 β_2 受体激动剂吸入、抑制口涎分泌和抗焦虑药物。大部分手术需要较强的镇静,可用气管插管或喉罩通气,自主呼吸,保证治疗期间气道相对固定还可间断正压通气维持呼吸功能。1%~2%利多卡因上呼吸道表面麻醉,建立心电监护。准备 Alair 射频器械,该设备由带有脚踏开关的射频控制器和带有四个电极的网篮组成,该设备可输出低能射频(附图2-33)。射频导管可通过2mm的气管镜工作通道,网篮的四个电极带有温度传感器反馈到控制系统。进入需治疗的靶支气管后,放开网篮,使电极呈环形紧贴气管壁,踩脚踏开关输出设定好的射频能量。

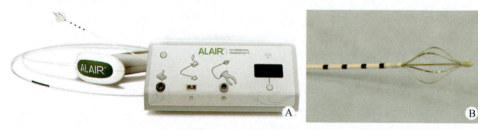

附图2-33　Alair射频装置

治疗时先将电极插入≥3mm直径的支气管进行消融,温度65~75℃,设定时间每次10s。消融后每次退出5mm(1个黑格)继续消融。一般治疗分3次进行,间隔3周(附图2-34和附图2-35)。按照右下叶—左下叶—两上叶的顺序进行消融。每次消融所有直径≥3mm的支气管,根据患者不同的解剖结构一般消融30~90个部位,严格记录消融的部位,每个部位只消融1次,手术总持续时间约50min。右中叶支气管解剖学上狭长,理论上存在较大的消融后阻塞和肺不张风险,不进行治疗(附图2-36)。治疗后监测患者的生命体征和呼吸音变化,一般患者术后2~4h完全清醒,可进行肺功能检查,在 FEV_1 恢复到术前基线的80%以上时可解除监护。术后可用分泌物清除辅助呼吸装置帮助清理气管内分泌物(附图2-37)。术后24h、48h和1周随访检测肺功能,术后2周全面评估患者恢复情况并为下一次射频治疗做准备。

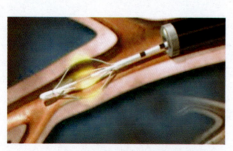

附图2-34　Alair射频消融示意图

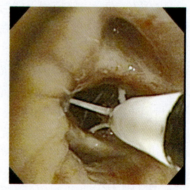

附图2-35　Alair射频消融支气管镜下表现
[引自 Cayetano KS, et al. 2012. Clin Rev Allergy Immunol, 43 (1-2): 184-93.]

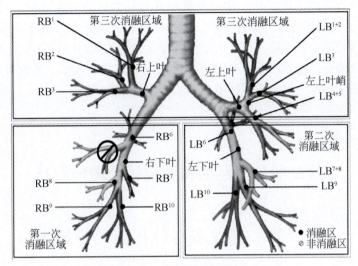

附图 2-36　射频消融顺序及部位

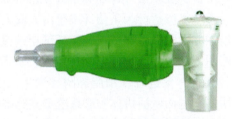

附图 2-37　Acapella 呼吸装置

四、并发症

目前的多项随机试验均证实了 BT 在人体应用的安全性。BT 术后最常见的不良事件为哮喘症状加重，包括哮鸣、咳嗽、胸痛和胸部不适感，哮喘发作中轻度 43.6%、重度 53.2% 及极重度 1.3%，多在术后 1 天内发作，1 周内标准治疗后缓解。射频消融时温度控制至关重要，温度 <60℃ 时，气管平滑肌无明显改变；温度 ≥75℃ 时，气管壁损伤过度，影响组织修复和气道重建。其他并发症包括肺不张、急性鼻窦炎、上下呼吸道感染、FEV_1 下降、焦虑、咯血、头痛、发热、咽喉疼痛、咳嗽、胸痛等，也有 BT 术后 3 天出现急性肺脓肿的个案报道，目前没有发现与器械相关的器械故障或安全问题，亦没有出现危及生命不良事件。

Cox 等对 112 例多中心的中重度哮喘的随机临床试验观察发现，支气管热整形术组在 3 个月、6 个月、12 个月平均急性加重次数减少，对照组没有明显变化。推测支气管热成形术组每年每人可以减少约 10 次轻度急性加重。治疗 12 个月时，支气管热成形术组与对照组相比，上午峰流速（peak expiratory flow，PEF）、哮喘控制量表（asthma control questionnaire，ACQ）和哮喘生活治疗量表（asthma quality of life questionnaire，AQLQ）、无症状天数百分比、症状评分明显增加，急救药物使用减少。Castro 等进行了 288 例重度哮喘多中心随机双盲临床试验，结果显示 BT 治疗组整体 AQLQ 评分明显优于对照组，且在 BT

组因哮喘急性发作导致不能工作、学习及参加其他日常活动的天数少于对照组。总体来说，BT 可改善重症哮喘患者的生存质量，减少哮喘重症恶化率，减少急诊就诊次数和住院次数，减少因哮喘症状不能工作、上学及其他日常活动的时间。另外，患者无症状天数百分比、总症状评分、抢救用药、ACQ 评分、上午 PEF 均有改善。尽管目前 BT 治疗费用较高，但长期随访显示，对于重度哮喘患者，性价比较高。

（范　勇）

第二部分　经内科胸腔镜的微创治疗

第一节　良性多房性积液的松解术

细菌性肺炎住院患者中 36%~66% 伴有脓胸或肺炎旁胸腔积液，其中 10% 需要穿刺引流等侵袭性干预。脓胸和复杂性胸腔积液（complicated parapneumonic effusion，CPE）时，白细胞侵袭进入胸膜腔，并释放可渗透性因子使纤维蛋白原漏入胸膜腔。纤维蛋白原转化为纤维蛋白，表面黏附性增加并黏附微生物，在胸膜纤维化进程中于脏层和壁层间形成网格状粘连，促进多房性胸腔积液形成，纤维蛋白和纤维蛋白原及其降解产物有炎性作用，如充当趋化物，影响细胞渗透性，促进纤维细胞黏附和增生，以及产生胶原蛋白、黏多糖，使胸腔积液的黏滞性增加并进而激活机体防御系统形成感染。感染性胸腔积液中纤维蛋白溶解活性降低，纤溶酶原激活剂抑制剂浓聚升高，蛋白、细胞成分增加，纤维蛋白沿胸膜表面沉积，胸膜产生分隔，相邻肺组织受积液的压迫和非弹性纤维包裹，致肺膨胀不全。临床经皮引流不畅且容易阻塞引流管。胸廓切开术和胸膜剥脱术对治疗多房性胸腔积液有较好效果，但创伤较大。其他方式主要有溶纤维蛋白的化学松解术和内科胸腔镜下的机械松解术。

一、胸腔内溶纤维蛋白松解术

Tillet 等于 1949 年首先应用胸腔内溶纤维蛋白（intrapleural fibrinolytic therapy，IPFT）治疗多房性胸腔积液，Bergh 于 1977 年应用链激酶治疗多房性胸腔积液，其后许多研究证实纤维蛋白溶解治疗多房性胸腔积液的有效率为 38%~100%。常用的溶纤维蛋白药物有链激酶（SK）、尿激酶（UK）和重组组织型纤维蛋白溶解酶原活化剂（r-tPA），以尿激酶最为常用。尿激酶是从尿中分离出来的一种纤溶酶原激活物，它首先连接一分子纤溶酶原，然后这一复合物黏着于第二个纤溶酶原分子并形成纤溶酶。这种纤溶酶降解纤维蛋白原、纤维蛋白和其他凝血因子。尿激酶不具有抗原性，不引起过敏，没有致热原性，胸腔内注射尿激酶后经过降解纤维蛋白降低胸腔积液黏滞性，分解胸膜粘连和分隔，增加引流。

（一）适应证

(1) 结核性或细菌性脓胸等非恶性的胸腔积液。

(2) 虽胸腔引流管位置合适，但引流量仍少。
(3) 经 CT、B 超证实胸腔有多分隔。
(4) 近期的液体分流量远少于预期。

(二) 禁忌证

(1) 活动性出血。
(2) 近期手术史。
(3) 妊娠。

(三) 操作方法

CT 或超声导向下，调节引流管位置并尽可能地抽吸积液后，100 000IU 尿激酶混入 20~100ml 生理盐水中经引流管注入胸腔，保持 2~12h 后抽出。对尿激酶的用量和生理盐水稀释剂的用量报道不一，也未见它们与有效性关系的报道。在此期间鼓励患者转动体位，促进液体流动，使液体与纤维分隔尽量接触。治疗时间为每天 1 次，常持续 2 周后症状缓解，平均应用 5~6 周。

(四) 并发症

应用链激酶时可有过敏反应和发热。出血为潜在并发症，但因尿激酶为局部应用，并不改变全身的凝血功能，出血非常少见。与胸腔穿刺一样，气胸是该项治疗的最常见并发症。

尿激酶溶纤维蛋白治疗多房性胸腔积液应用广泛，部分随机试验显示溶纤维蛋白治疗可以提高引流成功率，减少手术干预。但 2006 年的一项 Meta 分析纳入了 575 例患者，显示溶纤维蛋白治疗与传统穿刺引流之间的死亡率和手术率无统计学差异，而 2008 年的 702 例 Meta 分析又显示溶纤维蛋白治疗能减少患者的手术率。故此溶纤维蛋白治疗一直存在争议。2010 年的英国胸科学会不推荐将溶纤维蛋白治疗用于感染性多房性胸腔积液。2012 年 Janda 等的 Meta 分析显示溶纤维蛋白治疗从死亡率和手术率方面均优于传统治疗，并认为超声导向优于 CT 导向。

二、内科胸腔镜下的机械松解术

内科胸腔镜最早被定义为诊断性胸腔镜，但随着内科胸腔镜的发展，广泛用于胸膜疾病的治疗，包括恶性胸腔积液的硬化治疗及多房性胸腔积液的松解等。

与外科胸腔镜比较，内科胸腔镜仅有一个胸腔入口，创伤小、不需要全身麻醉，但不宜进行复杂的操作。

(一) 术前准备

术前行血常规、出凝血常规、人类免疫缺陷病毒（HIV）初筛等有创操作常规检查，行超声检查观察胸腔积液及胸膜的活动情况并确定手术入路，术前半小时肌内注射地西泮 10mg 及阿托品 0.5mg。进行血压、心电及氧饱和度监测，所有患者均进行面罩吸氧。准备 OlympusBF-240 可弯曲式内科电子胸腔镜及活检钳等手术器械灭菌备用。

(二) 手术方法

患者取健侧卧位，健侧胸壁下垫一软垫，使脊柱稍向患侧突起，以扩大患侧手术区肋间隙。根据 B 超定位点选择最佳穿刺点，一般位于腋中线或腋后线第 6~8 肋间，已有胸腔引流入路时可选用原有入路。1% 利多卡因局部麻醉并静脉给予镇静止痛药物，切皮，血管钳逐层钝性分离至壁层胸膜，垂直插入戳卡至胸膜腔，戳卡插入胸腔以 1~3 cm 为宜，由助手固定戳卡，术者拔出针芯，空气可以通过套管自由进出胸膜腔，插入胸腔镜进行观察。观察前应尽可能通过胸腔镜工作通道吸尽胸腔积液，以免影响视野并掩盖病灶。吸尽胸腔积液后，应用活检钳小心分离胸腔内胸膜分隔，使包裹的胸腔积液流出并经胸腔镜吸出（附图 2-38）。旋转胸腔镜清晰地按照顺序分离胸膜分隔，一般情况按胸膜腔内的前、上、后、侧、下顺序进行。联合尿激酶松解时可注入尿激酶稀释液。术毕退出胸腔镜及戳卡，在穿刺部放置多侧孔引流管引流，以便引流胸腔内的气体及液体，缝合并固定套管。

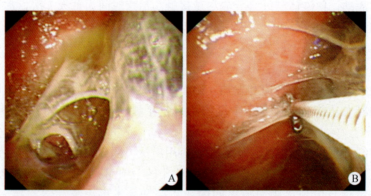

附图 2-38 结核性胸膜粘连的松解
A. 内科胸腔镜示结核性纤维分隔；B. 内科胸腔镜活检钳机械松解

(三) 并发症

常见的并发症包括心律失常、轻度高血压或低氧血症，吸氧可以完全纠正。部分胸膜粘连中有小血管生成，可造成出血，多数可以自行止血，对于相对微小的持续出血，可以采用电凝固止血。严重的并发症是血管损伤造成的出血，需要进行紧急开胸手术止血治疗，但非常罕见。

应用内科胸腔镜多房胸腔积液松解时，可在电视系统良好的监视下利用活检钳松解胸膜粘连，破除多房间隔并清除纤维网格，解除粘连后可较完全吸出胸腔积液，使肺组织解除压迫并尽早复张，胸膜的纤维条索分离后有助于胸膜表面毛细血管、淋巴管通畅，改善胸膜的吸收能力，减少胸腔积液的潴留，并进而改善患者症状，提高治疗效果。

（张学军　范　勇）

第二节 恶性胸腔积液的硬化治疗

胸腔积液或胸膜上找到恶性细胞提示恶性疾病扩散或进展，预期生存期缩短。恶性胸腔积液的来源，男性最常见于肺癌，女性最常见于乳腺癌。大量胸腔积液时 X 线显示一侧胸腔全部或几乎被胸腔积液占据，最常见于恶性胸腔积液。高达 25% 的患者并没有临床症状，主要的临床症状为呼吸困难并伴有胸痛和咳嗽，主要是由于大量胸腔积液所致的同侧胸壁、膈肌运动受限、纵隔移位及肺体积缩小。常提示局部壁层胸膜、肋骨和肋间结构受累。发现恶性胸腔积液后平均生存期仅为 3~12 个月，1 年生存率仅为 18%。生存期与原发肿瘤恶性程度有关，平均生存期最短的为肺癌，最长的为卵巢癌。

恶性胸腔积液的治疗方法较多，包括治疗性胸穿、胸腔置管引流、胸膜固定术、胸膜剥脱和胸-腹膜分流等，选择治疗方法要考虑患者的一般情况、原发肿瘤及其化疗效果、胸腔积液消失后肺复张的可能性。最早的治疗目的主要是缓解患者症状，改善生活质量。患者报告结果（patient-reported outcome measures，PROM）的方法作为治疗方法选择的标准，报告内容包括有无呼吸困难、胸痛和生活质量评分。其后，患者住院时间和胸腔穿刺操作的次数加入治疗方法选择的指标，治疗的选择是怎样用最小的创伤获得最长的生存期，进而微创的介入技术大量替代了外科手术。近来患者的经济负担和花费、收益比也作为治疗手段选择的重要参考。无症状的胸腔积液患者可以观察，对预期生存期很短的患者可行穿刺抽吸减轻呼吸困难症状，抽吸量根据患者的咳嗽、胸部不适等症状而定，每次抽吸不超过 1500ml，穿刺抽吸的 1 个月复发率近 100%，因此不推荐置管引流。长期置管引流适用于生存期较长的患者，花费收益比最低且可以门诊完成，但长期置管引流患者不适且有感染、胸腔分隔等并发症，常与胸膜固定术联合应用。

恶性胸腔积液的硬化治疗即胸膜固定术是控制复发性慢性恶性胸腔积液的常用方法，其目的是使壁层胸膜与脏层胸膜粘连，消灭胸膜腔，使胸腔积液失去存在的解剖空间，进而改善患者症状。胸膜固定术需要胸膜产生炎性反应进而激活凝血系统造成纤维蛋白沉积。胸膜固定术可用物理、化学或生物性刺激方法使胸膜发生无菌性炎性反应造成胸膜粘连。Antony 等发现间皮细胞类在四环素的刺激下生长因子活性增加导致成纤维细胞增生，脱离四环素后逐渐衰减。胸膜溶纤维蛋白活性增高预示着胸膜固定术可能失败。Rodriguez 报道胸腔 D-二聚体 24h 内快速下降显示滑石粉胸膜固定术成功率较高，反之很可能胸膜固定术失败。同样，胸膜损伤严重时胸膜固定的成功率较高。

外科胸膜固定术可通过摩擦使胸膜造成较大损伤，然而，开胸胸膜固定术需要全麻、并发症较高且需要较长的住院时间，术后 6 个月 40% 的患者出现肋间神经痛，其中 10% 需要进行镇静、神经阻滞等方法止痛。外科胸腔镜同样需要全身麻醉、单侧肺通气，与开胸类似。

化学胸膜固定术是在胸腔内注入硬化剂使胸膜发生炎性反应进而产生粘连。常用的胸膜固定硬化剂包括四环素、多西环素等抗生素，博来霉素、氮芥等抗癌药，奎纳克林、聚维酮碘、硝酸银及自身血、血浆、凝血酶等均有应用的报道，一些细菌的代谢产物如金黄色葡萄球菌抗原、脂肪酸等也有应用的报道。滑石粉则是最常用和最有效的胸膜固定术硬化剂，l935 年 Bethune 首先介绍将碘化滑石粉喷入胸膜表面诱使胸膜粘连。选用滑石粉为不含石棉的医用滑石粉，滑石粉进入胸腔后作为异体物质被胸膜表面免疫识别并经淋巴管吸收，刺激胸膜产生严重的炎性反应，诱发胸膜纤维化及肉芽肿增生，进而使胸膜永久性粘连。长期观察表明滑石粉胸膜固定术不会增加肿瘤的发病率，而且滑石粉可促进肿瘤细胞凋亡，抑制血管生成。滑石粉用量为 2~5g，配成胶浆经胸腔引流管注入或经内科胸腔镜进行喷洒。滑石粉的颗粒尺寸应<25μm 以便淋巴吸收。

一、适应证

（1）复发的恶性胸腔积液。
（2）预期生存期 1 个月以上。

二、禁忌证

（1）多房性包裹性胸腔积液。
（2）预期肺无法复张的胸腔积液。

三、经引流管胸膜固定操作方法

先行胸腔穿刺引流数日，至每日引流量<150ml，胸片证实肺复张后将 3~5g 滑石粉混悬剂 100ml 经引流管注入胸膜腔后夹管。嘱患者每 15~20min 在平床上翻动体位 1 次，使药物均匀分布在胸膜面。肺复张不良时可用较低的负压（-20cmH$_2$O）持续吸引，持续负压吸引 2~3 天，引流液每日少于 50~100 ml 时拔出引流管。

四、经内科胸腔镜胸膜固定操作方法

术前超声或 CT 检查观察胸腔积液及胸膜的活动情况并确定手术入路，术前半小时肌内注射地西泮 10mg 及阿托品 0.5mg。进行血压、心电及氧饱和度监测，所有患者均进行面罩吸氧。可弯曲式内科电子胸腔镜及相关器械灭菌备用。患者取健侧卧位，健侧胸壁下垫一软垫，使脊柱稍向患侧突起，以扩大患侧手术区肋间隙，有利于软性套管针（Trocar）穿刺。根据 B 超定位点选择最佳穿刺点，一般位于腋中线或腋后线第 6~8 肋间。常规消毒铺巾，1% 利多卡因局部麻醉并静脉给予镇静止痛药物后切开皮肤 1.5 cm，血管钳逐层钝性分离肋间肌至壁层胸膜，垂直插入套管针至胸膜腔，套管针插入胸腔以 1~3 cm 为宜，助手固定套管针，术者拔出针芯，插入胸腔镜并与主机、吸引器连接进行观察。空气可以通过套管自由进出胸膜腔。尽可能通过胸腔镜工作通道吸尽胸腔内积液，以免影响视野并掩盖某些病灶。吸尽胸腔积液后，经胸腔镜工作通道插入 5 F 单弯或直头导管（有或无侧孔），使导管头端超出胸腔镜 0.5~1.0cm，将约 2g 无菌滑石粉干粉装入干燥的 20 ml 注射器（注射器内要有约 5ml 空气以利滑石粉喷出，滑石粉不足时可重新装入）连接导管尾端（附图 2-39），旋转胸腔镜清晰地按照顺序一边观察胸膜，一边均匀喷入滑石粉，一般情况按胸膜腔的上、前、后、侧、下顺序喷洒。注意不要遗漏肺尖、侧背部胸壁和下叶膈面胸膜。注意导管头端尽量不要贴到

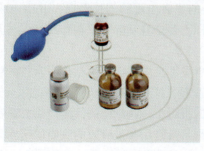

附图 2-39　滑石粉及喷洒装置

胸膜或浸入胸腔积液，以免导管头端湿润后滑石粉不能喷出。喷洒满意后退出胸腔镜及套管，在穿刺部放置引流管接水封瓶引流，以便引流胸腔内的气体及液体。引流管选用20F大小，经原切口插入，引流液每日少于50~100 ml时拔出引流管（附图2-40）。

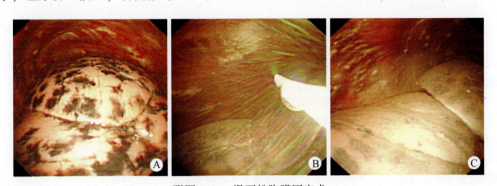

附图2-40　滑石粉胸膜固定术

A. 壁层胸膜见多发结节样肿物，病理为转移性低分化腺癌；B. 喷洒滑石粉，胸膜腔内呈"扬沙"样；C. 滑石粉均匀沉着于胸膜腔

五、并发症

滑石粉胸膜固定术的并发症主要有顽固性胸痛、呼吸困难甚至呼吸衰竭，死亡率约2.3%。滑石粉进入胸腔后作为异体物质被胸膜表面免疫识别并经淋巴管吸收，有报道滑石粉<15μm的不良反应明显高于>15μm的滑石粉。其他并发症包括发热、急性肺炎和脓胸。

英国胸科学会的指南将滑石粉胸膜固定术列为恶性胸腔积液的首选治疗方法，其有效率可达70%~90%。经内科胸腔镜喷洒滑石粉的成功率高于经引流管注入。预期生存期少于4~6周的失败病例可重复行滑石粉胸膜固定术，但成功率仅提高3.6%。与其他方法比较，胸膜固定术仍是恶性胸腔积液最常用、花费最少的有效治疗方法。

（范　勇）

参 考 文 献

白冲，李强，徐浩，等．2003．经纤维支气管镜氩等离子体凝固治疗气道狭窄．中华结核和呼吸杂志，26（7）：424．

陈兢兢，李静．2015．支气管热成形术研究进展与争议．实用医学杂志，31（11）：1874-1876．

党斌温，张杰．2008．局麻下氩等离子体凝固切除中心气道阻塞性病变．首都医科大学学报，29（2）：212-214．

邓涛，李俊岭，李见好，等．2012．机械通气下经纤维支气管镜气道内球囊压迫治疗大咯血的临床研究．中国临床研究，25（2）：115-117．

丁卫民，傅瑜，刘喆，等．2010．经支气管镜高频电技术治疗肿瘤性中央气道狭窄的临床价值．肿瘤防治研究，37（10）：1174-1178．

范勇，梁春宝，孙昕，等．2008．经可弯曲内科胸腔镜干粉状滑石粉胸膜固定术治疗恶性胸腔积液．中国内镜杂志，14（12）：1321-1323．

范勇,梁春宝,孙昕,等.2009.可弯曲内科胸腔镜在老年胸腔积液患者中的应用价值.新医学,40(11):722-724.

范勇,吴琦,梁春宝,等.2006.国产支架经纤维支气管镜介入肺减容术初步应用.天津医药,34(12):887-888.

范勇,吴琦,梁春宝,等.2008.单向活瓣支架介入治疗重度肺气肿的临床研究.介入放射学杂志,17(3):186-189.

方保民,黄魏宁,吕林,等.2007.经支气管镜钬激光治疗气管乳头状腺瘤1例并文献复习.中国临床保健杂志,10(3):244-246.

冯起校,李七郎.1996.支气管镜-微波治疗支气管肺癌的探讨.内镜,13(3):131-132.

高立芳,肖琅,梁静.2006.经支气管镜植入放射性粒子^{125}I治疗中心性肺癌.天津医药,34(11):823-824.

高平,陈正贤,郭纪全,等.2003.胸腔镜临床检查应用.中国内镜杂志,9(11):42-44.

韩斌德,曾娟琴,马镛,等.2005.气道肿瘤经纤维支气管镜介入微波治疗的临床观察.肿瘤防治杂志,12(2):132-134.

金普乐,王敏,高海祥,等.2007.双腔球囊漂浮导管气道内置入治疗大咯血.中国内镜杂志,13(3):252-254.

柯明耀,吴雪梅,林玉妹,等.2009.经支气管镜置入支架及植入放射性粒子治疗肺癌中心气管狭窄.中国内镜杂志,15(3):240-241,245.

李华斌,刘含章.1996.经纤维支气管镜活检刷片对肺癌诊断的评价.广东医学,17(9):594-595.

李峻亨,赵会泽,陈良安,等.1989.用Nd-YAG激光治疗气管、支气管病变.中华内科杂志,28(3):418-420.

刘翱,李妍,杨伟康,等.2007.经电子支气管镜微波治疗支气管恶性肿瘤的临床观察.临床肺科杂志,12(8):873.

刘剑波,汪涛,刘荣西,等.2002.电视胸腔镜对17例疑难性胸腔积液的应用价值.临床荟萃,17(4):187-188.

倪健.2000.纤维支气管镜在支气管哮喘中的应用.中国内镜杂志,6(2):20-21.

彭毅斌,张倩云.2011.气道内球囊置入术治疗呼吸道难治性大咯血的疗效观察.吉林医学,32(12):2375-2377.

陶仲为.2002.胸膜固定术.医师进修杂志,25(3):51-53.

陀子能.2002.气道内球囊置入术治疗呼吸道大咯血的疗效观察.中国内镜杂志,8(8):84-85.

王辰飞,李强,白冲,等.2007.支气管镜下腔内高频电刀治疗中央气道良、恶性肿瘤的临床疗效.第二军医大学学报,28(5):554-556.

王贵谦,谢明娟,迟峰.1994.高频电刀通过纤维支气管镜治疗气管癌引起的大气道阻塞.中华结核和呼吸杂志,17(6):354-355.

王继英,洛小林,李玉华,等.2003.外放射结合腔内照射治疗气管癌和支气管肺癌的疗效观察.中华放射肿瘤学杂志,12(2):92-95.

王霞云,吴铁英.2012.纤维支气管镜活检钳两种消毒灭菌效果的比较.中华医院感染学杂志,22(15):3287-3288.

王泽兴,吴荣芹,王成勇,等.2005.纤维支气管镜活检1253例临床病理分析.中国内镜杂志,11(1):72-74.

吴琦,范勇,梁春宝,等.2006.经纤维支气管镜介入肺减容术治疗重度COPD(附1例报道).中国急救医学,26:562-563.

谢灿茂,容中生.1996.化学性胸膜固定术的现状和展望.新医学,27(8):396-397.

邢月明，黄柏，吴伟，等．2004．用纤维支气管镜植入放射性粒子治疗支气管肺癌的技术探讨．中国辐射卫生，13（1）：78．

徐国良，罗广裕，李茵，等．2008．经内镜激光消融联合激光光动力学治疗气管支气管肿瘤．肿瘤学杂志，14（7）：525-527．

杨红忠，杨华平，胡成平，等．2008．经支气管镜射频消融术治疗支气管肺癌临床价值的研究．中国实用内科杂志，28（12）：1060-1061．

郁小迎，李强，白冲．2004．支气管镜下冷冻治疗气道内恶性肿瘤．中国内镜杂志，10（2）：90-91．

张敦华．2001．胸膜固定术硬化剂的应用和机制．中华结核和呼吸杂志，24（1）：21-22．

张杰．2011．支气管镜新技术的评价．国际呼吸杂志，31（16）：1201-1207．

张庆宪，邢丽，孟泳，等．1998．纤维支气管镜微波治疗支气管良性肿瘤8例疗效观察．中国内镜杂志，4（5）：52-54．

张映铭，聂岩，洪梅，等．2008．环甲膜穿刺腔内照射抢救气管肿瘤引起的急性气道阻塞（附2例报告）．中国肿瘤临床，35（21）：1248．

Antunes G, Neville E, Duffy J, et al. 2003. BTS guidelines for the management of malignant pleural effusions. Thorax, 58 (2): ii29-ii38.

Baker L, Carlson R. 2008. Streptococcus acidominimus isolated from a multiloculated empyema in a critically ill adult man with pneumonia: case report and review of literature. Heart Lung, 37 (4): 308-310.

Balu A, Ryan D, Niven R. 2015. Lung abscess as a complication of bronchial thermoplasty. J Asthma, 52 (7): 740-742.

Bergh NP, Ekroth R, Larson S, et al. 1977. Intra pleural strepto-kinase in the treatment of hemothorax and empyema. Scand J Cardiovasc Surg, 11: 265-268.

Bhatnagar R, Reid ED. 2014. Corcoran JP. Indwelling pleural catheters for non-malignant effusions: a multicentre review of practice. Thorax, 69 (10): 959-61.

Bishop NB, Pon S, Ushag HM, et al. 1990. Altaplase in the treatment of complicated pneumonic effusion. Chest, 90: 852-856.

Boxem T, Muller M, Venmans B, et al. 1999. Nd-YAG laser vs bronchoscopic electrocautery for palliation of symptomatic airway obstruction: a cost-effectiveness study. Chest, 116 (4): 1108-1112.

Brutinel WM, Cortese DA, Edell ES, et al. 1988. Complications of Nd: YAG lasertherapy. Chest, 94: 902-903.

Cameron R, Davies HR. 2008. Intra-pleural fibrinolytic therapy versus conservative management in the treatment of adult parapneumonic effusions and empyema. Cochrane Database Syst Rev, 2: 2312.

Castro M, Rubin A, Laviolette M, et al. 2011. Persistence of effectiveness of bronchial thermoplasty in patients with severe asthma. Ann Allergy Asthma Immunol, 107 (1): 65-70.

Castro M, Rubin AS, Laviolette M, et al. 2010. Effectiveness and safety of bronchial thermoplasty in the treatment of severe asthma: a multicenter, randomized, doubleblind, sham-controlled clinical trial. Am J Respir Crit Care Med, 181: 116-124.

Cayetano KS, Chan AL, Albertson TE, et al. 2012. Bronchial thermoplasty: a new treatment paradigm for severe persistent asthma. Clin Rev Allergy Immunol, 43 (1-2): 184-193.

Chung CL, Chen YC, Chang SC. 2003. Effect of repeated thoracentesis on fluid characteristics, cytokines and fibrinolytic activity in malignant pleural effusion. Chest, 123: 1188-1195.

Chung KF, Wenzel SE, Brozek JL, et al. 2014. International ERS/ATS guidelines on definition, evaluation and treatment of severe asthma. Eur Respir J, 43 (2): 343-373.

Chung WM, Lim MK, et al. 1996. Transcatheter instillation of urokinase into loculated pleural effusion: analysis of treatment effect. Am J Roentgenol, 167 (3): 649-652.

Cohen M, Sahn SA. 2001. Resolution of pleural effusions. Chest, 119: 1547-1562.

Cooper JD, Patterson GS, Sundaresan RS, et al. 1996. Results of 150 consecutive bilateral lung volume reduction procedures in patients with severe emphysema. J Thorac Cardiovasc Surg, 112: 1319.

Correia S, Dionísio J, Duro da Costa JJ. 2014. Modified technique of endobronchial balloon tamponade for persistent hemoptysis. J Bronchology Interv Pulmonol, 21 (4): 361-365.

Cox G, Thomson NC, Rubin AS, et al. 2007. Asthma control during the year after bronchial thermoplasty. N Engl J Med, 356 (13): 1327-1337.

Cox PG, Miller J, Mitzner W, et al. 2004. Radiofrequency ablation of airway smooth muscle for sustained treatment of asthma: preliminary investigations. Eur Respir J, 24 (4): 659-663.

Davies H, Davies RJ, Davies CW. 2010. Management of pleural infection in adults: British Thoracic Society Pleural Disease Guideline 2010. Thorax, 65 (2): ii41-ii53.

Davies HE, Mishra EK, Kahan BC. 2012. Effect of an indwelling pleural catheter vs chest tube and talc pleurodesis for relieving dyspnea in patients with malignant pleural effusion. JAMA, 13; 307 (22): 2383-2389.

de Benedictis FM, De Giorgi G, Niccoli A, et al. 2000. Treatment of complicated pleural effusion with intracavitary urokinase in children. Pediatr Pulmonol, 29 (6): 438-442.

Demirhan O, Ordu C, Toker A. 2014. Prolonged pleural catheters in the management of pleural effusions due to breast cancer. J Thorac Dis, 6 (2): 74-78.

Diacon AH, Theron J, Schuurmans MM, et al. 2004. Intrapleural streptokinase for empyema and complicated parapneumonic effusions. Am J Respir Crit Care Med, 170 (1): 49-53.

Dobler CC, Crawford AB. 2009. Bronchoscopic diagnosis of endoscopically visible lung malignancies: should cytological examinations be carried out routinely? Intern Med J, 39 (12): 806-811.

Du Rand IA, Barber PV, Goldring J, et al. 2011. British Thoracic Society guideline for advanced diagnostic and therapeutic flexible bronchoscopy in adults. Thorax, 66 (3): iii1-iii21.

Dumon JF, Shapshay S, Bourcereau J, et al. 1984. Principles for safety in application of neodymium-YAG laser in bronchology. Chest, 86: 163-168.

Dupuy DE, Zagoria RJ. 2000. Percutaneous radiofrequency ablation of malignancies in the lung. AJR Am J Roentgenol, 174: 57-59.

Ernst A, Silvestri GA, Johnstone D. 2003. Interventional pulmonary procedures: guidelines from the American college of chest physicians. Chest, 123 (5): 1693-1717.

European Respiratory Society/American Thoracic Society (ERS/ATS). 2002. ERS/ATS statement on interventional pulmonology. Eur Respir J, 19: 356-373.

Fiorelli A, Rambaldi P, Vicidomini G, et al. 2014. Combined transbronchial needle aspiration and (99m) Tc-2-methoxy-isobutyl-isonitrile single photon emission computed tomography for diagnosing enlarged mediastinal lymph nodes. Arch Bronconeumol, 50 (1): 3-9.

Freitag L, Tekolf E, Stamatis G, et al. 1994. Three years experience with a new balloon catheter for the management of haemoptysis. Eur Respir J, 7 (11): 2033-2037.

Gage AA, Baust JG. 2002. Cryosurgery- a review of recent advances andcurrent issues. Cryo Letters, 23 (2): 69-78.

Gage AA, Baust J. 1998. Mechanisms of tissue injury in cryosurgery. Cryobiology, 37 (3): 171-186.

Giannoni S, Buti G, Allori O, et al. 2006. Bilateral concurrent massive hemoptysis successfully controlled with double endobronchial tamponade: a case report. Minerva Anestesiol, 72 (7-8): 665-674.

Gilkeson RC, Silverman P, Haaga JR. 1999. Using urokinase to treat malignant pleural effusions. Am J Roentgenol, 173 (3): 781-783.

Giovanni G, Gabriele L. 2010. Bronchoscopic lung volume reduction for pulmonary emphysema: preliminary experience with a new NOVATECH——endobronchial silicone one-way valve. Interactive Cardio Vascular and Thoracic Surgery, 11: 213-215.

Grigoris S, Philip E, Stefano G. 2013. Novel modalities and agents in bronchoscopic lung volume reduction. Current Drug Targets, 14: 253-261.

Herth FJ, Gompelmann D, Bonnet R, et al. 2011. Treatment of advanced emphysema with emphysematous lung sealant (aeriseal). Respiration, 82 (1): 36-45.

Heyer CM, Mueller KM, Seiffert P, et al. 2006. Pulmonary sarcoidosis in a 14-year-old boy diagnosed by low-dose CT-guided transthoracic lung biopsy. Pediatr Pulmonol, 41 (3): 269-274.

Hiebert C. 1974. Balloon catheter control of life threatening hemoptysis. Chest, 66: 308-309.

Ingenito EP, Reilly JJ, Mentzer SJ, et al. 2001. Bronchoscopic volume reduction: a safe and effective alternative to surgical therapy for emphysema. Am J Respir Critic Care Med, 164: 295-301.

Janda S, Swiston J. 2012. Intrapleural fibrinolytic therapy for treatment of adult parapneumonic effusions and empyemas: a systematic review and meta-analysis. Chest, 142 (2): 401-411.

Jean-Baptiste E. 2000. Clinical assessment and management of massive hemoptysis. Crit Care Med, 28 (5): 1642-1647.

Jutley RS, Waqar S, Raha N, et al. 2009. Simple technique of talc delivery for video-assisted talc pleurodesis. Gen Thorac Cardiovasc Surg, 57 (2): 116-117.

Kao N, Messersmith RN, Klich J. 1991. Hemoptysis complicating AICD patch placement controlled by temporary selective bronchial balloon occlusion. Chest, 99 (5): 1301-1303.

Klein JS, Schultz S, Heffner JE. 1995. Interventional radiology of the chest: image-guided percutaneous drainage of pleural effusions, lung abscess, and pneumothorax. Am J Roentgenol, 164 (3): 581-588.

Koizumi T, Kobayashi T, Tanabe T, et al. 2013. Clinical experience of bronchoscopy-guided radiofrequency ablation for peripheral-type lung cancer. Case Rep Oncol Med, 2013: 1-5.

Kramer MR, Katz A, Yarmolovsky A, et al. 2001. Successful use of high dose ratebrachy therapy for non-malignant bronchial obstruction. Thorax, 56: 415-416.

Kramer MR, Refaely Y, Maimon MN, et al. 2012. Bilateral endoscopic sealant lung volume reduction therapy for advanced emphysema. Chest, 142 (5): 1111-1117.

Laforet EG, Berger RL, Vaughan CW. 1976. Carcinoma obstructing the trachea treatment by laser resection. N Engl J Med, 294 (17): 941.

Lapidot M, Faber DL, Nir RR. 2013. C-reactive protein predicts pleurodesis successin malignant pleural effusion patients. J Palliat Med, 16 (4): 337.

Lausberg HF, Chino K, Patterson GA, et al. 2003. Bronchial fenestration improves expiratory flow in emphysematous human lungs. Ann Thorac Surg, 75: 393-397.

Lee SM, Kim HY, Ahn Y. 2002. Parallel technique of endobronchial balloon catheter tamponade for transient alleviation of massive hemoptysis. J Korean Med Sci, 17 (6): 823-825.

Light RW. 2001. Pleural Diseases. Philadelphia: Lippincott, Williams & Wilkins. 151-181.

Lopez AD, Murray CC. 1998. The global burden of disease, 1990-2020. Nat Med, 4 (11): 1241-1243.

Macklem PT. 1978. Collateral ventilation. N Engl J Med, 298: 49-50.

Maskell NA, Lee YC. 2004. Gleeson FVR and omized trials describing lung inflammation after pleurodesis with talc of varying particle size. Am J Respir Crit Care Med, 170 (4): 377-382.

Massaro GDC, Massaro D. 1997. Retinoic acid treatment abrogates elastase induced pulmonary emphysema in rats. Nat Med, 3: 675-677.

Miller JD, Cox G, Vincic L, et al. 2005. A prospective feasibility study of bronchial thermoplasty in the human airway. Chest, 127 (6): 1999-2006.

Mitzner W. 2004. Airway smooth muscle: the appendix of the lung. Am J Respir Crit Care Med, 169 (7): 787-790.

Moore AJ, Cetti E, Haj-Yahia S, et al. 2010. Unilateral extrapulmonary airway bypass in advanced emphysema. Ann Thorac Surg, 89 (3): 899-906.

Moore WC, Evans MD, Bleecker ER, et al. 2011. Safety of investigative bronchoscopy in the severe asthma research program. J Allergy Clin Immunol, 128 (2): 328-336.

MooreW, Bleecker E, Curran-Everett D, et al. 2007. Characterization of the severe asthma phenotype by the National Heart, Lung, and Blood Institute's Severe Asthma Research Program. J Allergy Clin Immunol, 119: 405-413.

Mota VT, Maia JG, Barbosa AT, et al. 2010. Tracheal lipoma mimicking obstructive lung disease. J Bras Pneumol, 36 (1): 152-155.

Nakamura Y, Hata Y, Koezuka S, et al. 2015. Tracheal leiomyoma resected with endobronchial electrocautery snare. J Bronchology Interv Pulmonol, 22 (1): 90-93.

NETT Research Group. 1999. Rationale and design of the national emphysema treatment trial. Chest, 116: 1750-1761.

Nguyen LH, Nguyen DH, Tran TN, et al. 2010. Endobronchial foreign bodies in Vietnamese adults are related to eating habits. Respirology, 15 (3): 491-494.

Niwa H, Tanahashi M, Kondo T, et al. 2009. Bronchoscopy in Japan: a survey by the Japan Society for Respiratory Endoscopy in 2006. Respirology, 14 (2): 282-289.

Oki M, Saka H, Kitagawa C, et al. 2009. Endobronchial ultrasound-guided transbronchial biopsy using novel thin bronchoscope for diagnosis of peripheral pulmonary lesions. J Thorac Oncol, 4 (10): 1274-1277.

Olden AM, Holloway R. 2010. Treatment of Malignant Pleural Effusion: PleuRx Catheteror Talc Pleurodesis: A Cost-Effectiveness AnalysisJ Palliat Med, 13 (1): 59-65.

Paiva SA, Godoy I, Vannucchi H, et al. 1996. Assessment of vitamin: a status in chronic obstructive pulmonary disease patients and healthy smokers. Am J Clin Nutr, 64: 928-934.

Panda A, McArdle JR. 2010. To bronch or not to bronch? A recurring challenge in neutropenic patients with pulmonary infiltrates. Conn Med, 74 (2): 69-77.

Pavord ID, Cox G, Thomson NC, et al. 2007. Safety and efficacy of bronchial thermoplasty in symptomatic, severe asthma. Am J Respir Crit Care Med, 176: 1185-1191.

Rademacher J, Suhling H, Greer M, et al. 2014. Safety and efficacy of outpatient bronchoscopy in lung transplant recipients—a single centre analysis of 3197 procedures. Transplant Res, 3: 11.

Reichle G, Freitag L, Kullmann HJ, et al. 2000. Argon plasmacoagulation in bronchology: a new method-alternative or complementary. J Bronchol, 7: 1092-1117.

Rendina EA, De Giacomo T, Venuta F, et al. 2003. Feasibility and safety of the airway bypass procedure for patients with emphysema. J Thorac Cardiovasc Surg, 125: 1294-1299.

Ried M, Hofmann HS. 2013. The treatment of pleural carcinosis with malignant pleural effusion. Dtsch Arztebl Int, 110 (18): 313-318.

Ronnevi C, Ortiz-Villalon C, Pawlowski J, et al. 2015. Recurrent respiratory infections and unusual radiology: a woman with Kartagener's syndrome. BMJ Case Rep, 9: 2015.

Rubin AS, Cardoso PF. 2008. Bronchial thermoplasty: report on the first endoscopic treatment for asthma in Latin America. J Bras Pneumol, 34 (1): 59-62.

Sabanathan S, Richardson J, Pieri-Davies S. 2003. Bronchoscopic lung volume reduction. J Cardiovasc Surg (Torino), 44 (1): 101-108.

Samareh Fekri M, Hashemi Bajgani SM, et al. 2014. Detection of helicobacter pylori in bronchoalveolar lavage of patients with chronic obstructive pulmonary disease by real time polymerase chain reaction. Jundishapur J Microbiol, 8 (1): e14551.

Savi A, Nemec AA Jr. 1998. The use of fibrinolytic agents in drainage of complicated fluid collections. Appl Radio, 27: 43-49.

Scarlata S, Graziano P, Lucantoni G, et al. 2015. Endoscopic treatment of primary benign central airway tumors: Results from a large consecutive case series and decision making flow chart to address bronchoscopic excision. Eur J Surg Oncol, 41 (10): 1437-1442.

Schiavo D, Batzlaff C, Maldonado F. 2015. Pulmonary parenchymal lymphoma diagnosed by bronchoscopic cryoprobe lung biopsy. J Bronchology Interv Pulmonol, 22.

Schwarz Y, Star A. 2012. Role of talc modulation on cytokine activation in cancer patients undergoing pleurodesis. Pulm Med, 1-6.

Sciurba FC, Ernst A, Herth FJ, et al. 2010. A randomized study of endobronchial valves for advanced emphysema. N Engl J Med, 363 (13): 1233-1244.

Shah P, Slebos DJ, Cardoso PFG, et al. 2011. Bronchoscopic lung volume reduction with Exhale airway stents for emphysema (EASE trial): randomised, sham-controlled, multicentre trial. The Lancet, 378: 997-1005.

Simpson G, Judge DJ. 2015. Management of malignant pleural effusion. Respirology, 20 (1): 169.

Slebos DJ, Klooster K, Ernst A, et al. 2012. Bronchoscopic lung volume reduction coil treatment of patients with severe heterogeneous emphysema. Chest, 142 (3): 574-582.

Snell G, Herth F, Hopkins P, et al. 2012. Bronchoscopic thermal vapor ablation therapy in the management of heterogeneous emphysema. Eur Respir J, 39 (6): 1326-1333.

Stefanutti G, Ghirardo V, Barbato A, et al. 2010. Evaluation of a pediatric protocol of intrapleural urokinase for pleural empyema: a prospective study. Surgery, 148 (3): 589-594.

Strange C, Allen ML, Harley R, et al. 1993. Intrapleural streptokinase in expirimental empyema. Am Rev Respir Dis, 147: 962-966.

Takahashi S, Nakamura H, Seki M, et al. 2008. Reversal of elastase-induced pulmonary emphysema and promotion of alveolar epithelial cell proliferation by simvastatin in mice. Am J Physiol Lung Cell Mol Physiol, 294: L882-L890.

Tanabe T, Koizumi T, Tsushima K, et al. 2010. Comparative study of three different catheters for CT-bronchoscopy guided radiofrequency ablation as a potential and novel intervention therapy for lung cancer. Chest, 137 (4): 890-897.

Terra RM, Teixeira LR, Bibas BJ, et al. 2011. Effectiveness and safety of outpatient pleurodesis in patients with recurrent malignant pleural effusion and low performance status Clinics, 66 (2): 211-216.

Thomas R, Francis R, Davies HE, et al. 2014. Interventional therapies for malignant pleural effusions: the present and the future. Respirology, 19 (6): 809-822.

Thomson NC, Bicknell S, 2012. Chaudhuri R. Bronchial thermoplasty for severe asthma. Curr Opin Allergy Clin Immunol, 12 (3): 241-248.

Thomson NC, Rubin AS, Niven RM, et al. 2011. Long-term (5year) safety of bronchial thermoplasty: asthma intervention research (AIR) trial. BMC Pulm Med, 11: 8.

Tillet WS, Sherry S. 1949. The effect in patients with streptococcal fibrinolysis purulent, and sanguinous pleural exudations. J Clin Invest, 28: 173-190.

Tokuda Y, Matsushima D, Stein GH, et al. 2006. Intrapleural fibrinolytic agents for empyema and complicated parapneumonic effusions: a meta-analysis. Chest, 129 (3): 783-790.

Torrego F. 2010. Bronchial thermoplasty in the treatment of asthma. Arch Bronconeumol, 46 (2): 85-91.

Tsushima K, Koizumi T, Tanabe T, et al. 2007. Bronchoscopy guided radiofrequency ablation as a potential novel therapeutic tool. Eur Respir J, 29 (6): 1193-1200.

Turna A, Ozgül A, Kahraman S, et al. 2009. Primary pulmonary teratoma: report of a case and the proposition of " bronchotrichosis" as a new term. Ann Thorac Cardiovasc Surg, 15 (4): 247-249.

van Allen CM, Lindskog GE, Richter HT. 1930. Gaseous interchange between adjacent lung lobules. Yale J Biol Med, 2: 297-300.

van de Vosse D, Chowdhury R, et al. 2015. Wait times experienced by lung cancer patients in the BC southern interior to obtain oncologic oare: exploration of the intervals from first abnormal imaging to oncologic treatment. Cureus, 7 (9): e330.

Villanueva AG, Lo TC, Beamis JF Jr. 1995. Endobronchial brachytherapy. Clin Chest Med, 16 (3): 445-454.

von Bartheld MB, Veselic-Charvat M, Rabe KF, et al. 2010. Endoscopic ultrasound-guided fine-needle aspiration for the diagnosis of sarcoidosis. Endoscopy, 42 (3): 213-217.

Wan IY, Toma TP, Geddes DM, et al. 2006. Bronchoscopic lung volume reduction for end-stage emphysema: report on the first 98 patients. Chest, 129: 518-526.

Wang KP, Terry PB, Marsh BR. 1978. Bronchoscopic needle aspiration biopsy of paratracheal tumors. Am Rev Respir Dis, 118: 17-21.

Xia H, Wang XJ, Zhou Q, et al. 2014. Efficacy and safety of talc pleurodesis for malignant pleural effusion: a meta-analysis. PLoS One, 9 (1): e87060.

Zhu P, Pan Q, Wang M, et al. 2015. Efficacy of bronchoscopic biopsy for the detection of epidermal growth factor receptor mutations and anaplastic lymphoma kinase gene rearrangement in lung adenocarcinoma. Thorac Cancer, 6 (6): 709-714.